—（学硕）—

同等学力申硕临床医学综合

速记突破70分

主编　杨　净

编者　杨　净　何晓耘

李小悦　李雪松

人民卫生出版社

·北　京·

图书在版编目（CIP）数据

同等学力申硕临床医学综合（学硕）速记突破 70 分 / 杨净主编 . —北京：人民卫生出版社，2023.12

ISBN 978-7-117-35937-5

Ⅰ. ①同…　Ⅱ. ①杨…　Ⅲ. ①临床医学 – 研究生 – 统一考试 – 自学参考资料　Ⅳ. ①R4

中国国家版本馆 CIP 数据核字（2023）第 255733 号

同等学力申硕临床医学综合（学硕）速记突破 70 分

Tongdeng Xueli Shenshuo Linchuang Yixue Zonghe (Xueshuo) Suji Tupo 70 Fen

主　　编：杨　净
出版发行：人民卫生出版社（中继线 010-59780011）
地　　址：北京市朝阳区潘家园南里 19 号
邮　　编：100021
E - mail：pmph @ pmph.com
购书热线：010-59787592　010-59787584　010-65264830
印　　刷：北京印刷集团有限责任公司
经　　销：新华书店
开　　本：850 × 1168　1/32　　**印张**：9.5
字　　数：311 千字
版　　次：2023 年 12 月第 1 版
印　　次：2024 年 2 月第 1 次印刷
标准书号：ISBN 978-7-117-35937-5
定　　价：35.00 元

前言

临床医学综合（西医）是同等学力申硕学科综合水平全国统一考试中的一门必考科目。该试卷共100分，有160道选择题。考试范围为基础医学中的生理学、分子生物学和病理学，临床医学中的内科学和外科学。在整个复习中，立足教材、考试大纲进行复习很重要。

笔者通过研读历年真题、剖析命题规律得出近十年临床医学综合（西医）的命题特点，有如下4条：①病例分析题所占的比重逐年增加，近年来已增加至40%左右；②归纳总结的“灵活题”增多；③数据、英文及带有“最”字等死记硬背的试题增多；④超纲题也时常出现。

临床医学综合（西医）出题难不可怕，可怕的是不了解其命题规律。在了解命题规律后，需要找出相应的方法高效复习，尤其是在最关键的冲刺阶段，一定要查漏补缺、不断循环巩固、不断消灭知识盲点和盲区，不轻易放过任何一个考点。笔者基于连续从事医学考研培训十余年的丰富经验，通过精心策划，将临床医学综合（西医）的核心通用知识点汇集成这本“速记突破70分”，以帮助大家在短时间内掌握考点。本书按照最新考试大纲顺序，逐一阐述生理学、分子生物学、病理学、内科学及外科学的考点，以历年真题的考试规律与精髓为脉络，将各学科的重要考点精华以表格形式逐一呈现。

本书通过六大模块帮助大家在短时间内掌握70分核心通用知识点。第一模块为各学科核心内容速记，将历年真题涉及的高频考点以表格形式归纳总结，供大家纵横对比记忆；第二模块为各学科数值速记，将各学科常见数据汇总，帮助大家短时间内高效记忆；第三模块为各学科英文名词速记，汇总了常见英文名词或缩写，让大家从容应对A型题；第四模块为核心必考点“狂背”；第五模块为各系统疾病的诊断公式，整理了内科、外科常考疾病的诊断公式，帮助大家搞定病例分析题；第六模块为各综合征汇总、各学科“不成正比”汇总、各学科记忆口诀汇总。

通过我们的高效辅导和训练，加上大家的刻苦努力，梦想定会变成现实！祝每位考生顺利通过考试，成功上岸！

本书为首版发行，可能会存在疏漏之处，大家在使用过程中如发现欠妥之处，请随时通过微信公众号“医学杨净老师”指正，笔者将不胜感激！

杨　净

目录

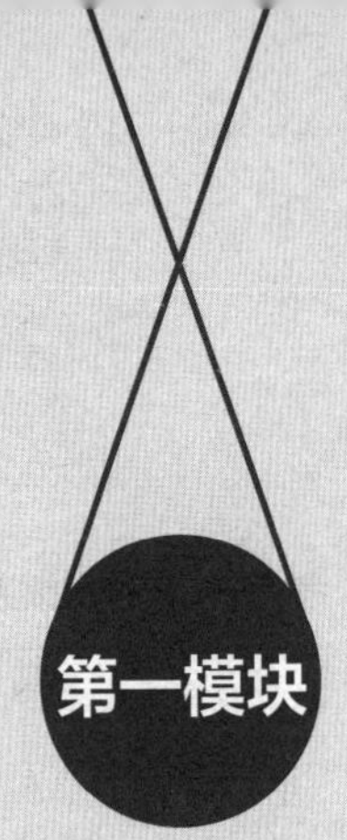

各学科核心内容速记

第一部分　生理学

第一章　绪论

考点一：2 种反馈系统的鉴别

分类	意义	举例
正反馈	形成高峰	排尿、排便反射；分娩；动作电位产生时，钠通道开放；血液凝固过程；胃、胰蛋白酶原激活过程；排卵前 1 天，雌激素对黄体生成素的影响；病理情况下的恶性循环
负反馈（主要）	维持稳态	减压反射；肺牵张反射；内分泌系统调节（T_3、T_4 对 TSH 的负反馈调节）；HCl 对胃酸分泌的调节等

净哥速记口诀

正、反馈调节的记忆方法：机体是非常精密的“仪器”，在正常的生理活动中，任何活动都是对自己有利的，也是感觉比较爽的。

考点二：前馈控制系统

定义	控制部分在反馈信息尚未到达前已受到纠正信息（前馈信息）的影响，及时纠正其指令可能出现的偏差的自动控制形式
举例	（1）人的体温维持
	（2）条件反射：①食物的气味引起唾液、胃酸分泌；②运动员赛前呼吸、循环的改变；③伸手可准确稳定到达预定目标
特点	优点：较快速，并具有预见性，因而适应性更大
	缺点：有时会发生失误，这是其缺点之一

净哥速记口诀

前馈控制与“天气预报”的特点相似，优点是有预见性，缺点是不准确。

第二章　细胞的基本功能

考点一：几种物质跨膜转运的鉴别

方式	被动转运		主动转运	
	单纯扩散	易化扩散	原发性主动转运	继发性主动转运

续表

举例	O_2、CO_2、N_2、H_2O、乙醇、尿素、甘油、类固醇激素等的跨膜转运	葡萄糖进入红细胞、普通细胞离子（K^+、Na^+、Cl^-、Ca^{2+}）、水	钠泵、钙泵、质子泵（H^+-ATP 酶）等各种泵	葡萄糖、氨基酸在小肠和肾小管的吸收，神经末梢在突触间隙摄取肽类神经递质，甲状腺上皮细胞聚碘，Na^+-H^+ 交换和 Na^+-Ca^{2+} 交换
方向	物质分子或离子从高浓度一侧向低浓度一侧转运		逆浓度梯度或电位梯度	
能量	无须帮助，不消耗能量	需要离子通道或载体，不消耗能量	钠泵分解 ATP 供能	驱动力来自原发性主动转运所形成的离子浓度梯度

净哥速记口诀

单纯扩散的记忆方法：“喝酒有气氛嘞”！“酒”——水和乙醇；“有”——甘油；“气”——各种气体；“氛”——“粪”——尿素；“嘞”——类固醇激素。

考点二: 3 种主动转运的鉴别

类型	功能	阻滞剂
钠泵	①形成细胞内高 K^+；②维持渗透压；③为继发性主动转运提供势能差；④细胞电活动的前提；⑤生电性（3 个 Na^+ 出，2 个 K^+ 进），可引起超极化	哇巴因
钙泵	①质膜钙泵每分解 1 分子 ATP，可将 1 个 Ca^{2+} 由细胞质内转运至细胞外；②肌质网或内质网的钙泵则每分解 1 分子 ATP，可将 2 个 Ca^{2+} 转运至肌质网或内质网内	—
质子泵	①胃腺壁细胞膜和肾小管闰细胞膜上的 H^+，K^+-ATP 酶，其功能是分泌 H^+；②细胞器膜上的 H^+-ATP 酶，以维持细胞质中性和细胞器酸性	PPI

考点三：物质信号转导方式

信号转导方式	特征	配体类型
离子通道型受体	受体与离子通道是同一分子	ACh、GABA、甘氨酸、谷氨酸
G 蛋白偶联受体	受体与 G 蛋白不是同一分子，是独立的蛋白质。分类：① AC-cAMP-PKA 途径；② PLC-IP_3/DG-CaM/PKC 途径；③ Ca^{2+} 信号系统	①生物胺类：儿茶酚胺、5-羟色胺等（除甲状腺激素外）；②几乎所有多肽和蛋白质类（除心房钠尿肽外）；③ ACh、光量子、味质、嗅质等
酶联受体	受体与酶是同一蛋白质分子。分类：①酪氨酸激酶受体和酪氨酸激酶结合型受体；②鸟苷酸环化酶受体；③丝氨酸 / 苏氨酸激酶受体	①各种生长因子和胰岛素；②各种细胞因子和一些肽类激素，如干扰素、白细胞介素、生长激素、催乳素和 EPO 等；③心房钠尿肽、脑钠尿肽、NO 等

续表

信号转导方式	特征	配体类型
核受体介导	—	甲状腺激素、类固醇激素、维生素 D_3、维 A 酸

净哥速记口诀

第二信使：是指第一信使作用于细胞膜后产生的细胞内信号分子，它们可把细胞外信号分子携带的信息转入细胞内。包括 cAMP、cGMP、IP_3（三磷酸肌醇）、DG（二酰甘油）、Ca^{2+}、AA（花生四烯酸）等。

考点四：几种极化的概念

极化	是指静息状态下，细胞膜电位外正内负的状态
去极化或除极	是指细胞膜静息电位向膜内负值减小的方向变化
超极化	是指细胞膜静息电位向膜内负值加大的方向变化（注意区分“超射”）
复极化	是指细胞去极化后，再向静息电位方向恢复的过程
反极化	是指去极化至零电位后，膜电位进一步变为正值。膜电位高于零电位的部分称为超射

考点五：细胞兴奋后的兴奋性变化

分期	特点
绝对不应期	相当于锋电位发生的时期，兴奋性为 0，无论给予多大的刺激都不能产生动作电位，钠通道完全失活
相对不应期	相当于负后电位前期，兴奋性部分恢复，阈上刺激可以产生动作电位，钠通道部分恢复
超常期	相当于负后电位后期，阈下刺激可以产生动作电位，钠通道大部分恢复
低常期	相当于正后电位，阈上刺激可以产生动作电位，钠泵活动增强

考点六：动作电位与局部电位的鉴别

鉴别	动作电位	局部电位（局部反应）
刺激	阈刺激或阈上刺激	阈下刺激
结果	去极化，产生动作电位	较小的去极化，不能发展为动作电位
电位幅度	电位幅度大；产生后增加刺激强度，幅度不增加	电位幅度小，电位幅度随刺激强度增加而增加
传播特点	局部电流形式，无衰减传播	电紧张传播形式，不能无衰减传播
总和	不能总和	可以总和（时间总和及空间总和）
不应期	有	无
生理机制	钠通道开放数目多	钠通道开放数目少

考点七：肌丝的分子组成

种类	结构组成	功能
粗肌丝	肌球蛋白（肌凝蛋白），呈杆状，一端有 2 个球形头（横桥）	横桥：①能与细肌丝上的结合位点结合；②具有 ATP 酶作用
细肌丝	肌动蛋白（肌纤蛋白）	细肌丝的主干，表面有与横桥结合的位点，静息时被掩盖
	原肌球蛋白（原肌凝蛋白）	能阻止位点与横桥头部结合，静息时掩盖横桥结合位点
	肌钙蛋白（TnT、TnI 和 TnC）	与 Ca^{2+} 结合变构后，使原肌球蛋白位移，暴露出结合位点

净哥速记口诀

1. 粗肌丝的记忆方法　粗肌丝的横桥很像“豆芽”，豆芽的 2 个瓣就像 2 个半球，合在一起就是 1 个球，故它是由“肌球蛋白”构成的。

2. 细肌丝的记忆方法　细肌丝的主要功能是“运动”，故其主干就是“肌动蛋白”；Ca^{2+} 是与肌钙蛋白 C 结合的，C 和“吸”谐音，意味着将 Ca^{2+} 吸过来。

考点八：骨骼肌与心肌收缩的 Ca^{2+} 来源鉴别

鉴别	骨骼肌	心肌
Ca^{2+} 来源	SR 100%	SR 80% ~ 90%，L 型钙通道 10% ~ 20%
细胞外液无 Ca^{2+}	不受影响	SR 无 Ca^{2+} 释放和肌肉收缩
发生机制	肌膜和 T 管膜去极化—L 型钙通道激活但不开放—直接触发 JSR 膜上的钙释放通道（RYR）开放—Ca^{2+} 释放	去极化—L 型钙通道激活—Ca^{2+} 内流—JSR 的 RYR 激活—JSR 内的 Ca^{2+} 释放

净哥速记口诀

在心肌，当去极化使 L 型钙通道激活时，经通道内流的 Ca^{2+} 激活连接肌质网（JSR）上的 RYR（即钙释放通道），再引起 JSR 内的 Ca^{2+} 释放。经 L 型钙通道内流的 Ca^{2+} 触发 SR 释放 Ca^{2+} 的过程，称为钙诱导钙释放（CICR）。

第三章　血液

考点一：晶体渗透压与胶体渗透压的鉴别

鉴别	晶体渗透压	胶体渗透压
主要来源	80% 来自 NaCl	蛋白质（75%～80% 为白蛋白）
正常值	大，298.7mmol/L	小，1.3mmol/L
生理意义	维持细胞内外的水平衡，保持细胞的正常形态和功能	调节血管内外的水平衡，维持血浆容量

净哥速记口诀

渗透压的鉴别：亮晶晶的盐（晶体渗透压主要由 NaCl 决定），胶冻样的蛋白（胶体渗透压主要由蛋白质决定）。

考点二：促进红细胞生成的因素

促进因素	特点
促红细胞生成素（EPO）	主要由肾产生，组织缺氧是促进 EPO 分泌的生理性刺激因素
雄激素	①刺激 EPO 产生而促进细胞生成；②直接刺激骨髓造血
其他激素	甲状腺激素、糖皮质激素和生长激素也可促进红细胞生成

净哥速记口诀

促进红细胞生成的其他激素的记忆口诀：生（生长激素）产假（甲状腺激素）红（红细胞）糖（糖皮质激素）。

考点三：红细胞的两种破坏途径

破坏途径	血管外破坏（90%）	血管内破坏（10%）
原因	衰老红细胞的变形能力减退，脆性增高，难以通过微小的毛细血管孔隙	衰老红细胞在血管中受机械冲击而破损
机制	滞留于脾和骨髓中而被巨噬细胞所吞噬	血红蛋白浓度超出触珠蛋白的结合能力，未与之结合的将经肾排出
临床表现	血红蛋白消化，释出铁、氨基酸和胆红素	血红蛋白尿

考点四：血小板的生理作用

黏附	血小板与非血小板表面黏着的过程，具有可识别性
释放	血小板受刺激后将储存在致密体、α- 颗粒或溶酶体内的物质排出

续表

聚集	在生理性和病理性致聚剂的作用下血小板之间相互黏着，纤维蛋白原是血小板之间聚集的桥梁
收缩	血小板中含有收缩蛋白，可发生收缩反应
吸附	血小板表面溶胶凝胶区可吸附多种凝血因子

净哥速记口诀

生理性致聚剂主要有ADP、5-HT、肾上腺素、组胺、胶原、凝血酶、TXA_2等。可记忆为原（胶原）来肾（肾上腺素）脏是由5（5-HT）个A（ADP）形的血栓（TXA_2）凝（凝血酶）集组（组胺）成的啊!

考点五：内源性凝血途径和外源性凝血途径的鉴别要点

鉴别	内源性凝血途径	外源性凝血途径
凝血因子分布	全部来自血液	组织和血液
启动方式	血液与异物表面接触激活FⅫ	血液外组织因子（TF）暴露于血液
启动因子	FⅫ	FⅢ
汇合点	FⅩ	
参与的凝血因子	FⅫ、FⅪ、FⅨ、FⅧ、FⅩ和Ca^{2+}；多，且全部来自血液	FⅢ、FⅦ、FⅩ和Ca^{2+}；少，且需要有组织因子的参与
凝血时间	慢，4～12分钟	步骤少，速度快

净哥速记口诀

凝血途径的启动因子：3.12为植树节，树苗成长的起始，故FⅢ、FⅫ是凝血途径启动的起始。

考点六：重要的抗凝物质

物质种类	作用机制
丝氨酸蛋白酶抑制物	代表物：抗凝血酶（肝素可使其抗凝作用增强2 000倍）
蛋白质C系统	使FⅧa和FⅤa灭活
组织因子途径抑制物（TFPI）	由血管内皮细胞产生，是外源性凝血途径的特异性抑制物
肝素	由肥大细胞和嗜碱性粒细胞产生。机制：①增强抗凝血酶的活性；②刺激细胞释放TFPI

考点七：2 种新生儿溶血的鉴别

鉴别	Rh 血型系统	ABO 血型系统
凝集原	Rh	A、B、O
抗体类型	IgG，可通过胎盘	天然抗体为 IgM，免疫抗体为 IgG，由血型不合的输血或妊娠产生
溶血反应	血型不合的母婴，一般发生在第二胎	ABO 血型不合的输血；母婴 ABO 血型不合（常见于母亲为 O 型，胎儿为 A 型或 B 型）
溶血症状	重	轻

第四章　血液循环

考点一：2 种自律细胞 4 期自动去极化的鉴别

鉴别	窦房结 P 细胞 4 期自动去极化	浦肯野细胞 4 期自动去极化
离子基础	1 种外向电流，2 种内向电流	1 种外向电流，1 种内向电流
电流特点	外向电流逐渐减弱，内向电流逐渐增强	外向电流逐渐减弱，内向电流逐渐增强
外向电流	K^+（I_k）外流减少起主要作用	K^+（I_k）外流减少起次要作用
内向电流	I_f（Na^+ 负载）起次要作用；Ca^{2+} 内流（I_{Ca-T}）是去极化后期的一个组成成分	I_f（Na^+ 负载）起主要作用

考点二：各种阻滞剂的汇总

类型	特异性阻滞剂
钠通道	河鲀毒素
I_f 通道（Na^+ 负载）	铯（Cs）
钾通道	四乙胺，甲磺酰苯胺类药物也可阻滞 I_k 通道
L 型钙通道	Mn^{2+}、维拉帕米
T 型钙通道	Ni^{2+}
碳酸酐酶	乙酰唑胺

净哥速记口诀

1. I_f 通道（Na^+ 负载）的功能特点　缓慢激活，具有时间依从性，参与窦房结、浦肯野细胞 4 期自动去极化。

2. T 型钙通道的功能特点　通道激活、失活都较快，参与窦房结细胞 4 期自动去极化，阈电位为 -50mV。

考点三：异长调节与等长调节的鉴别

鉴别	定义	意义
异长调节	通过改变心肌细胞的初长度调节心脏泵血，通过 Frank-Starling 机制自身调节，无神经、体液因素参与	只适应短期、细微变化的调节
等长调节	通过改变心肌收缩力调节心脏泵血，而心肌细胞的初长度无改变，它通过神经调节、体液调节作用	对持续、剧烈循环变化的调节

考点四：心室肌细胞兴奋性的周期性变化

周期性变化	绝对不应期（ARP）	局部反应期	相对不应期（RRP）	超常期（SNP）
电位区间	0～3 期复极到 –55mV 期间	–55～–60mV 期间	–60～–80mV 期间	–80～–90mV 期间
动作电位	无论任何刺激，均不能产生动作电位（钠通道全部失活）	强刺激可以引起局部电位，但不能产生动作电位（钠通道少量复活）	阈上刺激能够产生动作电位（钠通道部分复活）	阈下刺激即可产生动作电位（钠通道已复活至静息状态）
兴奋性	0	极低	低于正常	高于正常

考点五：心肌细胞的机械特性

特点	机制
同步收缩	心房、心室各为 1 个合胞体，同步收缩（“全或无”式收缩）
不发生强直收缩	有效不应期特别长，相当于整个收缩期和舒张早期
对细胞外 Ca^{2+} 的依赖性	肌质网不发达，为二联管；高度依赖细胞外 Ca^{2+}（钙诱导钙释放机制）

考点六：心动周期各期的特点（以左心室为例）

心动周期	心室内压力	房室瓣	半月瓣	血流方向	压力	心室容积
等容收缩期	房＜室＜动	关	关	—	室内压上升最快，末期主动脉压最低	容积最大
快速射血期	房＜室＞动	关	开	室—动	室内压、主动脉压↑↑，末期均最高	↓
减慢射血期	房＜室＜动	关	开	室—动	↓	↓，末期达最小

续表

心动周期	心室内压力	房室瓣	半月瓣	血流方向	压力	心室容积
等容舒张期	房＜室＜动	关	关	—	室内压降低最快	容积最小
快速充盈期	房＞室＜动	开	关	房—室	↓，末期室内压最低	↑
减慢充盈期	房＞室＜动	开	关	房—室	—	↑
心房收缩期	房＞室＜动	开	关	房—室	—	↑，末期达最大

净哥速记口诀

1. 室内压升高最快：等容收缩期。
2. 室内压最高：快速射血期末。
3. 主动脉压最高：快速射血期末。
4. 主动脉压＞室内压：快速射血中期。
5. 室内容积最少：减慢射血期末、等容舒张期。
6. 室内压降低最快：等容舒张期。
7. 室内压最低：快速充盈期末。
8. 室内容积最大：心房收缩期末、等容收缩期。
9. 主动脉压最低：等容收缩期末。
10. 二尖瓣（房室瓣）开放：等容舒张期末、快速充盈期初。
11. 主动脉瓣（半月瓣）开放：等容收缩期末、快速射血期初。

考点七：第一心音和第二心音的鉴别

鉴别	第一心音	第二心音
特点	音调低	音调高
	持续时间长	持续时间短
	与第二心音间隔短	与第一心音间隔长
听诊部位	心尖部（左第5肋间锁骨中线上）	胸骨旁第2肋间（主动脉瓣和肺动脉瓣听诊区）
标志	心室收缩开始	心室舒张开始
组成部分	房室瓣的关闭	动脉瓣的关闭
	射血引起大动脉壁的振动	血流冲击大动脉根部引起的振动

考点八：影响动脉血压的因素

改变因素	继发改变	主要影响
每搏输出量	每搏输出量↑—收缩压↑↑，舒张压↑—脉压增大	收缩压
心率	心率↑—收缩压↑，舒张压↑↑—脉压减小	舒张压
外周阻力	外周阻力↑—收缩压↑，舒张压↑↑—脉压减小	舒张压
大动脉管壁的弹性	大动脉弹性减退—收缩压↑↑，舒张压↓↓—脉压↑↑	脉压
循环血量↓	体循环平均充盈压↓—血压↓	血压

考点九：微循环各组成的生理意义

营养通路（迂回通路）	是指血液从微动脉经毛细血管前括约肌、真毛细血管至微静脉的通路，是组织与血液进行物质交换的部位
直捷通路	是指血液从微动脉经后微动脉和通血毛细血管进入微静脉的通路。直捷通路经常处于开放状态，血流速度较快，其主要功能并不是物质交换，而是使一部分血液能迅速通过微循环而进入静脉。直捷通路在骨骼肌组织的微循环中较为多见
动静脉短路	是指吻合微动脉和微静脉的通道，其管壁结构类似于微动脉。在人体某些部分的皮肤和皮下组织，特别是手指、足趾、耳郭等处这类通路较多。动静脉短路在功能上不是进行物质交换，而是在体温调节中发挥作用
血管舒缩活动	是指后微动脉和毛细血管前括约肌不断发生每分钟5～10次的交替性收缩和舒张。由局部代谢产物积累的浓度决定，如低O_2、CO_2、H^+、腺苷、ATP、K^+

考点十：心交感神经与心副交感神经的鉴别

鉴别	心交感神经	心副交感神经（心迷走神经）
支配部位	右：窦房结；左：房室交界	右：窦房结；左：房室交界
主要功能	心率加快（右），房室传导加快，心肌收缩力加强（左）；正性变时，正性变力，正性变传导	负性变时，负性变力，负性变传导
节前神经元	脊髓第1～5胸段中间外侧柱	延髓的迷走神经背核和疑核
节前神经递质	释放ACh作用于心肌细胞的N_1受体	
节后神经递质	去甲肾上腺素（NE）	乙酰胆碱（ACh）
节后作用部位	心肌细胞膜上的β_1肾上腺素能受体	心肌细胞膜上的M胆碱受体
兴奋性	↑（静息电位↓—阈电位下移）	↓（膜电位增大，与阈电位的距离加大）

续表

鉴别	心交感神经	心副交感神经（心迷走神经）
自律性	↑（4 期内向电流增强—自动去极化）	↓（开放窦房结细胞的 I_K 通道，K^+ 外流）
收缩性	↑（激活钙通道，Ca^{2+} 内流 ↑）	↓（肌质网的 Ca^{2+} 释放减少）
传导性	↑（激活钙通道，Ca^{2+} 内流 ↑）	↓（ACh 抑制钙通道，Ca^{2+} 内流 ↓）

考点十一：压力感受器反射

压力感受器	颈动脉窦和主动脉弓压力感受器，减压反射，主要调节心血管活动
传入神经和中枢联系	颈动脉窦神经：窦神经—加入舌咽神经—延髓孤束核 主动脉弓神经：伴行于迷走神经干—延髓孤束核
反射效应	动脉血压 ↑—压力感受器接收的冲动 ↑—心迷走紧张性 ↑、心交感紧张和交感缩血管紧张性 ↓—心率 ↓、心排血量 ↓、外周血管阻力 ↓—动脉血压 ↓； 动脉血压 ↓—压力感受器接收的冲动 ↓—迷走紧张性 ↓—交感紧张性 ↑—心率 ↑、心排血量 ↑、外周血管阻力 ↑—动脉血压 ↑
生理意义	对动脉血压进行快速调节，维持动脉血压的相对稳定； 主要对急骤变化的血压起缓冲作用，也称为缓冲神经

考点十二：化学感受器反射

化学感受器	颈动脉体和主动脉体化学感受器，升压反射，主要调节呼吸活动
传入神经和中枢联系	颈动脉窦神经—迷走神经—延髓孤束核—延髓呼吸、心血管神经元活动
反射效应	缺氧、CO_2 分压过高、H^+ 浓度过高—化学感受器刺激—呼吸加深、加快—心率 ↑、心排血量 ↑、外周血管阻力 ↑—动脉血压 ↑（间接作用）
生理意义	平时对心血管活动并不起明显作用，只有在低氧、窒息、失血、动脉血压过低和酸中毒时才发生作用

考点十三：肾上腺素和去甲肾上腺素的鉴别

鉴别	肾上腺素（强心药）	去甲肾上腺素（升压药）
所占的比重	80%	20%
作用的受体	α、β（β_1、β_2）	$\alpha > \beta_1 > \beta_2$
对心脏的作用	作用于 β_1 受体，产生正性变时、变力效应，使心排血量增加	也能产生正性作用，但较肾上腺素弱

续表

鉴别	肾上腺素（强心药）	去甲肾上腺素（升压药）
对血管的作用	取决于血管平滑肌上α、$β_2$受体的分布。①皮肤、肾、胃肠、血管平滑肌（以α受体为主）：可导致其血管收缩；②骨骼肌和肝脏等的血管（以$β_2$受体为主）：小剂量引起血管舒张，大剂量时α受体也兴奋，故引起血管收缩	除冠状动脉外的小动脉强烈收缩，引起外周阻力明显增大而使动脉血压升高；然而血压升高又使压力感受性反射活动加强，且压力感受性反射对心脏的效应超过其对心脏的直接效应，故引起心率减慢
临床应用	只能强心，升血压不明显	只能升血压，不能强心

考点十四：冠状动脉血流的特点及调节

考点	内容简要
冠状动脉血流的特点	舒张压升高，心舒期延长，冠状动脉血流量增加
	外周阻力增大，动脉舒张压升高，冠状动脉血流量增加
	心率加快，心舒期明显缩短，冠状动脉血流量减少
	交感神经兴奋，心肌代谢活动增强，冠状动脉血流量增加
冠状动脉血液量的调节	心肌代谢水平的影响（最重要。依靠有氧代谢，氧耗量大）
	神经调节（迷走神经可直接舒张冠状动脉；又因心率减慢、心肌代谢率降低，抵消直接舒张）
	激素调节（儿茶酚胺、TH 正性，血管紧张素负性）

第五章 呼吸

考点一：平静呼吸与用力呼吸的鉴别

鉴别	平静呼吸	用力呼吸
吸气动作	吸气肌收缩（主动）	吸气肌及辅助吸气肌收缩（主动）
呼气动作	吸气肌舒张（被动）	吸气肌舒张，呼气肌收缩（主动）
有无呼气肌参与	无	有

净哥速记口诀

①吸气肌为膈肌和肋间外肌；②呼气肌为肋间内肌和腹肌；③辅助吸气肌，如斜角肌、胸锁乳突肌等。其中，吸气肌不可或缺，格外（格——膈肌、外——肋间外肌）重要。

考点二：肺通气的阻力

肺通气的阻力	分类	附注
弹性阻力（占70%）	肺的弹性阻力	肺组织自身的弹性成分（占1/3）
		表面张力（占2/3）
	胸廓的弹性阻力	与胸廓所处的位置有关
非弹性阻力（占30%）	气道阻力（占80%～90%）	受气流速度、气流形式和气道管径大小的影响。由于流体的阻力与管道半径的4次方成反比，因此管径的大小是影响气道阻力的主要因素
	惯性阻力	可忽略不计
	黏滞阻力	

考点三：潮气量和呼吸频率变化对肺泡通气量的影响

呼吸频率/（次/min）	潮气量/ml	肺通气量/（ml/min）	肺泡通气量/（ml/min）
16	500	8 000	5 600
8	1 000	8 000	6 800
32	250	8 000	3 200

考点四：通气/血流比值

考点	内容简要
V_A/Q 的定义	是指每分钟肺泡通气量与每分钟肺血流量的比值，正常为0.84
V_A/Q 增大	通气过剩，血流相对不足，部分肺泡气体未能与血液气体充分交换，致使肺泡无效腔增大
V_A/Q 减小	通气不足，血流相对过多，部分血液流经通气不良的肺泡，血中的气体不能充分更新，犹如发生功能性动静脉短路
生理意义	增大或减小都不利于气体交换，肺尖部比值可高达3.3；而肺底部最小，为0.63

考点五：影响氧解离曲线的主要因素

鉴别	影响因素	意义
氧解离曲线右移	PCO_2 升高，pH下降（H^+ 升高），温度升高，2, 3-DPG浓度升高	Hb对 O_2 的亲和力下降，有利于 HbO_2 中 O_2 的释放
氧解离曲线左移	PCO_2 降低，pH升高（H^+ 降低），温度降低，2, 3-DPG浓度降低	Hb对 O_2 的亲和力升高，有利于Hb与 O_2 的结合

考点六：波尔效应和何尔登效应的鉴别

鉴别	定义	意义
波尔效应	pH降低或PCO_2升高时，Hb对O_2的亲和力降低；反之，Hb对O_2的亲和力增加。酸度对Hb氧亲和力的这种影响称为波尔效应	O_2和CO_2可分别阻碍对方与Hb的结合，对机体具有一定的生理意义。在肺部PO_2高，可促进氨基甲酰血红蛋白释放CO_2，Hb易于与O_2结合；而在组织PCO_2高，则降低Hb与O_2的亲和力，促进氧合血红蛋白释放O_2
何尔登效应	O_2与Hb结合可促使CO_2释放，而去氧Hb则容易与CO_2结合，这一现象称为何尔登效应	

考点七：各种化学因素对呼吸的调节

影响因素	作用途径及其呼吸效应	特点
PCO_2	外周途径（占刺激作用的20%）：动脉血PCO_2↑—外周化学感受器兴奋—呼吸中枢兴奋—呼吸↑ 中枢途径（占刺激作用的80%）：动脉血PCO_2↑—脑脊液中的$[H^+]$↑—中枢化学感受器兴奋—呼吸中枢兴奋—呼吸↑	动脉血PCO_2增高引起快速呼吸调节反应；中枢内一定的PCO_2为生理性刺激呼吸的重要因素；PCO_2超过一定限度则有抑制和麻醉效果
H^+	外周途径：动脉血$[H^+]$↑—外周化学感受器兴奋—呼吸中枢兴奋—呼吸↑ 中枢途径：H^+通过血脑屏障慢，限制血液中的$[H^+]$对中枢化学感受器的作用	血液中的$[H^+]$主要通过刺激外周化学感受器发挥作用
低PO_2	外周途径：动脉血PO_2↓—外周化学感受器兴奋—呼吸↑ 中枢途径：低O_2对中枢的直接作用是抑制	当动脉血PO_2下降到80mmHg以下时，肺通气才出现明显的变化；中枢化学感受器对CO_2长时间潴留而适应时，低O_2经刺激外周化学感受器成为驱动呼吸的要素

第六章　消化和吸收

考点一：几种常见胃肠激素的鉴别

激素	分布部位及细胞	主要生理作用	刺激释放因素
促胃液素	胃窦、十二指肠：G细胞	促胃酸和胃蛋白酶原分泌，使胃窦和括约肌收缩，延缓胃排空，促进胃运动和消化道上皮生长	蛋白质分解产物、迷走神经递质、扩张胃、组胺
促胰液素	十二指肠、空肠：S细胞	促进胰液和胆汁的HCO_3^-分泌，抑制胃酸分泌和胃肠运动，促胰腺外分泌组织生长，收缩幽门括约肌，抑制胃排空	盐酸＞蛋白质分解产物＞脂肪酸、迷走神经兴奋

续表

激素	分布部位及细胞	主要生理作用	刺激释放因素
缩胆囊素	十二指肠、空肠：I细胞	刺激胰液分泌和胆囊收缩，增强小肠和结肠运动，抑制胃排空，增强幽门括约肌收缩，松弛Oddi括约肌，促胰腺外分泌组织生长	蛋白质分解产物>脂肪酸、盐酸、迷走神经兴奋

考点二：消化道的内分泌细胞

细胞名称	分泌的物质	细胞所在的部位
A细胞	胰高血糖素	胰岛
B细胞	胰岛素	胰岛
D细胞	生长抑素	胰岛、胃、小肠、大肠
G细胞	促胃液素	胃窦、十二指肠
I细胞	缩胆囊素	小肠上部
K细胞	肠抑胃肽	小肠上部
Mo细胞	促胃动素	小肠
N细胞	神经降压素	回肠
PP细胞	胰多肽	胰岛、胰腺外分泌部、胃、小肠、大肠
S细胞	促胰液素	小肠上部

考点三：消化期胃液分泌的调节

鉴别	分泌的调节	分泌量	分泌的特点
头期	以神经调节为主，包括非条件反射与条件反射。头期的胃液分泌机制曾用假饲的方法而得到证实。分泌潜伏期为5~10分钟，分泌持续时间可达2~4小时	30%	受情绪和食欲影响很大，其酸度和胃蛋白酶含量均很高，消化力强
胃期	兴奋迷走—迷走长反射和壁内神经丛短反射，直接或通过促胃液素引起胃液分泌增加；扩张性刺激通过壁内神经丛作用于G细胞，使促胃液素分泌；食物的化学成分主要是蛋白质分解产物，可直接作用于G细胞，促进促胃液素分泌	60%	酸度高，胃蛋白酶原比头期少，消化能力较头期弱
肠期	以体液调节因素为主，机械扩张和产物的化学刺激使促胃液素和肠泌酸素释放	10%	酸度和胃蛋白酶都很低

考点四：胃排空的影响因素

鉴别	胃内促进胃排空的因素	十二指肠内抑制胃排空的因素
影响因素	①胃内的食物量大；②促胃液素既可促进胃体和胃窦收缩，又能增加幽门括约肌收缩，其净作用是延缓胃排空	①小肠中的盐酸、脂肪、脂肪酸、高渗溶液和机械扩张性刺激十二指肠的多种感受器；②促胰液素、缩胆囊素、肠抑胃肽等可抑制胃活动
反射方式	迷走—迷走反射、壁内神经丛反射	肠—胃反射
生理作用	促进胃排空	抑制胃排空

考点五：胰液分泌的主要影响因素

鉴别	促胰液素	迷走神经刺激	缩胆囊素（促胰酶素）
刺激因素	胃酸（最强）＞蛋白质分解产物和脂肪酸钠，糖类无刺激作用	机械扩张	蛋白质分解产物（最强）＞脂肪酸＞胃酸和脂肪，糖类无促进作用
作用部位	胰腺导管上皮细胞	腺泡细胞	腺泡细胞
胰液分泌特点	总量多（水、HCO_3^-多，酶少）	总量少（水、HCO_3^-少，酶多）	总量少（水、HCO_3^-少，酶多）

考点六：胃肠各部位运动形式总结

鉴别	胃的运动形式	小肠的运动形式	结肠的运动形式
一般运动方式	蠕动、紧张性收缩、移动性复合运动等	蠕动、紧张性收缩、移动性复合运动等	蠕动、分节推进、多袋推进运动等
特殊运动方式	容受性舒张	分节运动、蠕动冲	集团蠕动、袋状往返运动

考点七：无机盐的吸收

物质	钠	铁	钙	负离子
部位	空肠＞回肠＞结肠	十二指肠和空肠	空肠和回肠更为主要	小肠
机制	主动转运	主动转运	主动转运	被动吸收
特点	钠的吸收可为葡萄糖、氨基酸、水、HCO_3^-等的吸收提供动力	Fe^{2+}较Fe^{3+}更易被吸收；维生素C、胃酸可促进铁的吸收	促进：维生素D（最重要）、钙/磷、脂肪、乳酸、某些氨基酸等；抑制：草酸和植酸	依靠电位差；HCO_3^-以CO_2形式被吸收

考点八：三大物质的吸收

鉴别	糖		蛋白质		脂肪	
形式	葡萄糖和半乳糖	果糖	氨基酸	寡肽	长链脂肪酸、甘油一酯及胆固醇	中、短链甘油三酯
途径	小肠上皮细胞		血液		淋巴	血液
机制	继发性主动转运	易化扩散	继发性主动转运		出胞	易化扩散
特点	以单糖形式被吸收，己糖的吸收快，戊糖则很慢。速率：半乳糖和葡萄糖＞果糖＞甘露糖		Na^+-氨基酸同向转运体	H^+-肽同向转运体	脂肪的吸收以淋巴途径为主。胆盐可促进吸收，胆固醇易于被吸收	

考点九：特殊神经支配和神经递质归纳总结

部位 / 生理过程	神经元的种类	神经递质
小汗腺	交感神经（胆碱能纤维）	乙酰胆碱
骨骼肌舒血管	交感神经（胆碱能纤维）	乙酰胆碱
胃幽门部 G 细胞	迷走神经	铃蟾素（蛙皮素）
胃容受性舒张	迷走神经（肽能纤维）	血管活性肠肽（VIP）或 NO
食管下括约肌舒张	迷走神经（抑制性纤维）	血管活性肠肽（VIP）或 NO
脊髓前角运动神经元	抑制性中间神经元（闰绍细胞）	甘氨酸
视杆细胞的终足部	—	谷氨酸

第七章　能量代谢和体温

考点一：与能量代谢测定有关的概念

名称	概念
食物的热价	是指 1g 食物氧化时所释放出的能量。食物的热价包括生物热价和物理热价，分别是指食物在体内氧化和体外燃烧时释放的能量。糖、脂肪的生物热价和物理热价相同；蛋白质的生物热价小于物理热价，是由于蛋白质在体内不能完全氧化，有一部分尿素、尿酸、含氮产物等从尿、便中排出
食物的氧热价	是指某种营养物质氧化时，消耗 1L 氧气所产生的热量
呼吸商	是指一定时间内机体呼出的 CO_2 量和吸入的 O_2 量的比值

考点二：影响呼吸商（RQ）的因素

RQ 升高	糖转化为脂肪、酸中毒、肺过度通气、剧烈运动
RQ 降低	脂肪转化为糖、碱中毒、肺通气不足

净哥速记口诀

糖的呼吸商为 1.0，蛋白质的呼吸商为 0.80，脂肪的呼吸商为 0.71，混合性食物的呼吸商一般在 0.85 左右。记忆口诀：糖 1 蛋 8 脂肪 7，85 上下正常吃。

考点三：几种影响基础代谢率的疾病

记忆	基础代谢率降低	基础代谢率增高
常见举例	甲状腺功能减退症、肾上腺皮质和垂体功能减退、肾病综合征、病理性饥饿	甲状腺功能亢进症、糖尿病、红细胞增多症、白血病及伴有呼吸困难的心脏病

净哥速记口诀

基础代谢率增高的疾病：“红白夹心糖”（红细胞增多症、白血病、甲状腺功能亢进症、心脏病及糖尿病）。

考点四：散热的方式（皮肤温度高于环境温度时）

方式	定义	影响因素	举例
辐射	是安静状态下的主要散热方式。人体以发射红外线的形式将体热传给外界	皮肤与环境的温差及有效散热面积	空调
传导	机体的热量直接传给与其接触的温度较低的物体	皮肤与环境的温差及物体的导热性能	冰帽、冰袋
对流	通过气体进行热量交换	皮肤与周围环境的气温差、有效散热面积及风速	电风扇

第八章　尿的生成和排出

考点一：皮质肾单位与近髓肾单位的鉴别

鉴别	皮质肾单位	近髓肾单位
分布	外皮质层和中皮质层	靠近髓质的内皮质层
数量	85%~90%	10%~15%
特点	①肾小体相对较小；②髓袢较短，只达外髓质层，有的甚至不到髓质；	①肾小球较大。②髓袢长，可深入内髓质层，有的可到达肾乳头部。

续表

鉴别	皮质肾单位	近髓肾单位
特点	③入球小动脉口径比出球小动脉口径大，两者的比例约为 2∶1；④出球小动脉分支形成小管周围毛细血管网，包绕在肾小管的外面，有利于肾小管的重吸收	③入球小动脉口径和出球小动脉口径无明显差异。④出球小动脉进一步分支形成 2 种小血管，一种为网状小血管，缠绕于邻近的近曲小管和远曲小管周围；另一种是细而长的 U 形直小血管
功能	与尿液的生成有关	与尿液的浓缩、稀释有关

考点二：肾髓质高渗状态的形成机制

考点	机制
外髓部高渗的形成	只由 NaCl 决定
内髓部高渗的形成	由 NaCl 和尿素共同决定
呋塞米的作用机制	抑制外髓部髓袢升支粗段的 Na^+-$2Cl^-$ 同向转运，降低外髓组织的渗透浓度
ADH 的作用机制	增加内髓部集合管对尿素的渗透性，提高内髓部的渗透浓度
尿素的再循环	由降支细段入小管液，并随小管液重新进入内髓集合管，最后扩散进入内髓组织间液

考点三：直小血管在维持肾髓质高渗中的作用

物质	直小血管		功能
	降支	升支	
水	出血管	进血管	使重吸收的水分子大量返回体循环
NaCl、尿素	进血管	出血管	使溶质能在髓质间隙液中保留

考点四：几种常见物质的肾清除率

鉴别	经肾排出的方式	临床意义	正常值
菊粉	由肾小球滤过，不被肾小管重吸收和分泌	清除率＝肾小球滤过率	125ml/min
内生肌酐	全部由肾小球滤过，肾小管少量重吸收和分泌	清除率≈肾小球滤过率	80～120ml/min
碘锐特（或对氨基马尿酸）	全部被清除	清除率＝有效肾血浆流量	660ml/min
尿素	由肾小球滤过后，被肾小管重吸收	清除率＜肾小球滤过率	70ml/min

第九章　感觉器官

考点一：视网膜的 2 种感光换能系统的特点

鉴别	视杆细胞	视锥细胞
一般特点	主要与暗视觉有关	主要与明视觉有关
数量	多	少
部位	视网膜周边部	视网膜中心部，中央凹只有视锥细胞
与双极细胞的联系方式	以汇聚方式为主	汇聚程度小得多，可见单线联系
分辨能力	分辨能力弱，清晰度差；无色觉	分辨能力高，清晰度高；有色觉
光敏度	较高	较低
视敏度	较低，无色觉	较高，可辨别颜色
对光的反应	速度慢	速度快
结构特点	外段长，含视色素多（但只有 1 种）	外段较短，含视色素较少
视色素	视紫红质	红、绿、蓝 3 种

考点二：暗适应与明适应的鉴别

鉴别	暗适应	明适应
定义	在明亮环境中而突然进入暗处时，最初看不见任何东西，经过一定时间后能逐渐看见暗处的物体	在暗处而突然进入明亮处时，最初感到一片耀眼的光亮，也不能看清物体，稍待片刻后才能恢复视觉
产生机制	通过感光的阈值 2 次下降而完成（2 个阶段）	过程很快，通常在几秒内可完成（2 个阶段）
第一阶段	与视锥细胞视色素的合成增加有关（入暗处的最初 5 ~ 8 分钟）	暗处蓄积的视紫红质进入亮处遇到强光迅速分解，产生耀眼的光感
第二阶段	主要阶段，与视杆细胞中视紫红质的合成增强有关（入暗处的 25 ~ 30 分钟时）	较多的视杆色素迅速分解后，视锥色素才能在亮处感光而恢复视觉

考点三：前庭反应

类型	特点
前庭姿势调节反射	汽车向前开动时，椭圆囊受到刺激
	乘电梯上升 / 下降时，椭圆囊和球囊均受到刺激，引起四肢伸肌抑制而发生下肢屈曲
自主神经反应	前庭自主神经反射：半规管受到刺激，导致心率加速、血压下降、呼吸频率增加、出汗及恶心、呕吐等现象
	晕船反应是上、后半规管受到过度刺激所造成的
眼震颤	躯体旋转运动时引起的眼球运动

第十章　神经系统

考点一：神经纤维传导、中枢兴奋传播及突触传递三者的鉴别

神经纤维传导的特征	中枢兴奋传播的特征	突触传递的特征
双向性	单向传递	单向传递
—	中枢延搁	中枢延搁
—	兴奋和总和	兴奋和总和
完整性	兴奋节律的改变	兴奋节律的改变
相对不疲劳性	易疲劳	易疲劳
绝缘性	对内环境变化的敏感	对内环境变化的敏感
—	后发放（环式联系）	—

考点二：神经纤维的分类

分类		功能	相当于传入纤维的类型
A（有髓鞘）	α	传递本体感觉、躯体运动（初级肌梭的传入纤维，支配梭外肌的传出纤维）	Ⅰa（肌梭的传入纤维）、Ⅰb（腱器官的传入纤维）
	β	皮肤触—压觉	Ⅱ
	γ	支配梭内肌（引起收缩）	—
	δ	痛觉（快）、温度觉、触—压觉	Ⅲ
B（有髓鞘）	—	自主神经节前纤维	—
C（无髓鞘）	后根	痛觉（慢）、温度觉、触—压觉	Ⅳ
	交感	交感神经节后纤维	—

考点三：神经纤维的轴浆运输

分类	顺向轴浆运输（胞体—轴突）		逆向轴浆运输（轴突—胞体）
	快速	慢速	
运输速度	410mm/d	1～12mm/d	205mm/d
运输媒介	驱动蛋白	随微管、微丝向前延伸	动力蛋白
运输物质	线粒体、突触囊泡、分泌颗粒	轴浆可溶性成分的运输	神经营养因子、狂犬病毒、破伤风毒素

考点四：突触后电位

鉴别		兴奋性突触后电位（EPSP）	抑制性突触后电位（IPSP）
突触前神经元		兴奋性神经元	抑制性中间神经元
产生机制	快	Na^+ 内流增加，导致突触后膜局部去极化	Cl^- 内流增加，导致突触后膜局部超极化
	慢	钾电导降低	钾电导增高
特点		属于局部电位，可以总和	

考点五：非定向突触传递和电突触传递

鉴别	非定向突触传递	电突触传递
主要存在部位	外周神经系统（特别是交感神经对平滑肌和心肌的支配）	中枢神经系统和视网膜（主要发生在同类神经元之间）
结构基础	曲张体	缝隙连接
传递特点	①突触前、后成分无特化的突触前膜和后膜；②曲张体与突触后成分不一一对应，无特定的靶点；③释放的递质能否产生效应决定于突触后成分上有无相应的受体；④曲张体与突触后成分的间距一般大于20nm，因而递质扩散距离较远，且远近不等；⑤突触传递时间较长，且长短不一	①双向传递；②由于其电阻低，因而传递速度快，几乎不存在潜伏期；③具有促进同步化活动的功能

考点六：周围神经递质及其受体

鉴别	胆碱能纤维			肾上腺素能纤维	
大体分布	①交感神经和副交感神经节前纤维；②大多数副交感神经节后纤维；③少数交感神经节后纤维（汗腺和骨骼肌舒血管）；④躯体运动神经纤维（神经肌肉接头处）			在外周主要分布在大部分交感神经节后纤维上（支配汗腺和骨骼肌舒血管的胆碱能纤维除外）	
分类	M受体（毒蕈碱受体）	N受体（烟碱受体）		α受体	β受体
亚型	$M_1 \sim M_5$	N_1	N_2	α_1、α_2	β_1、β_2、β_3
具体分布	①多数副交感神经节后纤维；②少数交感神经节后纤维（汗腺和骨骼肌舒血管）	自主神经的突触后膜和CNS	神经骨骼肌接头的终板膜	皮肤、肾、胃肠的血管平滑肌，突触前膜等	骨骼肌、肝脏的血管平滑肌，心脏等

续表

鉴别	胆碱能纤维			肾上腺素能纤维	
效应	心脏活动减弱；支气管、胃肠平滑肌、逼尿肌、虹膜环形肌收缩；消化腺、汗腺分泌增加；骨骼肌血管舒张等	引起自主神经节后神经元兴奋	引起骨骼肌兴奋	主要产生平滑肌兴奋效应（血管、子宫、虹膜辐射状肌等）；少数为抑制（如小肠舒张、腺体分泌抑制等）	$β_1$受体兴奋导致心率↑、传导↑、心肌收缩力↑；$β_2$受体兴奋导致血管（肝、骨骼肌）、子宫、胃、胆道、小肠及支气管等舒张；$β_3$受体与脂肪分解有关
阻滞剂	阿托品	六烃季铵及美加明（N_1受体），十烃季铵（N_2受体），筒箭毒碱（N受体）		哌唑嗪（$α_1$受体），育亨宾（$α_2$受体），酚妥拉明（α受体）	阿替洛尔和美托洛尔（$β_1$受体），丁氧胺（$β_2$受体），普萘洛尔（β受体）

考点七：特异性投射系统与非特异性投射系统的鉴别

鉴别	特异性投射系统	非特异性投射系统
组成	传入丘脑前沿特定途径	传入丘脑前经脑干网状结构多次换N元
投射细胞群	经丘脑第一、第二类细胞群	经丘脑第三类细胞群
投射范围及特点	丘脑—皮质的点对点投射纤维	丘脑—皮质的弥散投射纤维
效果	引起特定的感觉	不引起特定的感觉
作用	激发皮质发出神经冲动	维持和改变大脑皮质的兴奋状态（上行激动清醒作用）
特点	投射区窄小（点对点关系）	投射区广泛（非点对点关系）
影响	功能依赖非特异性投射系统的上行激醒作用	易受药物影响（巴比妥类催眠药的作用原理）

考点八：躯体感觉的分类

类型		体征
触—压觉	内侧丘系	与刺激的具体定位、空间和时间的形式等有关（精细触—压觉）
	脊髓丘脑束	仅有粗略定位的功能（粗略触—压觉）
本体感觉		经脊髓后索上行，大量传入冲动进入小脑
温度觉		投射纤维除到达中央后回外，还投射到同侧的岛叶皮质
痛觉	体表痛	发生在体表某处的痛感（快痛和慢痛）
	深部痛	发生在躯体深部的痛感（慢痛）

考点九：体表痛与深部痛的鉴别

分类	发生部位	表现	特点
体表痛	体表某处	快痛	由 $A_δ$ 类纤维传导，经特异性投射系统到达大脑皮质的第一和第二感觉区
		慢痛	由C类纤维传导，投射到扣带回
深部痛	骨、关节、骨膜、肌腱、韧带等	慢痛	定位不明确，可伴有恶心、出汗和血压改变等自主神经反应

考点十：内脏痛的特征

性质	具体特征
定位	定位不准确（最主要的特点）
慢痛	发生缓慢，持续时间较长，常呈渐进性增强
感受刺激	中空内脏器官对扩张性刺激和牵拉性刺激十分敏感，而对切割、烧灼等却不敏感
伴随症状	特别能引起不愉快的情绪活动，并伴有恶心、呕吐及心血管和呼吸活动改变

考点十一：皮肤痛与内脏痛的鉴别

内容	皮肤（快、慢）痛	内脏痛
作用部位	多种致痛物作用于痛觉游离神经末梢	也由致痛物作用于神经末梢引起
传导纤维	躯体传入纤维（快痛A；慢痛C）	自主神经传入纤维
敏感刺激	切割、烧伤等	机械牵拉、缺血、缺氧、痉挛、炎症等
疼痛特征	产生快，持续时间较短；对痛的定位精确，分辨力强；情绪反应明显（慢痛）或不明显（快痛）；无牵涉痛	产生慢，持续时间较长；对痛的定位不精确，分辨力差；情绪反应明显；有牵涉痛

考点十二：常见神经元的鉴别

鉴别	α运动神经元	γ运动神经元
胞体	位于脊髓前角灰质炎	位于α运动神经元之间
支配	梭外肌纤维	梭内肌纤维
放电	阵发性	高频率持续性
功能	①引发随意运动；②调节姿势；③协调不同肌群的活动	调节肌梭对牵张刺激的敏感性

考点十三：屈肌反射与对侧伸肌反射的鉴别

鉴别	屈肌反射	对侧伸肌反射
定义	受到伤害性刺激时，受刺激的一侧肢体关节的屈肌收缩而伸肌弛缓，肢体屈曲	若加大刺激强度，则可在同侧肢体发生屈曲的基础上出现对侧肢体伸展
生理意义	具有保护意义，但不属于姿势反射	是一种姿势反射，在保持躯体平衡中具有重要意义

考点十四：牵张反射的鉴别

鉴别	腱反射	肌紧张
条件	快速牵拉肌腱	缓慢持续牵拉肌腱
反射特点	单突触反射	多突触反射
感受器	肌梭、腱器官	
收缩特点	力量大，但持续时间短	力量小，无明显的动作，但持久且不易疲劳
作用	膝反射、跟腱反射和肘反射等	是维持躯体姿势的最基本的反射，是姿势反射的基础

考点十五：α僵直与γ僵直的鉴别

鉴别	α僵直	γ僵直
原因	由于高位中枢的下行性作用，直接或间接通过脊髓中间神经元提高α运动神经元的活动而出现的僵直	由于高位中枢的下行性作用，首先提高γ运动神经元的活动，使肌梭的传入冲动增多，转而增强α运动神经元的活动而出现的僵直
初步实验	若在切断后根发生γ僵直的猫进一步切除小脑前叶，能使僵直再次出现，这种僵直属于α僵直，因为后根已切断，γ僵直已不可能发生	在猫中脑上、下丘之间切断造成去大脑僵直时，若切断动物的腰骶部后根以消除肌梭传入的影响，则可使后肢僵直消失，说明经典的去大脑僵直主要属于γ僵直
进一步实验	若再切断第Ⅷ对脑神经，僵直再次消失	当刺激完整动物的网状结构易化区时，肌梭传入冲动增加，肌梭传入冲动的增加可以反映梭内肌纤维的收缩加强
实验结论	α僵直主要通过前庭脊髓束实现	γ僵直则主要通过网状脊髓束实现

考点十六：皮质脊髓侧束和皮质脊髓前束的鉴别要点

鉴别	皮质脊髓侧束	皮质脊髓前束
形成	皮质脊髓束中约80%的纤维在延髓锥体跨过中线，在对侧脊髓外侧索下行而形成	皮质脊髓束约20%的纤维在沿脊椎不跨越过中线，在同侧脊椎前索下行而形成

续表

鉴别	皮质脊髓侧束	皮质脊髓前束
特点	纵贯脊髓全长，其纤维与同侧前角外侧部分的运动神经元发生突触联系	只下降到胸部，其纤维通过中间神经元接替，与双侧前角内侧部分的运动神经元构成突触联系
种系发生	较新	古老
功能	控制四肢远端肌肉的活动，与精细的、技巧性的运动有关	控制躯干和四肢近端肌肉，尤其是屈肌的活动，与姿势的维持和粗略的运动有关
相似的脊髓束	红核脊髓束	顶盖脊髓束、网状脊髓束和前庭脊髓束

考点十七：帕金森病与亨廷顿病的鉴别要点

鉴别	帕金森病（震颤麻痹）	亨廷顿病（舞蹈病）
临床特点	随意运动过少而肌紧张过强，常伴有静止性震颤	随意运动过多而肌紧张不全，不自主的头部和上肢舞蹈样动作
病变部位	黑质	纹状体
受损系统	黑质的多巴胺能神经元功能减弱	纹状体内的胆碱能和 γ-氨基丁酸能神经元功能减退
治疗	左旋多巴、苯海索（或东莨菪碱），但药物对静止性震颤均无明显疗效	利血平（耗竭多巴胺）

考点十八：小脑 3 个组成部分的鉴别要点

鉴别	前庭小脑	脊髓小脑	皮质小脑
组成	绒球小结叶	蚓部和中间带	半球外侧部
功能	控制躯体的平衡和眼球的运动	协调大脑皮质对随意运动的控制及调节肌紧张的功能	参与随意运动的设计和程序的编程
损伤后的症状	步基宽、站立不稳、步态蹒跚、容易跌倒、位置性眼球震颤	运动变得笨拙、意向性震颤、小脑共济失调、肌张力减退、四肢乏力	一般无症状，或运动起始延缓和已形成熟练动作的缺失

考点十九：交感神经和副交感神经系统的功能

器官	交感神经	副交感神经
心血管	心率加快、加强；腹腔内脏血管、皮肤血管及分布于唾液腺与外生殖器官的血管均收缩，肌肉血管可收缩（肾上腺素能）或舒张（胆碱能）	心率减慢，心房收缩减弱；部分血管（如软脑膜动脉与分布于外生殖器的血管等）舒张
支气管	支气管平滑肌舒张	支气管平滑肌收缩，促进黏膜腺分泌

续表

器官	交感神经	副交感神经
胃肠道	分泌黏稠的唾液，使小肠平滑肌舒张，抑制胃肠运动，促进括约肌收缩，抑制胆囊活动	分泌稀薄的唾液，促进胃液、胰液分泌，使小肠平滑肌收缩，促进胃肠运动和使括约肌舒张，促进胆囊收缩
膀胱	促进肾小管的重吸收，使逼尿肌舒张和括约肌收缩	使逼尿肌收缩和括约肌舒张
子宫	使有孕子宫收缩、无孕子宫舒张	使生殖器细胞增殖，促进分泌
眼	使虹膜辐射肌收缩，瞳孔扩大	使虹膜环形肌收缩，瞳孔缩小
皮肤	使竖毛肌收缩，汗腺分泌	—
代谢	促进糖原分解，促进肾上腺髓质分泌	促进胰岛素分泌

净哥速记口诀

交感神经兴奋为打篮球、跑步的经典临床表现，而副交感神经兴奋为替补（坐板凳）的表现。

考点二十：正常脑电图的波形及其意义

波形	频率 /Hz	波幅 /μV	常见部位	出现的条件
α 波	8 ~ 13	20 ~ 100	枕叶	成人在安静、清醒、闭眼时
β 波	14 ~ 30	5 ~ 20	额叶、顶叶	成人在活动时
θ 波	4 ~ 7	100 ~ 150	颞叶、顶叶	成人在困倦时，或少年的正常脑电活动
δ 波	0.5 ~ 3	20 ~ 200	颞叶、枕叶	成人在熟睡时，或婴幼儿的正常脑电活动

考点二十一：慢波睡眠和快波睡眠的鉴别

鉴别	慢波睡眠（SWS）	快波睡眠（FWS）
别称	非快速眼动睡眠、正相睡眠	快速眼动睡眠、异相睡眠
脑电图	同步化慢波	去同步化快波
感觉功能	↓（稳定）	↓↓
运动功能	↓（稳定）	↓↓，但阵发性眼球快速运动、部分肢体抽动
交感神经功能	↓（稳定）	↓↓，但阵发性血压升高、心率加快、呼吸快而不规则
做梦	无明显的相关性	多数诉说做梦，眼球运动等阵发性表现与梦境有关
意义	生长激素分泌明显增多，有利于促进生长发育和体力恢复	脑内的蛋白质合成增加，有利于幼儿的神经系统发育，因而能促进学习与记忆及精力的恢复

考点二十二：双侧大脑半球的特点

定位	特点
左侧大脑半球在语言活动上占优势	虽与一定的遗传因素有关，但主要是在后天生活实践中形成的，与人类惯用右手有关
右侧大脑半球在非语词性认知上占优势	包括空间辨认、深度认知、触觉认知、音乐欣赏分辨等

考点二十三：大脑皮层的语言中枢

功能障碍	临床表现	受损定位
流畅性失语症	①话语中充满杂乱语和自创词，不能理解别人说话和书写的含义；②对部分词语不能很好地组织或想不起来	左侧颞叶后部或 Wernicke 区
运动性失语症	能看懂文字和听懂别人的谈话，但不能说话，发音器官正常	中央前回底部前方的 Broca 区
失写症	能说话、看懂文字，能听懂别人的谈话；但不能书写，手部的其他运动功能正常	额中回后部接近中央前回的手部代表区
感觉性失语症	能说话、书写、看懂文字，但听不懂别人的谈话，听力正常	颞上回后部
失读症	看不懂文字的含义，但视觉和其他语言功能均正常	角回

第十一章　内分泌

考点一：激素的作用方式

作用方式	递送信息的方式	举例
远距分泌	激素分泌入血后，经血液循环运输至远处靶组织发挥作用	多数经典内分泌腺和非内分泌器官组织分泌的激素
旁分泌	激素通过组织液扩散而作用于邻近的其他靶细胞	胰岛 A 细胞分泌的胰高血糖素刺激 B 细胞分泌胰岛素
自分泌	激素原位作用于产生该激素的细胞；甚至可以不释放，直接在合成激素的细胞内发挥作用。后者又称为内在分泌或胞内分泌	胰岛素可抑制 B 细胞自身分泌胰岛素；肾上腺髓质激素抑制自身合成酶的活性
神经分泌	神经内分泌细胞将激素释放到血液循环中发挥作用	下丘脑神经元分泌的调节肽通过垂体门脉系统作用于腺垂体
腔分泌	激素直接释放到体内管腔中发挥作用	某些胃肠激素

考点二：激素的化学本质与分类

化学本质		特点	举例
胺类		水溶性强	肾上腺素、去甲肾上腺素、甲状腺激素和褪黑素
多肽和蛋白质类		水溶性强，分子量大	下丘脑、垂体、甲状旁腺、胰岛、胃肠道等部位分泌的激素
脂类激素	类固醇激素	脂溶性，分子量小	孕酮、醛固酮、皮质醇、睾酮、雌二醇、胆钙化醇和钙三醇
	廿烷酸类		前列腺素族（PGs）、血栓素类（TXs）和白细胞三烯类（LTs）等

考点三：靶细胞的激素受体

作用机制归类	激素实例
Ⅰ组激素：与胞内受体组合的激素	皮质醇、醛固酮、孕激素、雄激素、雌激素、1, 25-二羟维生素D_3、甲状腺素、三碘甲腺原氨酸
Ⅱ组激素：与膜受体组合的激素	①以cAMP为第二信使的激素：促肾上腺皮质激素释放激素、生长激素抑制激素、促甲状腺激素、促肾上腺皮质激素、卵泡刺激素、黄体生成素、胰高血糖素、黑素细胞刺激素、促脂素、血管升压素、人绒毛膜促性腺激素、阿片肽、降钙素、甲状旁腺激素、血管紧张素Ⅱ、儿茶酚胺（β肾上腺素能、α肾上腺素能）
	②以cGMP为第二信使的激素：心房钠尿肽、NO（受体在胞质）
	③以$IP_3/DG/Ca^{2+}$为第二信使的激素：促性腺激素释放激素、促甲状腺素释放激素、血管升压素、催产素、儿茶酚胺、血管紧张素Ⅱ、促胃液素、血小板衍生生长因子
	④酶联受体介导的激素：生长激素、催乳素、催产素、促红细胞生成素、瘦素、胰岛素、胰岛素样生长因子（IGF-1、IGF-2）、血小板衍生生长因子、上皮生长因子、神经生长因子

考点四：下丘脑与垂体之间的功能联系

分类	下丘脑—神经垂体	下丘脑—腺垂体
部位	视上核和室旁核	下丘脑内侧基底部
联系方式	下丘脑垂体束	垂体门脉系统
分泌激素	血管升压素和催产素	下丘脑调节肽（9种）

考点五：常见调节生长发育的激素

激素	主要生理作用
生长激素	全身组织器官生长，尤其是骨骼与肌肉等软组织
甲状腺激素	维持胚胎期间生长发育，尤其是脑发育；促进生长激素分泌，提供允许作用

续表

激素	主要生理作用
胰岛素	与生长激素协同作用，促进胎儿生长，促进蛋白质合成
肾上腺皮质激素	抑制躯体生长，抑制蛋白质合成
雄激素	促进青春期躯体生长，促进骨骺愈合，促进肌肉增长
雌激素	促进青春期躯体生长，促进骨骺愈合

考点六：神经垂体激素的鉴别

激素	血管升压素（VP）（抗利尿激素，ADH）	催产素（OT）
分泌细胞	视上核神经元	室旁核神经元
靶细胞	肾、血管平滑肌等	子宫平滑肌、乳腺肌上皮细胞
生理作用	①水重吸收↑、尿量↓、血压↑；②记忆↑、调节疼痛	①促进乳腺排乳；②刺激子宫收缩；③影响神经内分泌、学习记忆、痛觉调制、体温调节
分泌刺激	①血浆晶体渗透压↑；②血容量↓；③血压↓	①分娩时子宫颈扩张（最有力的刺激）；②婴儿吸吮乳头；③阴道、子宫颈机械性刺激
异常表现	分泌减少导致尿崩症	分泌过多出现溢乳症、生殖功能↓

考点七：甲状腺激素（T_3、T_4）的生理作用

作用	概要
促进生长发育	主要影响长骨和中枢神经发育，是胎儿和新生儿脑发育的关键激素。婴幼儿缺乏甲状腺激素患呆小症
影响代谢	增强能量代谢：提高基础代谢率，增加产热量
影响代谢	调节物质代谢（对三大营养物质的代谢既有合成作用又有分解作用）。①蛋白质：生理剂量促进蛋白质合成，大剂量促进蛋白质分解；TH 分泌不足时蛋白质合成障碍，细胞外液黏蛋白沉积并结合大量阳离子和水而可患黏液性水肿。②糖：既有促进消化道对糖的吸收、肝糖原分解和抑制糖原合成的升糖作用，又有促进外周组织对糖利用的降血糖作用，但增加血糖来源的作用较强。③脂肪：既可促进肝组织合成胆固醇，又能增强胆固醇分解（分解＞合成），并可促进脂肪酸氧化，增强脂肪分解
对 CNS 的影响	提高中枢神经系统及交感神经兴奋性，故甲状腺功能亢进症患者表现为易激动、烦躁不安、多言等症状
对循环系统的影响	增加心肌细胞膜上的β受体与 Ca^{2+} 的亲和力，使心率、心排血量和心肌收缩力增加；能直接或间接地引起血管平滑肌舒张，外周阻力降低
其他	调节生长激素、性激素等分泌，对胰岛、甲状旁腺及肾上腺皮质等内分泌腺的分泌有影响

考点八：调节钙、磷代谢的 3 种基础激素

鉴别	甲状旁腺激素（PTH）	降钙素（CT）	1, 25- 二羟维生素 D_3
产生部位	甲状旁腺细胞	甲状腺 C 细胞	由皮肤 7- 脱氢胆固醇转化而来
生理作用	升高血钙和降低血磷	降低血钙和血磷	升高血钙和血磷
作用机制	①肾：促进远端小管对钙的重吸收，激活肾内的 1α- 羟化酶；②骨：刺激破骨细胞的活动，促进骨钙入血	①抑制破骨细胞的活动，增强成骨作用；②抑制肾小管对钙、磷的重吸收	①促进肠道对钙的吸收；②调节骨钙的沉积和释放；③促进肾小管对钙、磷的重吸收
分泌调节	血钙（最主要），以及血磷、血镁、儿茶酚胺等	血钙浓度、进食、胃肠激素（促胃液素最强）、Mg^{2+}	维生素 D、血钙和血磷↓可增加转化；PTH 可促进维生素 D 活化

考点九：糖皮质激素的生理作用

调节物质代谢	糖代谢	促进糖异生，减少糖利用，对抗胰岛素的作用，使血糖升高
	蛋白质代谢	抑制肝外组织的蛋白质合成，同时使蛋白质分解加速；在肝内却可加速 RNA 和蛋白质合成
	脂肪代谢	促进脂肪分解；肾上腺皮质功能亢进时使脂肪重新分布，出现面圆、背厚、躯干部发胖而四肢消瘦的向心性肥胖
水盐代谢		对肾有弱的保钠排钾作用；增加肾小球血流量，肾小球滤过率增加，抑制抗利尿激素分泌，促进水的排出
血液系统		红细胞↑、中性粒细胞↑、血小板和单核细胞数量↑，淋巴细胞↓、嗜酸性粒细胞↓
循环系统		不能直接引起血管收缩，但必须有少量糖皮质激素存在时儿茶酚胺的缩血管作用才能表现出来，即对儿茶酚胺有允许作用
应激反应		应激时升高，可提高机体对应激刺激的耐受性和生存能力。引起肾上腺素、去甲肾上腺素和皮质醇分泌，同时生长激素、催乳素、血管升压素、β- 内啡肽、胰高血糖素和醛固酮等↑
其他		促进胎儿肺泡的发育及表面活性物质的生成

考点十：应激反应与应急反应的鉴别

鉴别	应激反应	应急反应
相同点	刺激因素相同，共同维持机体的适应能力	
不同点	下丘脑—垂体—肾上腺皮质系统	交感—肾上腺髓质系统
	皮质激素在于加强机体对伤害的基础耐受性	髓质侧重于提高机体的警觉性和应变能力

考点十一：肾上腺髓质激素的生理作用

调节物质代谢（促进分解代谢）	α_1 受体可增强肝糖异生
	α_2 受体能抑制胰岛素分泌
	β_1 受体具有促进脂肪分解、酮体生成的作用
	β_2 受体可促进糖原分解，并减少葡萄糖利用等，都能导致血糖升高
	β_3 受体则通过动员脂肪增加机体的氧耗量和产热量，提高基础代谢率
参与应激整合	构成交感—肾上腺髓质系统，协同下丘脑—垂体—肾上腺轴系统，与迷走—胰岛系统的作用相抗衡

考点十二：胰岛素的生理作用

作用	机制
调节糖代谢	增加糖的去路与减少糖的来源，降低血糖。机制：①促进组织细胞摄取血中的葡萄糖，并加速葡萄糖在细胞中的氧化、利用；②促进糖原的合成，抑制糖原的分解；③抑制糖异生；④促进葡萄糖转变为脂肪酸，并储存于脂肪组织中
调节脂肪代谢	促进脂肪的合成。机制：①促进葡萄糖进入脂肪组织，合成脂肪；②抑制脂肪酶的活性，减少体内脂肪的分解；③促进肝合成脂肪酸，并转运到脂肪细胞中贮存
调节蛋白质代谢	促进蛋白质的合成，抑制蛋白质的分解。机制：①使氨基酸经膜转运入细胞的过程加速；②使细胞核中的核酸生成过程加快；③使核糖体的翻译过程加速
调节电解质	促进 K^+、Mg^{2+} 和磷酸根离子进入细胞
调节能量平衡	增加能量消耗，提高代谢率；引起饱腹感，抑制摄食活动
促生长作用	与生长激素具有协同作用

考点十三：胰高血糖素与胰岛素的鉴别

鉴别		胰高血糖素	胰岛素
分泌部位		A 细胞（α 细胞）	B 细胞（β 细胞）
生理作用		升糖、降脂、降蛋白	降糖、增脂、升蛋白
分泌调节	营养成分	低血糖（最重要）、氨基酸↑	高血糖（最重要）、氨基酸↑、脂肪酸↑
	其他激素	胃肠激素、胰岛素、生长抑素	促胃液素、促胰液素、缩胆囊素和肠抑胃肽等↑
	神经调节	交感神经兴奋（+）	迷走神经兴奋（+）

第十二章　生殖

考点一：睾丸的生精和内分泌功能

主性器官	睾丸	曲细精管	曲细精管上皮	生成精子
			支持细胞	分泌抑制素
			间质细胞	分泌雄激素，主要有睾酮、双氢睾酮、脱氢异雄酮和雄烯二酮
附属性器官	包括附睾、输精管、精囊腺、前列腺、尿道球腺和阴茎等			

净哥速记口诀

睾丸各类细胞的分泌功能："抵制你支持奸雄曹操"，即支持细胞分泌抑制素、间质细胞分泌雄激素。

考点二：雌激素和孕激素的生理作用

分类	雌激素	孕激素
包含的种类	雌二醇（最强）、雌酮和雌三醇（最低）	孕酮（最强）、20α-羟孕酮和17α-羟孕酮
对乳腺的作用	刺激乳腺导管和结缔组织的增生	促进乳腺腺泡的发育和成熟
对子宫的作用	①促进子宫发育，使子宫内膜增生变厚、腺体及血管增生；②使子宫颈黏液分泌增多；③促进阴道上皮增殖及角化	①抑制子宫内膜细胞增殖，并进入分泌期；②降低子宫肌细胞膜的兴奋性；③抑制母体对胎儿的排斥反应；④降低子宫肌对催产素的敏感性；⑤抑制输卵管的节律性收缩，减少宫颈黏液分泌
其他作用	加速蛋白质合成，促进生长发育，降低血浆低密度脂蛋白而增加高密度脂蛋白含量；增强成骨细胞活动和钙、磷沉积；高浓度可因醛固酮分泌增多而导致水钠潴留等	①调节腺垂体激素的分泌：排卵前孕酮可协同雌激素诱发LH分泌出现高峰，而排卵后则对腺垂体促性腺激素的分泌起负反馈抑制作用；②升高女性的基础体温：女性的基础体温在排卵后可升高0.2～0.5℃；③抑制排卵

净哥速记口诀

雌激素主要表现为"促增生"，孕激素主要表现为"促分泌"。

考点三：卵巢周期与子宫周期的激素调节

周期	激素的变化
卵泡期（月经期＋增生期）	雌激素浓度持续增加。至排卵前1天，血中的雌激素浓度达到高峰，发挥正反馈调节作用，使GnRH分泌增多，刺激LH和FSH分泌，而且LH的分泌增加更明显，形成LH峰。此时雌激素对下丘脑是正反馈调节

续表

周期	激素的变化
排卵期（排卵日）	LH 峰是引发排卵的关键因素。在排卵日，女性的基础体温最低，可根据月经周期中基础体温的变化来判断排卵日
黄体期（分泌期）	排卵后，卵泡的排卵孔被纤维蛋白封闭，形成血体，然后转变为黄体。颗粒细胞的黄体化主要受 LH 调节，LH 通过 cAMP- 蛋白激酶系统，促使黄体细胞分泌大量孕激素与雌激素（排卵后 1 周左右达到高峰）。排卵后，雌激素水平再次升高，形成月经周期中分泌的第 2 次高峰

第二部分　分子生物学

第一章　蛋白质的结构和功能

考点一：氨基酸的分类

种类	举例	记忆口诀
营养必需氨基酸	缬氨酸、异亮氨酸、亮氨酸、苯丙氨酸、蛋氨酸、色氨酸、苏氨酸、赖氨酸、组氨酸	写一两本淡色书来剧组
非极性脂肪族氨基酸	脯氨酸（Pro）、缬氨酸（Val）、异亮氨酸（Ile）、亮氨酸（Leu）、丙氨酸（Ala）、甘氨酸（Gly）	夫携一两饼干
极性中性氨基酸	谷氨酰胺（Gln）、半胱氨酸（Cys）、天冬酰胺（Asn）、苏氨酸（Thr）、蛋氨酸（Met）、丝氨酸（Ser）	捣鼓半天苏丹四
酸性氨基酸	谷氨酸（Glu）、天冬氨酸（Asp）	酸谷天
碱性氨基酸	赖氨酸（Lys）、精氨酸（Arg）、组氨酸（His）	捡来精组
芳香族氨基酸	酪氨酸（Tyr）、苯丙氨酸（Phe）、色氨酸（Trp）	芳香老本色
含羟基氨基酸	丝氨酸、酪氨酸、苏氨酸	呛死老苏
含硫氨基酸	半胱氨酸、胱氨酸、蛋氨酸	六伴穷光蛋
支链氨基酸	缬氨酸、异亮氨酸、亮氨酸	只借一两
亚氨基酸	脯氨酸	雅芙豆奶（品牌广告）
不参与蛋白质合成的氨基酸	鸟氨酸、精氨酸代琥珀酸、同型半胱氨酸、瓜氨酸	鸟不精通吃瓜

考点二：蛋白质各级结构的鉴别

鉴别	一级结构	二级结构	三级结构	四级结构
定义	氨基酸的排列顺序	蛋白质主链的局部空间结构，不涉及氨基酸残基侧链构象	整条肽链的所有原子在三维空间的排布位置	各亚基间的空间排布

续表

鉴别	一级结构	二级结构	三级结构	四级结构
表现形式	氨基酸	α螺旋、β折叠、β转角、无规卷曲；模体：锌指结构、亮氨酸拉链、钙结合蛋白	结构域、分子伴侣	亚基聚合
维系键	肽键（主要的）、二硫键	氢键	疏水键、离子键、氢键、范德瓦耳斯力	氢键、离子键、疏水键
意义	一级结构是蛋白质空间构象和特异性功能的基础，但不是决定空间构象的唯一因素	二级结构是由一级结构决定的。在蛋白质中存在2～3个模体发挥特殊的生理功能	分子量较大的蛋白质可折叠成多个结构较为紧密的区域并各执行其功能，称为结构域	含有四级结构的蛋白质其单独的亚基一般没有生物学功能

第二章　酶学

考点一：酶的基本概念

名称	概念	举例
酶	由活细胞合成，对其特异性底物起高效催化作用的蛋白质。是机体内催化各种代谢反应的最主要的催化剂。少数化学本质是核酸	—
单体酶	由单一亚基构成，仅具有三级结构的酶	溶菌酶、胰蛋白酶
寡聚酶	由多个相同或不同亚基以非共价键连接组成的酶	蛋白激酶A、磷酸果糖激酶-1
多酶体系	由几种不同功能的酶彼此聚合形成的多酶复合物	丙酮酸脱氢酶复合体
多功能酶	一些多酶体系在进化过程中由于基因的融合，多种不同的催化功能存在于一条多肽链中，又称为串联酶	氨甲酰磷酸合成酶Ⅱ
同工酶	几种分子结构、理化和免疫学性质均不同，但可催化同一化学反应的一组酶	乳酸脱氢酶（LDH）、肌酸激酶（CK）
单纯酶	仅含有蛋白质的酶	脲酶、淀粉酶、脂肪酶等
结合酶	由酶蛋白和辅因子组成。酶蛋白和辅因子结合在一起称为全酶，只有全酶才有催化作用。酶蛋白决定反应的特异性，辅因子决定反应的种类和性质	琥珀酸脱氢酶

续表

名称		概念	举例
辅因子	辅酶	与酶蛋白结合疏松的辅因子，可用透析或超滤方法去除	B 族维生素衍生物、卟啉化合物或金属离子，但多为金属离子
	辅基	与酶蛋白结合紧密的辅因子，不能用透析或超滤法去除	
金属酶		金属离子作为辅因子，且与酶结合紧密，提取过程中不易丢失	羧基肽酶、黄嘌呤氧化酶
金属激活酶		金属离子作为辅因子，但与酶结合疏松	己糖激酶、肌酸激酶

考点二：辅酶或辅基在酶促反应中的作用

辅酶（辅基）	缩写名	转移基团	所含的维生素成分
烟酰胺腺嘌呤二核苷酸，辅酶Ⅰ	NAD^+	氢原子、电子	烟酰胺（维生素 PP）
烟酰胺腺嘌呤二核苷酸磷酸，辅酶Ⅱ	$NADP^+$	氢原子、电子	烟酰胺（维生素 PP）
黄素单核苷酸	FMN	氢原子	维生素 B_2（核黄素）
黄素腺嘌呤二核苷酸	FAD	氢原子	维生素 B_2（核黄素）
焦磷酸硫胺素	TPP	醛基	维生素 B_1（硫胺素）
辅酶 A	CoA	酰基	泛酸
磷酸吡哆醛		氨基	维生素 B_6
生物素		CO_2	生物素
四氢叶酸	FH_4	一碳单位	叶酸
钴胺素		烷基、氢原子	维生素 B_{12}
硫辛酸		酰基	硫辛酸

考点三：影响酶促反应速度的因素

影响因素	特征	说明
底物浓度	符合米氏方程：$V=(V_{max}[S])/(K_m+[S])$	呈矩形双曲线
酶浓度	V_{max} 与酶浓度成正比	在底物浓度足够大的情况下
pH	有最适 pH，达到最大反应速度	不是酶的特征性常数
温度	有最适温度，达到最大反应速度	不是酶的特征性常数
抑制剂	引起酶催化活性下降，但不引起酶蛋白变性的物质	分为不可逆性抑制与可逆性抑制
激活剂	使酶从无活性到有活性或使酶活性增加的物质	大多数为金属离子

考点四: 2 种抑制作用的比较

比较	不可逆性抑制	可逆性抑制
概念	抑制剂通常以共价键与酶活性中心的必需基团结合，使酶失活	抑制剂通常以非共价键与酶或酶－底物复合物可逆性结合，使酶的活性降低或丧失
结合方式	共价键	非共价键
能否通过透析或超滤去除	否	能
举例	有机磷农药：作用于丝氨酸的羟基酶；重金属离子和砷化合物：巯基酶	见下表

考点五: 3 种可逆性抑制的比较

作用特征		竞争性抑制	非竞争性抑制	反竞争性抑制
作用机制		抑制剂与底物竞争酶的活性中心	抑制剂与酶活性中心外的必需基团结合	抑制剂与酶—底物复合物结合
与 I 结合的组分		E	E、ES	ES
动力学参数	表观 K_m	增大	不变	减小
	V_{max}	不变	减小	减小
举例		丙二酸与琥珀酸竞争琥珀酸脱氢酶；磺胺类与对氨基苯甲酸竞争二氢叶酸合成酶	亮氨酸抑制精氨酸酶；毒毛花苷抑制细胞膜上的 Na^+, K^+-ATP 酶；麦芽糖抑制 α- 淀粉酶	苯丙氨酸抑制胎盘型碱性磷酸酶

净哥速记口诀

竞 K 大，非 V 小，反都小。

第三章　细胞信号转导

考点一: 3 种膜受体的特点

特性	离子通道型受体	G 蛋白偶联受体	单次跨膜受体
内源性配体	神经递质	神经递质、激素、趋化因子、外源性刺激（味、光）	生长因子、细胞因子
结构	寡聚体形成的孔道	单体	具有或不具有催化活性的单体
跨膜区段数目	4 个	7 个	1 个

续表

特性	离子通道型受体	G 蛋白偶联受体	单次跨膜受体
功能	离子通道	激活 G 蛋白	激活蛋白酪氨酸激酶
细胞应答	去极化与超极化	去极化与超极化调节蛋白质的功能和表达水平	调节蛋白质的功能和表达水平，调节细胞分化和增殖

考点二：各信号通路关键分子总结

信号通路	代表性配体	第二信使	其他重要分子或激酶	应用举例
cAMP-PKA	β 肾上腺素、胰高血糖素等	cAMP	Gs、PKA、CREB	霍乱毒素稳定 GTP 型；百日咳毒素稳定 GDP 型
Ca^{2+} 通路	乙酰胆碱等	IP_3、Ca^{2+}、DAG	Gq、PLC-β、PKC	与肿瘤关系密切
RTK-ras-MAPK	生长因子、胰岛素等	—	GRB-2、ras、raf、MAPK	与肿瘤关系密切
受体型鸟苷酸环化酶	ANP 等	cGMP	PKG	降低血压
受体型丝氨酸/苏氨酸激酶	转化生长因子β 等	—	Smad	细胞增生

第四章　核酸的结构和功能

考点一：DNA 和 RNA 的鉴别

鉴别	DNA	RNA
名称	脱氧核糖核苷酸	核糖核苷酸
碱基组成	A、T、C、G	A、U、C、G
戊糖组成	脱氧核糖	核糖
类型	DNA	mRNA、tRNA、rRNA 等
核苷酸/脱氧核苷酸	dATP、dTTP、dCTP、dGTP	ATP、UTP、CTP、GTP
分布部位	98% 在细胞核中，2% 在线粒体中	90% 在胞液中，10% 在细胞核中
基本结构	反向平行互补双螺旋	单链无规卷曲
与蛋白质的结合	主要与组蛋白结合	rRNA 与核蛋白体结合
稀有碱基	不含有	tRNA 含有 10%~20% 的稀有碱基
连接键	3′, 5′-磷酸二酯键	
光波最大吸收值	260nm 附近	

考点二：不同类型 DNA 的结构参数

鉴别	A 型 DNA	B 型 DNA	Z 型 DNA
螺旋转向	右手螺旋	右手螺旋	左手螺旋
螺旋直径	2.55nm	2.37nm	1.84nm
每个螺旋的碱基对数目	11	10.5	12
螺距	2.53nm	3.54nm	4.56nm
相邻碱基对之间的垂直间距	0.23nm	0.34nm	0.38nm

考点三：DNA 的分子结构及功能

鉴别	DNA 的一级结构	DNA 的二级结构	DNA 的三级结构
定义	核苷酸的排列顺序，即碱基的排列顺序	双螺旋结构	在双螺旋结构的基础上，进一步折叠形成的超螺旋
结构特点	3′, 5′- 磷酸二酯键	反向、平行、互补的右手双螺旋结构，DNA 结构的多样性	核小体卷曲及柱状结构折叠等形成超螺旋形式
稳定性的维系	磷酸二酯键	纵向：碱基堆积力；横向：配对的氢键	超螺旋结构是在拓扑异构酶的参与下实现的

考点四：DNA 的双螺旋结构和蛋白质的 α 螺旋结构的区别

鉴别	DNA 的双螺旋结构	蛋白质的 α 螺旋结构
类型	属于 DNA 的二级结构	属于蛋白质的二级结构
螺距	3.54nm，每周 10.5 对碱基	0.54nm，每周 3.6 个氨基酸
结构特点	由脱氧核糖和磷酸基团构成的亲水性骨架位于双螺旋结构的外侧，而疏水的碱基位于内侧	多肽链的主链围绕中心轴呈有规律的螺旋式上升，氨基酸侧链伸向螺旋外侧
维系键	纵向：碱基的堆积力；横向：配对的氢键	氢键
组成单位	核苷酸	氨基酸

考点五：RNA 的结构与功能

鉴别	mRNA	tRNA	rRNA
功能	合成蛋白质的模板	转运氨基酸到核糖体	参与组成核糖体，作为蛋白质生物合成的场所
比例	2% ~ 5%	15%	＞80%（含量最多）
分子量	分子大小各异	分子量最小	差异大［（0.5 ~ 1.0）$\times 10^6$］

续表

鉴别	mRNA	tRNA	rRNA
结构	一级结构：线状单链结构	一级结构：线状单链结构 二级结构：三叶草形 三级结构：倒 L 形（氢键是主要维系键）	一级结构：线状单链结构 二级结构：花状
结构特点	丰度最小，种类最多，寿命最短，5′-帽子，3′-多聚 A 尾，带有遗传信息密码	①含有稀有碱基最多：含 10%～20% 的稀有碱基，如双氢尿嘧啶（DHU）、假尿嘧啶核苷（ψ）和甲基化嘌呤（^{m}G、^{m}A）；②3′-末端为 -CCA-OH；③5′-末端大多数为 G；④环样结构：DHU 环、反密码子环、TψC 环	核蛋白体大、小亚基：①原核生物的核糖体，小亚基为 16S rRNA，大亚基为 23S、5S rRNA；②真核生物的核糖体，小亚基为 18S rRNA，大亚基为 28S、5.8S、5S rRNA

考点六：真核细胞内的其他 RNA 的种类和功能

名称	英文缩写	功能
核内不均一 RNA	hnRNA	成熟 mRNA 的前体
短链非编码小 RNA（sncRNA）		
核内小 RNA	snRNA	参与 hnRNA 的剪接和转运
核仁小 RNA	snoRNA	参与 rRNA 的加工和修饰
胞质小 RNA	scRNA	蛋白质内质网定位合成的信号识别体的组成部分
催化性小 RNA（核酶）	ribozyme	本质为核糖核酸，催化特定的 RNA 降解，参与 RNA 的剪接修饰
干扰小 RNA	siRNA	以单链形式与外源基因表达的 mRNA 结合，并诱导相应的 mRNA 降解
微小 RNA	miRNAs	通过结合 mRNA 而选择性地调控基因的表达

考点七：DNA 变性和蛋白质变性的比较

比较	DNA 变性	蛋白质变性
定义	DNA 双链碱基对之间的氢键断开	蛋白质的空间构象破坏，生物活性丧失
主要破坏	破坏维系双链碱基配对的氢键；不破坏一级结构中核苷酸的序列	破坏二硫键和非共价键；不破坏一级结构中氨基酸的序列
变性结果	OD_{260} 增高、黏度下降、比旋度下降、浮力密度升高、酸碱滴定曲线改变、生物活性丧失	溶解度降低、黏度增加、生物活性丧失、易被蛋白酶水解
复性	在一定条件下可以复性	

第五章　DNA 的生物合成

考点一：原核生物的 DNA 聚合酶分为 3 型

比较	DNA-pol Ⅰ	DNA-pol Ⅱ	DNA-pol Ⅲ
5′→3′ 聚合活性	+	+	+
5′→3′ 外切酶活性	+	–	–
3′→5′ 外切酶活性	+	+	+
主要功能	复制过程校读、修复、填补缺口、切除突变片段	在无 pol Ⅰ、Ⅲ时起聚合作用，参与 DNA 损伤的应急状态修复	延长新链聚合，是原核生物复制延长中真正起催化作用的酶

考点二：真核生物 DNA 聚合酶的特点

比较	DNA-polα	DNA-polβ	DNA-polγ	DNA-polδ	DNA-pol ε
5′→3′ 聚合酶活性	+	+	+	+	+
5′→3′ 外切酶活性	+	+	+	+	+
3′→5′ 外切酶活性	–	–	+	+	+
主要功能	引物酶活性，起始引发	低保真度的复制	线粒体 DNA 的复制	主要是催化作用，相当于原核生物聚合酶Ⅲ，有解旋酶活性，延长子链的主要酶	校读、修复和填补空隙，相当于原核生物聚合酶Ⅰ

考点三：原核生物复制起始的相关蛋白质

蛋白质（基因）	蛋白质	功能
DnaA	—	辨认起始点
DnaB	解旋酶	利用 ATP 供能，作用于氢键，使 DNA 双链解开成为 2 条单链
DnaC	—	运送和协同 DnaB
DnaG	引物酶	催化 RNA 引物的生成
SSB	单链 DNA 结合蛋白	稳定已解开的单链，在复制中维持模板处于单链状态并保护单链的完整
拓扑异构酶	—	改变 DNA 分子的拓扑构象，理顺 DNA 双链

考点四: DNA 拓扑异构酶的比较

比较		拓扑异构酶Ⅰ	拓扑异构酶Ⅱ	
曾用名	原核	ω- 蛋白	旋转酶	
	真核	转轴酶、解缠酶、切口封闭酶、松弛酶	分为好几种亚型	
功能		切断 DNA 双链中的一股	切断正超螺旋的 DNA 分子双链，松弛超螺旋	连接断端，使松弛状恢复负超螺旋状
是否需要 ATP		不需要	不需要	需要

考点五: 5 种酶催化磷酸二酯键生成的酶

分类	提供核糖的 3′-OH	提供 5′-P	反应结果
DNA 聚合酶	引物或延长中的新链	游离 dNTP 去 PPi	$(dNTP)_{n+1}$
RNA 聚合酶	单个的 NTP 或延长中的新链	游离 NTP 去 PPi	$(NTP)_{n+1}$
反转录酶	单个的 dNTP 或延长中的新链	游离 dNTP 去 PPi	$(dNTP)_{n+1}$
连接酶	复制中不连续的 2 条单链		不连续 → 连续
拓扑异构酶	切断、整理后的双链		改变拓扑状态

考点六: DNA 损伤修复的类型

修复类型		修复目的	所需的蛋白质因子及功能
光修复		分解 TT 二聚体	光修复酶
切除修复	原核	①去除操作的 DNA，填补空隙和连接，先切除再填补；②缺口由 DNA-pol Ⅰ和连接酶填补	① UvrA、UvrB 辨认及结合 DNA 受损部位；② UvrC 进行切除
	真核	①短片段: DNA 糖苷酶水解 →核酸内切酶 →DNA-polε；②长片段（10 个核苷酸）：核酸内切酶 →DNA-polε；③更长片段：核酸内切酶→ DNA-polβ	PCNA（增殖细胞核抗原）
重组修复		修复损伤面较大的 DNA 分子；缺口部分与健康母链交换，复制后稀释损伤链	RecA、RecB、RecC
SOS 修复		DNA 损伤广泛至难以继续复制而诱发出的修复机制	Uvr、Rec 等基因和 LexA 等调控蛋白

第六章　RNA 的生物合成

考点一：复制与转录过程的异同点

比较	复制	转录
定义	以 DNA 为模板复制 DNA 的过程	以 DNA 为模板转录合成 RNA 的过程
特点	半保留复制	不对称转录
模板	双链均复制	仅模板链转录
原料	dNTP（N＝A、T、C、G）	NTP（N＝A、U、C、G）
酶	DNA 聚合酶（依赖于 DNA 的 DNA 聚合酶，DDDP）	转录酶（依赖于 DNA 的 RNA 聚合酶，DDRP）
产物	子代双链 DNA	mRNA、tRNA、rRNA 等
碱基配对	A＝T、G≡C	A＝U、G≡C、T＝A
引物	需要	不需要

考点二：原核生物的 RNA 聚合酶

亚基	亚基数	功能	说明
α	2	决定哪些基因被转录	转录时不脱落
β	1	与转录全过程有关（催化）	利福平或利福霉素的作用位点
β′	1	结合 DNA 模板（开链）	RNA-pol 与 DNA 模板结合相依附的组分，也参与转录全过程
ω	1	β′ 折叠和稳定性；σ 募集	—
σ	1	辨认起始点，决定转录特异性	转录延长时脱落

考点三：真核生物的 RNA 聚合酶

分类	转录产物	对鹅膏蕈碱的反应	细胞内定位
RNA 聚合酶Ⅰ	45S rRNA	耐受	核仁
RNA 聚合酶Ⅱ	hnRNA、lncRNA、piRNA、miRNA	极敏感	核内
RNA 聚合酶Ⅲ	5S rRNA、tRNA、snRNA	中度敏感	核内

净哥速记口诀

RNA 聚合酶Ⅲ的转录产物：3S，three，san，都是跟 3 相关。

考点四：参与 RNA-pol Ⅱ转录的 TF Ⅱ的作用

转录因子	功能
TF Ⅱ D	TBP 亚基结合 TATA 框
TF Ⅱ A	辅助 TBP-DNA 结合
TF Ⅱ B	稳定 TF Ⅱ D-DNA 复合物，结合 RNA-pol
TF Ⅱ F	促进 RNA-pol Ⅱ结合及作为其他因子结合的桥梁
TF Ⅱ E	解旋酶，结合 TF Ⅱ H
TF Ⅱ H	解旋酶，作为蛋白激酶催化 CTD 磷酸化

第七章　蛋白质的生物合成

考点一：原核生物与真核生物的核蛋白体的组成

比较	原核生物			真核生物		
	核蛋白体	小亚基	大亚基	核蛋白体	小亚基	大亚基
S 值	70S	30S	50S	80S	40S	60S
rRNA	—	16S	5S、23S	—	18S	5S、5.8S、28S
蛋白质	—	21 种	36 种	—	33 种	49 种

净哥速记口诀

（口诀顺序为纵列开始，按顺序往下）：

1. 原核生物　小三 16 岁，吃了 21 种蛋白质（小亚基）；大五快死了，小五带儿孙 36 人来送蛋白质（大亚基）。解释：大五指的是 50，小五是 5，儿孙谐音 23。

2. 真核生物　小四 18 岁，去了 33 个国家旅行；大六说，我（5）跟我爸（5.8）、二爸（28）见了 49 个亲戚。

考点二：参与原核生物翻译的各种蛋白质因子

名称	种类	生物学功能
起始因子	IF1	占据核糖体的 A 位，防止结合其他 tRNA
	IF2	促进 fMet-tRNA^{fMet} 与小亚基结合
	IF3	防止大、小亚基过早结合，增强 P 位结合 fMet-tRNA^{fMet} 的特异性
延长因子	EF-Tu	促进氨酰 -tRNA 进入 A 位，结合并分解 GTP
	EF-Ts	EF-Tu 的调节亚基
	EF-G	有转位酶活性，促进 mRNA- 肽酰 -tRNA 由 A 位移至 P 位，促进 tRNA 卸载与释放

续表

名称	种类	生物学功能
释放因子	RF1	特异性识别 UAA、UAG，诱导转肽酶转变为酯酶
	RF2	特异性识别 UAA、UGA，诱导转肽酶转变为酯酶
	RF3	有 GTP 酶活性，当新合成肽链从核糖体释放后，促进 RF1 或 RF2 与核糖体分离

净哥速记口诀

1. 起始因子 1，占 A 阻拦 t；起始因子 2，促 t 加小 p；起始因子 3，P 位结合 t。

2. 延长因子 Tu，促 t 入 A 结分 G；延长因子 Ts，调节亚基；延长因子 G，A 转 P 位卸载 t。

3. 释放因子 1AA、2AG，诱导转肽酶变酯酶（A、G 为中间的字母）；3G 活性，介导一二。

考点三：参与真核生物翻译的各种蛋白质因子及其生物学功能

名称	种类	生物学功能
起始因子	eIF1	结合于小亚基的 E 位，促进 eIF2-tRNA-GTP 复合物与小亚基相互作用
	eIF1A	原核 IF1 的同源物，防止 tRNA 过早结合于 A 位
	eIF2	具有 GTP 酶活性，促进起始 Met-$tRNA^{Met}$ 与小亚基结合
	eIF2B，eIF3	最先与小亚基结合的起始因子，促进后续步骤的进行
	eIF4A	eIF4F 复合物成分，具有 RNA 解旋酶活性，解开 mRNA 的二级结构，使其与小亚基结合
	eIF4B	结合 mRNA，促进 mRNA 扫描定位起始密码 AUG
	eIF4E	eIF4F 复合物成分，结合 mRNA 的 5′- 帽子结构
	eIF4G	eIF4F 复合物成分，结合 eIF4E 和 poly（A）结合蛋白（PABP）
	eIF4F	包含 eIF4A、eIF4E、eIF4G 的复合物
	eIF5	促进各种起始因子从小亚基解离，从而使大、小亚基结合
	eIF5B	具有 GTP 酶活性，促进各种起始因子从小亚基解离，从而使大、小亚基结合
延长因子	eEF1α	与原核 EF-Tu 的功能相似
	eEF1βγ	与原核 EF-Ts 的功能相似
	eEF2	与原核 EF-G 的功能相似
释放因子	eRF	识别所有终止密码子

净哥速记口诀

记住原核生物翻译的考点，用排除法可做题。

考点四：原核生物与真核生物翻译起始与延长时的氨基酰-tRNA比较

比较	起始	延长
原核生物	$fMet\text{-}tRNA^{Met}$（f代表甲酰化）	$Met\text{-}tRNA_e^{Met}$
真核生物	$Met\text{-}tRNA_i^{Met}$（i代表起始）	$Met\text{-}tRNA_e^{Met}$

考点五：原核生物与真核生物起始复合物形成的比较

比较	原核生物起始复合物的形成	真核生物起始复合物的形成
步骤一	核蛋白体亚基分离	核蛋白体亚基分离
步骤二	mRNA在小亚基上就位	起始氨基酰-tRNA的结合在P位；结合GTP、起始因子eIF-2
步骤三	起始氨基酰-tRNA的结合在P位	mRNA在小亚基上就位；消耗ATP
步骤四	核蛋白体大亚基结合，起始复合物形成	核蛋白体大亚基结合；水解GTP

净哥速记口诀

步骤一到四分别提炼两个字简单记忆，分别为（原核）分离、就位、P位、大合；（真核）分离、P位、小耗、水解。

考点六：原核生物的核蛋白体循环过程

比较	进位	成肽	转位
概念	又称为注册。一个氨基酰-tRNA按照mRNA模板的指令进入并结合到核蛋白体A位的过程	转肽酶催化的肽键形成过程	起始二肽酰-tRNA-mRNA相对移入P位，卸载的tRNA移入E位
延长因子	EF-Tu、EF-Ts	—	EF-G
是否耗能	1分子GTP	—	1分子GTP

考点七：原核生物和真核生物肽链合成的延长因子

原核生物翻译的延长因子	生物学功能	对应的真核生物翻译的延长因子
EF-Tu	促进氨基酰-tRNA进入A位，结合分解GTP	eEF-1α
EF-Ts	调节亚基	eEF-1βγ
EF-G	有转位酶活性，促进二肽酰-tRNA-mRNA相对移入P位，卸载的tRNA移入E位	eEF-2

考点八：原核生物与真核生物肽链合成过程的主要差别

比较	原核生物	真核生物
mRNA	1条mRNA编码几种蛋白质（多顺反子）	1条mRNA编码1种蛋白质（单顺反子）
	转录后很少加工	转录后进行首尾修饰及剪接
	转录、翻译和mRNA降解可同时发生	mRNA在核内合成，加工后进入细胞液，再作为模板指导翻译
核蛋白体	30S小亚基+50S大亚基↔70S核蛋白体	40S小亚基+60S大亚基↔80S核蛋白体
起始阶段	起始氨基酰-tRNA为fMet-tRNA^{fMet}	起始氨基酰-tRNA为Met-tRNAi^{Met}
	核蛋白体小亚基先与mRNA结合，再与fMet-tRNA^{fMet}结合	核蛋白体小亚基先与Met-tRNAi^{Met}结合，再与mRNA结合
	mRNA中的S-D序列与16S rRNA 3′-端的一段序列结合	mRNA中的帽子结构与帽子结合蛋白复合物结合
	有3种IF参与起始复合物的形成	有至少10种eIF参与起始复合物的形成
延长阶段	延长因子为EF-Tu、EF-Ts和EF-G	延长因子为eEF-1α、eEF-1βγ和eEF-2
终止阶段	释放因子为RF-1、RF-2和RF-3	释放因子为eRF

考点九：抗生素抑制蛋白质生物合成的机制

抗生素	作用位点	作用原理	应用
伊短菌素	原核、真核核蛋白体小亚基	阻碍翻译起始复合物的形成	抗肿瘤药
四环素、土霉素	原核核蛋白体小亚基	抑制氨基酰-tRNA与小亚基结合	抗菌药
链霉素、新霉素、巴龙霉素	原核核蛋白体小亚基	改变构象引起读码错误、抑制起始	抗菌药
氯霉素、林可霉素、红霉素	原核核蛋白体大亚基	抑制转肽酶、阻断肽链延长	抗菌药
嘌呤霉素	原核、真核核蛋白体	使肽酰基转移到它的氨基上后脱落	抗肿瘤药
放线菌酮	真核核蛋白体大亚基	抑制转肽酶、阻断肽链延长	医学研究
夫西地酸、细球菌素	EF-G	抑制EF-G、阻止转位	抗菌药
大观霉素	原核核蛋白体小亚基	阻止转位	抗菌药

净哥速记口诀

伊短原真小亚基，阻碍翻译起始物。

四土原核小亚基，抑t结合小亚基。

辛巴暗链小原核，变构读错抑起始（暗无含义，凑字数）。

红氯放林大原核，抑肽阻断肽延长（放线菌酮）。

嘌呤原真蛋白体，肽酰转氨后脱落。

大观小原阻转位。

考点十：其他物质抑制蛋白质生物合成的机制

物质	作用生物	作用原理
白喉毒素	真核生物	使真核生物的延长因子 eEF2 发生 ADP 糖基化失活，阻止肽链合成延长
蓖麻毒蛋白	真核生物	使核糖体的大亚基 28S rRNA 降解失活
干扰素	病毒生物	①活化蛋白激酶，使真核生物的起始因子 eIF2 磷酸化而失活，从而抑制病毒蛋白质的合成；②诱导生成寡核苷酸，该寡核苷酸活化 RNase L 核酸内切酶，降解病毒 mRNA，阻断病毒蛋白质的合成

第八章　基因表达调控

考点一：DNA 元件

比较	真核启动子	原核启动序列
定义	RNA 聚合酶结合位点周围的一组转录控制组件	RNA 聚合酶结合并启动转录的特异性 DNA 序列
共有序列及位置	TATA 框（TATAAAA）：转录起始点上游 –30 ~ –25bp；CAAT 框：转录起始点上游 –110 ~ –30bp	Pribnow 框（TATAAT）：转录起始点上游 –10 区；TTGACA：转录起始点上游 –35 区

考点二：RNA 聚合酶Ⅰ与 RNA 聚合酶Ⅲ转录的调节

项目	RNA-pol Ⅰ	RNA-pol Ⅲ
转录产物	rRNA 前体	tRNA、5S rRNA 和 snRNA
启动子	核心元件 上游控制元件 UCE	A 盒（TGGCNNAGTGG） B 盒（GGTTCGANNCC）
转录因子	上游结合因子 1（UBF1） 选择性因子 1（SL1）	tRNA：TFⅢC、TFⅢB 5S rRNA：TFⅢA、TFⅢB、TFⅢC

考点三：RNA-pol Ⅱ转录的调节

调节环节	调节方式及说明	
转录起始调节	顺式作用元件	启动子：RNA 聚合酶结合位点周围的一组转录控制组件，至少包括 1 个转录起始点及 1 个以上的功能组件
		增强子：远离转录起始点，决定基因的时间、空间特异性，增强启动子转录活性的 DNA 序列。其发挥作用的方式通常与方向、距离无关

续表

调节环节	调节方式及说明		
转录起始调节	顺式作用元件	沉默子：结合特异性蛋白因子时，对基因转录起阻遏作用	
	反式作用因子	转录调节因子分类	①基本转录因子：决定 3 种 RNA 转录的类别；②特异性转录因子：为个别基因转录所必需，决定其特异性表达的因子，包括转录激活因子和转录抑制因子
		转录调节因子结构	① DNA 结合域：锌指结构、亮氨酸拉链、螺旋—环—螺旋；②蛋白质—蛋白质结合域（二聚化结构域）；③转录激活域：酸性激活域、谷氨酰胺富含域、脯氨酸富含域
转录终止调节	HIV 基因组转录终止调节		
	热休克蛋白基因转录终止调节		
转录后水平调节	hnRNA 加工成熟调节		
	mRNA 运输细胞质内稳定性调节		
翻译水平调节	起始因子（eIF）活性的调节主要通过磷酸化修饰进行		
	RNA 结合蛋白（RBP）对翻译起始的调节		
翻译后阶段的调节	对翻译产物水平及活性的调节可以快速调控基因表达		
	小分子 RNA 对基因表达的调节		

考点四：miRNA 和 siRNA 的差异比较

比较	miRNA	siRNA
前体	内源发夹环结构的转录产物	内源或外源长双链 RNA 诱导产生
结构	单链分子	双链分子
功能	阻遏其翻译	降解 mRNA
靶 mRNA 结合	不需完全互补	需完全互补
生物学效应	发育过程的调节	抑制转座子活性和病毒感染

第九章　癌基因、分子生物学技术

考点一：抑癌基因

名称	染色体定位	相关肿瘤	编码产物及功能
TP53	17p13.1	多种肿瘤	转录因子 *p53*，细胞周期负调节和 DNA 诱发凋亡
RB	13q14.2	视网膜母细胞瘤、骨肉瘤	转录因子 p105RB
PTEN	10q23.3	胶质瘤、膀胱癌、前列腺癌、子宫内膜癌	磷脂类信使的去磷酸化，抑制 PI_3K-AKT 通路

续表

名称	染色体定位	相关肿瘤	编码产物及功能
P16	9p21	肺癌、乳腺癌、胰腺癌、食管癌、黑色素瘤	P16蛋白，细胞周期检查点负调节
P21	6p21	前列腺癌	抑制CDK1、2、4和6
APC	5q22.2	结肠癌、胃癌等	G蛋白，细胞黏附与信号转导
DCC	18q21	结肠癌	表面糖蛋白（细胞黏附分子）
NF1	7q12.2	神经纤维瘤	GTP酶激活剂
NF2	22q12.2	神经鞘膜瘤、脑膜瘤	连接膜与细胞骨架的蛋白质
VHL	3p25.3	小细胞肺癌、宫颈癌、肾癌	转录调节蛋白
WT1	11p13	肾母细胞瘤	转录因子

考点二：常见的某些生长因子

生长因子	来源	功能
表皮生长因子（EGF）	颌下腺	促进表皮与上皮细胞的生长
促红细胞生成素	肾、尿	调节成红细胞的发育
胰岛素样生长因子（IGF）	血清	促进硫酸盐渗入软骨组织；促进软骨细胞的分裂；对多种组织细胞起胰岛素样作用
神经生长因子（NGF）	颌下腺	营养交感神经及某些感觉神经元
血小板源生长因子（PDGF）	血小板	促进间质及胶质细胞的生长
转化生长因子α（TGF-α）	肿瘤细胞、转化细胞	类似于EGF
转化生长因子β（TGF-β）	肾、血小板	对某些细胞呈促进与抑制的双向作用

第十章　基因工程的基本原理

考点一：重组DNA技术中常用的工具酶

工具酶	功能
限制性核酸内切酶	识别特异性序列，并在识别位点或其周围切割双链DNA
DNA连接酶	催化DNA中相邻的5′-磷酸基和3′-羟基末端之间形成磷酸二酯键，使DNA切口封合或使2个DNA分子或片段连接
DNA聚合酶Ⅰ	①合成双链cDNA分子或片段连接；②缺口平移制作高比活探针；③DNA序列分析；④填补3′-末端
Klenow片段	又称为DNA聚合酶Ⅰ大片段，具有完整DNA聚合酶Ⅰ的5′→3′聚合、3′→5′外切活性，而无5′→3′外切活性。常用于cDNA第二链的合成、双链DNA 3′-末端标记等

续表

工具酶	功能
反转录酶	①合成 cDNA；②替代 DNA 聚合酶Ⅰ进行填补、标记或 DNA 序列分析
多聚核苷酸激酶	催化多聚核苷酸 5′- 羟基末端磷酸化，或标记探针
末端转移酶	在 3′- 羟基末端进行同质多聚物加尾
碱性磷酸酶	切除末端磷酸基

考点二：重组 DNA 技术的过程

基本过程		包括的技术
分	目的基因获取	化学合成法
		基因组 DNA 文库
		cDNA 文库法
		聚合酶链反应
切	载体选择与构建	根据实验的需要选择
接	外源基因与载体的连接	黏性末端连接
		平端连接
		同聚物加尾
		人工接头连接
转	重组 DNA 导入宿主	根据重组 DNA 时采用的载体性质不同，有转化、转染、感染等方式
筛	重组体的筛选	遗传标记筛选法
		序列特异性筛选
		亲和筛选法
表达	克隆基因的表达	原核表达体系
		真核表达体系

第三部分　病理学

第一章　细胞、组织的损伤

考点一：上皮组织的特点

被覆上皮	单层扁平上皮（单层鳞状上皮）	内皮	心脏、血管和淋巴管
		间皮	胸膜腔、腹膜腔和心包腔
	单层立方上皮	甲状腺、肾小管的上皮等	
	单层柱状上皮	胃肠道、胆囊、子宫腔面上皮等	

续表

<table>
<tr><td rowspan="3">被覆上皮</td><td>假复层纤毛柱状上皮</td><td>呼吸道</td></tr>
<tr><td>复层扁平上皮（复层鳞状上皮）</td><td>皮肤表面、口腔、食管、阴道等</td></tr>
<tr><td>变移上皮（移行上皮）</td><td>肾盂、输尿管、膀胱等</td></tr>
<tr><td rowspan="2">腺上皮</td><td>外分泌腺（有管腺）</td><td>如汗腺、唾液腺、胃腺、胰腺等</td></tr>
<tr><td>内分泌腺（无管腺）</td><td>如甲状腺、肾上腺等</td></tr>
</table>

考点二：化生的种类、常见疾病和危害的鉴别

<table>
<tr><th colspan="3">化生的种类</th><th>常见疾病</th><th>危害</th></tr>
<tr><td rowspan="7">上皮组织化生</td><td rowspan="4">鳞化（最常见）</td><td>支气管假复层纤毛柱状上皮 → 鳞状上皮</td><td>慢性支气管炎</td><td rowspan="4">鳞状细胞癌</td></tr>
<tr><td>宫颈黏液柱状上皮 → 鳞状上皮</td><td>慢性宫颈炎</td></tr>
<tr><td>膀胱、肾盂、输尿管移行上皮 → 鳞状上皮</td><td>慢性尿路炎</td></tr>
<tr><td>胆囊黏液柱状上皮 → 鳞状上皮</td><td>慢性胆囊炎、胆石症</td></tr>
<tr><td>肠上皮化生</td><td>黏液柱状上皮 → 肠上皮</td><td>慢性胃炎</td><td>腺癌</td></tr>
<tr><td>幽门腺化生</td><td>胃窦胃体部腺体 → 幽门腺</td><td>慢性胃炎</td><td>癌变</td></tr>
<tr><td>胃 / 肠型上皮化生</td><td>食管下段的鳞状上皮 → 胃 / 肠型柱状上皮化生</td><td>反流性食管炎</td><td>癌变</td></tr>
<tr><td>间叶组织化生</td><td>骨 / 软骨化生</td><td>幼稚的成纤维细胞 → 骨 / 软骨</td><td>骨化性肌炎、结缔组织损伤</td><td>结构功能改变</td></tr>
</table>

考点三：细胞内玻璃样变性

名称	细胞定位	蓄积物质	临床意义
玻璃样小滴	肾小管上皮	血浆蛋白	肾病综合征
Russell 小体	浆细胞	免疫球蛋白	慢性炎症
Mallory 小体	肝细胞胞质	中间丝前角蛋白	酒精性肝病
Councilman 小体	肝细胞（凋亡）	嗜酸性小体	急性病毒性肝炎
Negri 小体	神经细胞胞质	嗜酸性病毒包涵体	狂犬病
石棉（Ferruginous）小体	肺泡巨噬细胞	铁蛋白	石棉沉着病

净哥速记口诀

1. Mallory 小体　Middle（中间）→Mallory 小体的本质是中间丝前角蛋白。

2. Mallory 小体　Mall（商场）→ 在商场买酒喝伤肝 → 见于酒精性肝病。

考点四：营养不良性钙化和转移性钙化的鉴别要点

分类	营养不良性钙化	转移性钙化
疾病	钙盐沉积于坏死、出血、血栓、粥样斑块或异物中	由于全身钙、磷代谢失常而致钙盐沉积于正常组织内，如甲状旁腺功能亢进、骨肿瘤、维生素 D 摄入过多、肾衰竭
病因	局部碱性磷酸酶增多	全身钙、磷代谢异常（高钙血症）
常见部位	结核病的干酪样坏死、血栓、动脉粥样硬化的粥样斑块、瘢痕组织	常见于血管及肾、肺、胃的间质组织（排酸器官）

考点五：各类变性的鉴别要点

类型	部位	蓄积物	组织器官
细胞水肿	细胞内	水和 Na^+	缺氧、感染、中毒时肝、心、肾的实质细胞
脂肪变性	细胞内	甘油三酯	肝（最常见）、心（虎斑心）、骨骼肌细胞、肾小管上皮
玻璃样变性	细胞内、细胞间质	蛋白质	细胞内（Mallory 小体、Russell 小体）、纤维结缔组织、细动脉壁
淀粉样变性	细胞内、细胞间质	蛋白质—黏多糖复合物	皮肤、结膜、舌、喉、肺
黏液样变	细胞间质	蛋白质和黏多糖	间叶组织肿瘤、风湿病、动脉硬化
病理性色素沉着	细胞内、细胞间质	有色物质	—
病理性钙化	细胞内、细胞间质	磷酸钙、碳酸钙	甲状旁腺功能亢进、骨肿瘤、维生素 D 摄入过多

考点六：各种类型的坏疽的鉴别

分类	干性坏疽（多为凝固性坏死）	湿性坏疽（凝固性和液化性坏死混合）	气性坏疽
常见部位	动脉阻塞，但静脉回流尚通畅的四肢末端	与外界相通的内脏如肺、肠、子宫、阑尾、胆囊等；动脉阻塞及静脉回流受阻的肢体	属于湿性坏疽，是深达肌肉的开放性创伤
病变特点	因水分散失多，故坏死区干燥皱缩呈黑色（Fe^{2+} 和腐败组织中的 H_2S 结合成硫化铁），与正常组织界限清楚	坏死区水分较多，腐败菌易于繁殖，故肿胀呈蓝绿色，且与周边正常组织界限不清	合并厌氧菌感染。除发生坏死外，还产生大量气体，使坏死区按之有捻发感
症状	腐败变化较轻，无中毒症状	伴全身中毒症状	伴全身中毒症状

考点七：坏死的类型

类型	特点	常见于
凝固性坏死（最常见）	镜下特点为细胞的微细结构消失，而组织结构轮廓仍可保存	肝、心、肾、脾
液化性坏死	是指细胞组织发生溶解液化的坏死类型	脑、脊髓等（如脑软化），以及溶解性坏死（病毒性肝炎）等
纤维素样坏死（纤维素样变性）	体液免疫的抗原—抗体复合物可通过激活补体损伤血管壁，使血管壁发生纤维蛋白样变性，属于Ⅲ型超敏反应	某些超敏反应性疾病，如风湿病、结节性多动脉炎（累及中、小动脉全层的坏死性血管炎）、新月体性肾小球肾炎（急进性肾小球肾炎）及急进性高血压（恶性高血压）和胃溃疡底部小血管等
干酪样坏死	属于特殊类型的凝固性坏死。镜下为无结构的颗粒状红染物，不见坏死部位原有组织结构的残影	结核病
脂肪坏死	属于液化性坏死，脂肪酸和 Ca^{2+} 结合形成钙皂，但肝细胞的液化性坏死则没有皂化斑	胰腺（炎症）及乳房（创伤）

净哥速记口诀

1. 凝固性坏死常见于肝、心、肾、脾。记忆方法为太固执让人身（肾）心脾惫且伤肝。

2. 脂肪坏死常见于胰腺（炎症）及乳房（创伤）。记忆方法为房山遗址。

第二章　修复与代偿

考点一：人体细胞的分类（按再生能力的强弱）

细胞分类	不稳定细胞	稳定细胞	永久性细胞
定义	总在不断增殖，以代替衰亡或破坏的细胞，其再生能力最强	在生理情况下处于静止期，增殖不明显，但受到损伤刺激后表现出强的增殖能力	不能进行再生的细胞
常见细胞	表皮细胞、体内管道的被覆黏膜上皮（呼吸道、消化道、泌尿道、生殖道）、淋巴及造血细胞、间质细胞	腺体实质细胞（肝、胰、汗腺、内分泌腺）、肾小管上皮细胞、平滑肌细胞	神经细胞、骨骼肌细胞、心肌细胞

续表

细胞分类	不稳定细胞	稳定细胞	永久性细胞
特点	干细胞的存在是这类组织不断更新的必要条件，表皮的基底细胞和胃肠道黏膜的隐窝细胞即为典型的成体干细胞	不仅有较强的再生能力，而且原始的间叶细胞还有较强的分化能力，可以向许多特异性的间叶细胞分化	这类细胞不包括神经纤维，在神经细胞存活的前提下，受损的神经纤维有活跃的再生能力

净哥速记口诀

心肌神经骨骼肌（永久性细胞）；腺体肾管平滑肌（稳定细胞）；被覆淋巴造血间（不稳定细胞）。

考点二：创伤愈合的分类

分类	条件	过程	结果
一期愈合	缺损小、无感染、伤口对合严密	炎症反应轻，持续5~7天，如手术伤口的愈合	瘢痕小，呈细线状
二期愈合	缺损大、创缘不整、伤口对合不好或有感染	坏死组织多，炎症反应重，时间长；需大量肉芽组织将缺损填平后表皮方能覆盖	瘢痕大

第三章 局部血液循环障碍

考点一：重要脏器淤血

鉴别		肺淤血	肝淤血
病因		由左心衰竭引起，左心腔内压力升高，阻碍肺静脉回流	由右心衰竭引起，肝静脉回流受阻，致使肝小叶中央静脉及肝窦扩张淤血
肉眼观		肺肿胀、重量增加、色暗红或呈棕褐色，切面流出泡沫状红色血性液体	肝脏体积增大，呈暗红色。慢性肝淤血时，肝小叶中央严重淤血呈暗红色，而肝小叶周边肝细胞因晚期脂肪变性为黄色，致使肝脏呈红黄相间的花纹状，称为槟榔肝
光镜	急性	肺泡壁毛细血管扩张充血，肺泡壁增厚，肺泡腔内充满水肿液及出血	中央静脉及肝窦扩张，小叶中央可见肝细胞萎缩、坏死，肝细胞发生脂肪变性
	慢性	肺泡壁变厚及纤维化、肺水肿、肺出血，并可见大量吞噬含铁血黄素的巨噬细胞，称为心衰细胞。长期慢性肺淤血可致肺褐色硬变	肝静脉、中央静脉和肝窦扩张淤血，肝小叶中央部肝细胞因缺氧和受压发生萎缩和坏死，发生脂肪变性。长期慢性肝淤血可致淤血性肝硬化

考点二：血栓的形态和组成

类型	发生情况	部位	主要成分	形态特征	常见疾病
白色血栓	血流较快的情况	血流较快的心瓣膜；血栓头部	血小板、纤维蛋白	灰白色小结节或赘生物状、质实、与血管壁黏着	风湿性心内膜炎、感染性心内膜炎、动脉粥样硬化的疣状赘生物
混合血栓	血流缓慢的静脉	心腔和主动脉；静脉血栓体部	血小板、红细胞、纤维蛋白、白细胞	粗糙、干燥、圆柱状、黏着、层状结构、无粘连	心房的球形血栓、动脉瘤内的附壁血栓
红色血栓	血流缓慢的静脉	静脉血栓尾部	红细胞、少量白细胞、纤维蛋白	早期暗红、湿润、有弹性、无粘连，晚期干燥易碎	延续性血栓，易脱落导致栓塞
透明血栓	DIC 晚期	微循环毛细血管内	纤维蛋白	只能在镜下见到，故又称为微血栓	DIC、休克晚期

净哥速记口诀

1. 白色血栓 “白色追风，感动牵绊”（解释：白色血栓见于疣状赘生物，常见疾病为风湿性心内膜炎、感染性心内膜炎、动脉粥样硬化，主要成分为纤维蛋白和血小板）。

2. 混合血栓 混球附体（解释：混合血栓主要见于球形血栓、附壁血栓和静脉血栓体部）。

考点三：栓塞的类型

类型	栓子来源	栓塞好发部位	后果
肺血栓栓塞（经济舱综合征）	下肢深静脉（95%）、盆腔静脉、右心附壁血栓	肺动脉小分支或主干	可引起肺出血性梗死；数量多、栓子大时可引起急性呼吸—循环衰竭而猝死
体循环栓塞	左心（80%），常见于亚急性心内膜炎瓣膜上的赘生物、二尖瓣狭窄时左房附壁血栓、心肌梗死的附壁血栓	下肢、脑、肠、肾、脾	血栓脱落会引起脑、肾、脾等器官的栓塞，也可引起肢体坏疽。上肢动脉吻合支丰富，肝脏有肝动脉与门静脉双重血液供应，一般不引起梗死
脂肪栓塞	长骨骨折、脂肪组织严重挫伤或脂肪肝挤压伤时，破裂脂肪细胞的脂滴经小静脉进入血流	直径＞20μm 的栓子易栓塞肺；直径＜20μm 的栓子最常阻塞脑血管，引起脑水肿和血管周围点状坏死	脂肪栓塞主要影响肺和神经系统，后果取决于脂滴的大小和量的多少。大量脂滴（9～20g）短期进入肺循环，使 75% 的肺循环面积受阻，可引起窒息和急性右心衰竭而死亡

续表

类型	栓子来源	栓塞好发部位	后果
空气栓塞	多发生于静脉破裂后，尤在静脉内呈负压的部位	头胸肺手术、创伤时损伤静脉、正压静脉输液及人工气胸、静脉分娩或流产时子宫强烈收缩将空气挤入子宫壁破裂的静脉窦	若迅速进入静脉的空气量超过100ml，可导致心力衰竭
减压病（沉箱病）	深潜水或沉箱作业迅速浮出水面氮气潴留，主要是氮气栓塞	皮下：皮下气肿；肌肉、肌腱、韧带：关节肌肉痛；局部血管：局部缺血梗死；四肢、肠道等末梢血管阻塞引起痉挛性疼痛；冠状动脉：严重循环障碍	
羊水栓塞	子宫强烈收缩，尤其在羊膜破裂又逢胎儿头阻塞出口，可将羊水压入破裂的子宫壁静脉窦内，最终进入肺循环	主要见于肺血管内，其次见于子宫和阔韧带等静脉内	可引起DIC，并导致死亡，死亡率＞80%。病理可见血液及肺毛细血管内出现角化上皮及其他羊水成分

第四章　炎症

考点一：主要炎症介质的作用

作用	主要炎症介质的种类
血管扩张	前列腺素（PG）、NO、组胺
血管通透性增高	组胺、5-羟色胺、C3a、C5a、缓激肽、LTC_4、LTD_4、LTE_4、PAF、P物质
趋化作用、白细胞渗出和激活	可溶性细菌产物、IL-1、TNF、白三烯B_4、C3a、C5a、化学趋化因子、IL-8
发热	IL-1、TNF、前列腺素（PG）
疼痛	前列腺素（PG）、缓激肽、P物质
组织损伤	活性氧、白细胞溶酶体酶、NO

净哥速记口诀

1. 血管扩张　前列腺素、NO、组胺。组（组胺）织想扩大（扩张），可是没有（NO）钱（前列腺素）。

2. 发热　IL-1、TNF、前列腺素。一（IL-1）发（发热）钱（前列腺素），总（TNF）是很积极。

3. 疼痛　前列腺素、缓激肽、P物质。有person（P物质）提钱（前列腺素），心就疼（疼痛），得缓缓（缓激肽）。

4. 组织损伤　白细胞溶酶体酶、活性氧、NO。白（白细胞溶酶体酶）主管工作没有（NO）活（活性氧）力，组织损失（组织损伤）了很多。

5. 趋化作用、白细胞渗出和激活　TNF、IL-1、化学趋化因子、C3a、C5a、LTB_4。曲（趋化作用）总（TNF）开会就爱白（LTB_4）话（化学趋化因子）1（IL-1）35 啊（C3a、C5a）。

6. 小白（IL 白细胞介素）一（1）发热就去（趋化）找爸（8）。

7. 吸（C）"三五（35）"香烟会经常去（趋化）做血透（血管通透）。

考点二：各种渗出性炎的鉴别

<table>
<tr><th colspan="2">类型</th><th>渗出特点</th><th>好发部位</th><th>疾病</th></tr>
<tr><td colspan="2">浆液性炎</td><td>以浆液渗出为主，主要成分是血清，仅含少量纤维素和中性粒细胞</td><td>浆膜、滑膜、疏松结缔组织、皮肤、黏膜</td><td>结核性胸膜炎、风湿性关节炎；如毒蛇咬伤局部出现的炎性水肿；二度烧伤时形成的水疱；发生在黏膜的浆液性炎又称为浆液性卡他性炎</td></tr>
<tr><td colspan="2">纤维素性炎</td><td>纤维蛋白原</td><td>黏膜、浆膜、肺</td><td>纤维蛋白、坏死组织和中性粒细胞共同构成假膜：白喉、细菌性痢疾；绒毛心、大叶性肺炎</td></tr>
<tr><td rowspan="3">化脓性炎</td><td>表面化脓和积脓</td><td rowspan="3">以大量中性粒细胞渗出为特征，伴有不同程度的组织坏死和脓液。由葡萄球菌感染引起的脓液较浓稠，由链球菌感染引起的脓液较稀薄</td><td>黏膜和浆膜表面</td><td>化脓性尿道炎、化脓性输卵管炎、胆囊炎、支气管扩张症的管腔内积脓、流脑</td></tr>
<tr><td>蜂窝织炎</td><td>疏松结缔组织</td><td>化脓性阑尾炎。还常见于皮肤和肌肉，主要由溶血性链球菌感染引起</td></tr>
<tr><td>脓肿</td><td>局限性化脓性炎</td><td>疖、痈，主要由金黄色葡萄球菌感染引起</td></tr>
<tr><td colspan="2">出血性炎</td><td>血管损伤严重，渗出物含大量红细胞</td><td>—</td><td>流行性出血热、钩端螺旋体病、鼠疫</td></tr>
</table>

考点三：肉芽肿性炎的常见类型

感染性肉芽肿	非感染性肉芽肿
结核病、麻风、梅毒、伤寒、真菌、猫抓病和血吸虫病等	风湿病、结节病、克罗恩病、类风湿关节炎、异物等

第五章　肿瘤

考点一：肿瘤的命名原则及特殊命名

一般原则	
良性肿瘤	上皮和间叶组织瘤
恶性肿瘤	上皮组织：鳞状细胞癌、腺癌、腺鳞癌、未分化癌
	间叶组织：纤维组织、脂肪、肌肉、脉管、骨、软骨肉瘤
癌肉瘤	上皮成分 + 间叶成分
特殊原则	
称为“瘤”的恶性肿瘤	精原细胞瘤、淋巴瘤、黑色素瘤、骨髓瘤、无性细胞瘤、尤因肉瘤、绿色瘤、鲍文瘤
称为“瘤”，但不是真性肿瘤	炎性假瘤、动脉瘤、室壁瘤、迷离瘤、错构瘤、结核瘤、梅毒瘤、粥瘤
称为“病”的恶性肿瘤	白血病、霍奇金病
称为“母细胞瘤”的良性肿瘤	骨母细胞瘤、软骨母细胞瘤、肌母细胞瘤
称为“母细胞瘤”的恶性肿瘤	肾母细胞瘤、神经母细胞瘤、髓母细胞瘤、视网膜母细胞瘤、肝母细胞瘤
畸胎瘤	含有 2 个以上胚层组织的肿瘤，包括良性和恶性 2 种，常见于性腺
交界性肿瘤	介于良性与恶性之间的肿瘤：骨巨细胞瘤、侵袭性葡萄胎

考点二：特殊瘤的鉴别

名称	概念
迷离瘤	异位（或迷离）组织增生形成的肿块称为迷离瘤，即位于异常部位的分化正常的组织
错构瘤	机体某一器官内的正常组织在发育过程中出现错误的组合、排列，因而导致的类瘤样畸形
鲍文瘤	发生于皮肤或黏膜的表皮内鳞状细胞癌

考点三：良、恶性肿瘤的鉴别

鉴别	良性肿瘤	恶性肿瘤
大体形态	边界清楚，有包膜	边界不清，一般无包膜
分化程度	成熟，无明显的异型性，细胞极性保持良好	分化不成熟，异型性明显，极性紊乱或丧失
核分裂象	无或少，不见病理性核分裂象	多，可见病理性核分裂象
生长速度	缓慢	较迅速
生长方式	膨胀性或外生性（血管瘤、带状瘤除外）	常为浸润性生长

续表

鉴别	良性肿瘤	恶性肿瘤
继发改变	少见	坏死、出血、溃疡、继发感染、恶病质
复发	基本不复发或很少复发	常易复发
转移	不转移	常有转移（最主要的特征）
影响	较小，主要为局部压迫阻塞	大，除压迫阻塞外，浸润、破坏组织器官；晚期常出现恶病质

考点四：癌和肉瘤的鉴别

鉴别	癌	肉瘤
组织来源	上皮组织	间叶组织
发病率	高，为肉瘤的 9 倍，占 80%	较低
年龄	40 岁以上的中老年人	有些类型见于年轻人或青少年，有些类型见于中老年人
大体特点	质较硬、灰白色、较干燥	质软、灰红色、湿润、鱼肉状
镜下特点	多形成癌巢，实质与间质分界清楚，纤维组织常有增生	肉瘤细胞多弥漫性分布，实质与间质分界不清，间质内血管丰富，纤维组织少
网状纤维	见于癌巢周围，癌细胞间多无网状纤维	肉瘤细胞多有网状纤维
转移	多经淋巴道转移	多经血道转移

考点五：常见癌基因举例列表

分类		癌基因	活化机制	相关人类肿瘤
生长因子	PDGF-β 链	*PDGFB*	过度表达	星形细胞瘤、骨肉瘤
	FGF	*FGF3*	扩增	胃癌、膀胱癌、乳腺癌、黑色素瘤
	HGF	HGF	过度表达	肝细胞癌、甲状腺癌
生长因子受体	EGF 受体家族	*ERBB1*	突变	肺癌
		ERBB2	扩增	腺癌、卵巢癌、肺癌、胃癌
信号转导蛋白	G 蛋白	*K-RAS*	点突变	结肠、肺、胰腺肿瘤
		H-RAS	点突变	膀胱和肾肿瘤
		N-RAS	点突变	黑色素瘤、造血系统肿瘤
	非受体酪氨酸激酶	*ABL*	转位	慢性粒细胞白血病、急性淋巴细胞白血病
转录因子		*c-myc*	转位	伯基特淋巴瘤
		N-myc	扩增	神经母细胞瘤、小细胞肺癌
		L-myc	扩增	小细胞肺癌

考点六：各类常见疾病的相关抑癌基因

综合征	受累基因	相关肿瘤
家族性视网膜母细胞瘤	*RB*	视网膜母细胞瘤、骨肉瘤
家族性腺瘤性息肉病	*APC*	结直肠癌
神经纤维瘤病Ⅰ型	*NF1*	神经纤维瘤、恶性神经鞘瘤
Li-Fraumeni（利—弗劳梅尼）综合征	*p53*	肉瘤、乳腺癌、白血病、脑肿瘤
着色性干皮病	*XPA*、*XPB*	皮肤癌
毛细血管扩张性共济失调症	*ATM*	淋巴瘤、白血病
Bloom 综合征	*BLM*	白血病、实体肿瘤
Fanconi（范科尼）贫血	*FACC*、*FACA*	白血病
Wilms 瘤	*WT1*	Wilms 瘤
von Hippel-Lindau 综合征	*VHL*	肾细胞癌、小脑血管母细胞瘤

考点七：肿瘤与遗传

遗传类型	综合征	受累基因
常染色体显性遗传	家族性视网膜母细胞瘤	*RB*
	家族性腺瘤性息肉病	*APC*
	神经纤维瘤病Ⅰ型	*NF1*
常染色体隐性遗传	着色性干皮病	*XPA*、*XPB*
	毛细血管扩张性共济失调症	*ATM*
	Bloom 综合征	*BLM*
	Li-Fraumeni 综合征	*p53*
	Fanconi 贫血	*FACC*、*FACA*

考点八：肿瘤发生的分子机制

分子机制	参与基因	相关肿瘤
癌基因活化	*N-myc*	神经母细胞瘤
	c-myc	伯基特淋巴瘤
	her-2（*erb-B2*）	乳腺癌
	abl	慢性粒细胞白血病
抑癌基因失活	*APC*	家族性腺瘤性息肉病、结肠癌
	RB	视网膜母细胞瘤
	p53	大多数肿瘤、Li-Fraumeni 综合征
凋亡调节基因功能紊乱	*Bcl-2*	滤泡性恶性淋巴瘤
DNA 修复基因功能障碍	*XPA*、*XPB*	着色性干皮病

考点九：癌基因的激活方式

激活方式	举例
点突变	结肠癌中的 *ras* 点突变
基因扩增	神经母细胞瘤中的 *N-myc* 扩增；乳腺癌中的 *her-2*（*erb-B2*）扩增
染色体转位	伯基特淋巴瘤 8 号染色体上的 *c-myc* 转位到 14 号染色体编码的免疫球蛋白重链的位点，导致 *c-myc* 过度表达

考点十：常见的化学致癌因素

间接致癌物质		
多环芳烃	3, 4- 苯并芘、1, 2, 5, 6- 双苯并蒽存在于污染的空气、烟草燃烧后的烟雾和食物中	肺癌
芳香胺类	乙萘胺、联苯胺	膀胱癌
	氨基偶氮染料	肝癌
亚硝胺	食物中的二级胺和亚硝酸盐在胃内合成亚硝胺	胃癌、食管癌
黄曲霉素	存在于霉变的花生、玉米及谷物中	肝癌
直接致癌物质（少）		
烷化剂及酰化剂	环磷酰胺、氮芥等化疗药物	恶性肿瘤如白血病

考点十一：常见的物理致癌因素

致癌因素	所致疾病	机制
电离辐射	皮肤癌和白血病	染色体发生断裂、易位和点突变
紫外线	皮肤鳞状细胞癌、基底细胞癌和恶性黑色素瘤	DNA 中相邻的 2 个嘧啶形成二聚体，造成 DNA 分子复制错误

考点十二：常见的生物致癌因素

名称	所致疾病
人乳头瘤病毒（HPV-16、18 型）	宫颈癌（HPV 的 E6 蛋白与 P53 蛋白结合，抑制 P53 的功能；HPV 的 E7 蛋白与 RB 结合，抑制 RB 的功能）
人乳头瘤病毒（HPV-6、11 型）	生殖道、喉等部位的乳头状瘤
EB 病毒	伯基特淋巴瘤、鼻咽癌、鼻咽部 T/NK 淋巴瘤
人 T 细胞白血病 / 淋巴瘤病毒 I	1% 的感染者发生成人 T 细胞白血病 / 淋巴瘤
乙肝病毒（HBV）	肝细胞性肝癌
幽门螺杆菌	胃癌、B 细胞淋巴瘤
埃及血吸虫	膀胱癌
日本血吸虫	结肠癌
华支睾吸虫	胆管细胞癌

净哥速记口诀

E6 中的 6 与 P53 的 P 形似。

考点十三：常见肿瘤标志物的临床意义

常见的肿瘤标志物	临床意义
甲胎蛋白（AFP）	原发性肝癌（60%~70%）、卵黄囊瘤、胚胎性癌
癌胚抗原（CEA）	大肠癌、胃癌、肺癌、胰腺癌、乳腺癌等
糖链蛋白（CA19-9）	胰腺癌（约 72%）、消化道癌/瘤（肝胆系统癌、胃癌和大肠癌）
血清前列腺酸性磷酸酶（PSAP）	早期前列腺癌、前列腺癌转移伴增生性骨反应
碱性磷酸酶（ALP）	骨肉瘤、肝癌、阻塞性黄疸、前列腺癌转移伴增生性骨反应
尿中的 Bence-Jones 蛋白阳性	多发性骨髓瘤
血清 α- 酸性糖蛋白增高	肺癌
乳酸脱氢酶	肝癌、恶性淋巴瘤

第六章 免疫病理

考点一：常见的超敏反应

分型	Ⅰ型超敏反应	Ⅱ型超敏反应	Ⅲ型超敏反应	Ⅳ型超敏反应
别称	过敏性或速发型超敏反应	细胞溶解型或细胞毒型超敏反应	免疫复合物型超敏反应	迟发型超敏反应
抗体	IgE	IgG、IgM	IgG、IgM	—
抗原	外源性	细胞表面	可溶性	细胞内
介导因素	抗体	抗体	抗体	T 细胞
组织学类型	肥大细胞、嗜碱性粒细胞、嗜酸性粒细胞	抗体、补体	中性粒细胞、补体	单核细胞、淋巴细胞
举例	过敏性休克、哮喘、麻疹	输血、药物过敏性血细胞减少症、甲状腺功能亢进症、肾小球肾炎、急性血管型排斥反应	血清病、SLE、链球菌感染性肾炎、超急性排斥反应、类风湿关节炎	急性细胞型排斥反应、麻风、结核菌素引起的损伤、接触性皮炎

考点二：原发性免疫缺陷病

<table>
<tr><th>体液免疫缺陷</th><th>联合性免疫缺陷</th></tr>
<tr><td>原发性丙种球蛋白缺乏症
孤立性 IgA 缺乏症
普通易变免疫缺陷病</td><td>重症联合免疫缺陷病
Wiskott-Aldrich 综合征
毛细血管扩张性共济失调症</td></tr>
<tr><th>细胞免疫缺陷</th><td rowspan="2">腺苷酸脱氢酶缺乏症
吞噬细胞功能障碍
补体缺陷</td></tr>
<tr><td>DiGeorge 综合征
Nezelof 综合征
黏膜皮肤念珠菌病</td></tr>
</table>

第七章　心血管系统疾病

考点一：风湿性关节炎与类风湿关节炎的鉴别

类型	风湿性关节炎	类风湿关节炎
累及关节	大关节：膝、踝、肩、腕、肘	腕、掌指关节、近端指间关节
病理变化	滑膜充血肿胀，浆液和纤维蛋白渗出	慢性增生性滑膜炎，引起永久性关节强直
后遗症	渗出物易完全被吸收，不留后遗症	纤维素性渗出，不易吸收，发生关节强直畸形
临床特点	游走性、反复发作	多发性、对称性

考点二：2 类感染性心内膜炎的鉴别

类型	急性感染性心内膜炎	亚急性感染性心内膜炎
病因	致病性强的化脓菌：金黄色葡萄球菌	致病性弱的细菌：草绿色链球菌
病变部位	二尖瓣 + 主动脉瓣最常见	
病变基础	正常瓣膜	原有病变的瓣膜
赘生物	有	
（1）肉眼观	瓣膜上形成疣状赘生物，体积大，灰黄色，质地松脆	
（2）脱落	易脱落	
（3）镜下	脓性渗出物、血栓、坏死组织、大量菌团等	血小板、纤维素、菌团、坏死等
（4）栓塞	多发性栓塞性小脓肿	动脉性栓塞和血管炎、无菌性梗死
结局	瓣膜破裂、穿孔、腱索断裂，急性心瓣膜功能不全	瓣膜变形、溃疡、穿孔，Osler 结节和败血症等

考点三：良性高血压与恶性高血压的鉴别

鉴别	良性高血压	恶性高血压
发病率	高（90%）	低（10%）
年龄	中年或老年	青年和中年
血压	＞140/90mmHg	＞230/130mmHg
症状	轻	重
病变	细动脉玻璃样变性	细、小动脉纤维蛋白样坏死，坏死性小动脉炎
病程	＞10 年	1～2 年
死因	脑出血、心力衰竭	肾衰竭、尿毒症（95%）、脑血管意外、心力衰竭

考点四：动脉粥样硬化的病理变化分期

分期	肉眼观	镜下
脂纹	肉眼可见的最早病变，点状或细条纹状黄色微隆起，常见于主动脉	内膜下大量泡沫细胞聚集，电镜下可分为巨噬细胞源性和平滑肌源性泡沫细胞
纤维斑块	内膜面散在不规则表面隆起斑块，颜色从浅黄色变为瓷白色	病灶表面被覆大量胶原纤维构成的纤维帽，纤维帽下为数量不等的泡沫细胞、SMC、细胞外基质和炎症细胞
粥样斑块	特征性病变；动脉内膜灰黄色斑块，既向表面隆起，又向深部压迫中膜。切面：表面白色硬组织，深部黄色粥样物质	纤维帽下大量坏死崩解产物、胆固醇结晶和钙盐沉积，病变底部可见肉芽组织增生
复合病变	斑块内出血、斑块破裂、血栓形成、钙化、动脉瘤形成、血管腔狭窄	

考点五：心绞痛的分类

类型	发作特点
稳定型心绞痛	又称为轻型心绞痛。一般不发作，可稳定数月，仅在体力活动过度增加、心肌氧耗量增加时发作。冠状动脉横切面可见斑块阻塞管腔＞75%
不稳定型心绞痛	进行性加重的心绞痛。由冠状动脉粥样硬化斑块破裂和血栓形成而引发。临床上颇不稳定，在负荷时、休息时均可发作。患者多有 1 支或多支冠状动脉病变。光镜下常可见因弥漫性心肌细胞坏死而引起的心肌纤维化
变异型心绞痛	又称为 Prinzmetal 心绞痛。多无明显的诱因，常在休息或梦醒时发作。患者的冠状动脉明显狭窄，也可因发作性痉挛所致

考点六：心肌病的分类及特点

类型	扩张型心肌病（最常见，占 90%）	肥厚型心肌病	限制型心肌病
病变特征	进行性心脏肥大，心腔扩张和心肌收缩力下降	左心室显著肥厚，室间隔不对称性肥厚，舒张期心室充盈异常，左心室流出道受阻	以心室充盈受限为特点，类似于缩窄性心包炎，心室壁顺应性降低，心腔狭窄
镜下	心肌细胞不均匀性肥大，核大，浓染，肥大和萎缩心肌细胞交错排列，常可见小灶状空泡和肌质溶解，间质纤维化，微小瘢痕灶	心肌细胞弥漫性肥大，心肌纤维排列紊乱，尤以室间隔深部及左室游离壁明显，间质纤维化突出，巨大的线粒体	典型病变是心室内膜和内膜下心肌进行性纤维化，可发生玻璃样变性和钙化，伴有附壁血栓形成
肉眼观	两侧心腔明显扩张，心内膜变薄，常见附壁血栓	室间隔厚度大于左心室壁游离侧，两者之比＞1.3∶1	心室内膜和内膜下心肌纤维性增厚，以心尖部为重

第八章　呼吸系统疾病

考点一：大叶性肺炎的典型病变期

分期	充血水肿期	红色肝样变期	灰色肝样变期	溶解消散期
病程	发病后 1～2 天	发病后 3～4 天	发病后 5～6 天	发病后 7 天
肉眼观	暗红色，肺肿胀	暗红色，肺肿大，质实，似肝	灰白色，肺肿大	肺缩小，质软
镜下	肺泡壁毛细血管扩张充血，肺泡腔内大量的浆液性渗出物，混有少量红细胞、中性粒细胞和巨噬细胞	肺泡壁毛细血管仍扩张充血，肺泡腔内充满纤维素和大量红细胞、少量中性粒细胞及巨噬细胞	肺泡腔内纤维素性渗出物增多，纤维素网中有大量中性粒细胞，肺泡壁毛细血管受压	肺泡腔内的纤维素溶解消失
临床	寒战高热、白细胞升高	发绀等缺氧症状；咳铁锈色痰；胸痛	全身症状减轻；缺氧症状缓解；咳黏液脓性痰	症状和体征逐渐减轻、消失
胸片	片状模糊阴影	大片致密阴影	大片致密阴影	恢复正常

考点二：各类常见肺炎的鉴别

分类	大叶性肺炎	小叶性肺炎	病毒性肺炎	支原体肺炎
病因	肺炎链球菌（90%）	多种化脓菌：金黄色葡萄球菌、肺炎球菌、嗜血流感杆菌、克雷伯菌、链球菌、铜绿假单胞菌、大肠埃希菌等	流感病毒、腺病毒、巨细胞病毒	支原体

续表

分类	大叶性肺炎	小叶性肺炎	病毒性肺炎	支原体肺炎
好发	青壮年	小儿、老年人、体弱者	小儿	儿童、青年
性质	肺泡的纤维素性炎	以细支气管为中心的肺组织的化脓性炎	渗出性炎	渗出性炎
分布	起始于肺泡→肺段或整个肺叶	起始于细支气管→以肺小叶为单位灶性散布	间质	间质
病变	四期；胸膜常受累，支气管不受累	以细支气管为中心，胸膜不受累	间质炎症，可出现病毒包涵体	间质炎症
渗出物	单一	不同或混合	不明显，可有透明膜	不明显
结构	不破坏	破坏	不破坏	间隔增宽
并发症	少见。肺肉质变、胸膜肥厚、休克	多且严重。心力衰竭、呼吸衰竭、肺脓肿、支气管扩张	混合感染、支气管扩张	混合感染

考点三：硅沉着病的分期和病变特征

分期	Ⅰ期硅沉着病	Ⅱ期硅沉着病	Ⅲ期硅沉着病
硅结节特点	数量少，直径在1~3mm，主要局限在肺的淋巴系统	数量增多，直径＜1cm，结节性病变散布于全肺，但仍在中、下肺叶靠近肺门处密集，同时伴有较明显的肺纤维化	数量少，直径可＞2cm；肺门淋巴结肿大，可见蛋壳样钙化；可见硅沉着病空洞形成
范围	硅结节局限在肺门淋巴结；肺组织内的硅结节少；胸膜不增厚	病变范围不超过全肺的1/3；胸膜常增厚	肺内硅结节融合成大的团块，肺入水下沉

考点四：肺癌的组织学类型

类型	鳞状细胞癌（最常见）	腺癌	小细胞癌	其他类型
肉眼观	＞80%为中央型	＞65%为周围型	多为中央型	—
镜下	高分化者癌巢中有角化珠形成，可见细胞间桥	常累及胸膜。分化最好者为细支气管肺泡癌：癌细胞沿肺泡壁、肺泡管呈单层或多层爬行生长，肺泡轮廓仍然保存	癌细胞小，圆形、椭圆形或燕麦形，呈片巢状排列	腺鳞癌、大细胞癌、肉瘤样癌

续表

类型	鳞状细胞癌（最常见）	腺癌	小细胞癌	其他类型
临床	①老年男性多见；②多有吸烟史；③主要发生于段以上的大支气管，纤维支气管镜检查易发现；④肿块生长较慢，转移较晚	①女性多见，常见于被动吸烟者。②治疗效果和预后不如鳞状细胞癌。③高分化者癌巢排列为腺腔状，伴黏液分泌；中分化者细胞排列成腺腔状或实体的癌巢，也可伴黏液的分泌；低分化者排列成实体状，一般不伴黏液分泌。④特殊类型：细支气管肺泡癌、瘢痕癌和黏液癌等	①中老年男性多见；②与吸烟关系密切；③生长迅速，转移早；④对放疗和化疗敏感；⑤由支气管壁的神经内分泌细胞发生，电镜下可见神经内分泌颗粒；⑥恶性程度最高	恶性程度较高，生长快，容易侵入血道形成血道转移

第九章　消化系统疾病

考点一：慢性萎缩性胃炎的分类

分类	A型胃炎	B型胃炎
别称	自身免疫性胃炎、慢性胃体炎	多灶萎缩性胃炎、慢性胃窦炎
累及部位	胃体、胃底	胃窦
病因	多由自身免疫性反应引起	幽门螺杆菌感染（90%）
贫血	常伴有，甚至恶性贫血	无
血清维生素 B_{12}	↓↓（恶性贫血时吸收障碍）	正常
抗内因子抗体（IFA）	+（占75%）	无
抗胃壁细胞抗体（PCA）	+（占90%）	+（占30%）
胃酸	↓↓	正常或偏低
血清促胃液素	↑↑（恶性贫血时更高）	正常或偏低
伴发消化性溃疡	无	高
病理变化	胃黏膜萎缩变薄，腺体减少	
胃镜下改变	胃黏膜变为灰色或灰绿色；黏膜皱襞变浅，甚至消失；黏膜下血管可见；表面呈细颗粒状	

考点二：胃溃疡与十二指肠溃疡的鉴别

鉴别	胃溃疡（GU）	十二指肠溃疡（DU）
部位	窦部小弯侧	球部
发病机制	主要由保护因素减弱所致	主要由侵袭因素增强所致
好发年龄	中老年，比 DU 晚 10 年	青壮年
形态特点	直径多在 2cm 以内	小而浅，直径多在 1cm 以内
疼痛特点	多为进食痛，夜间痛少见。节律性少见；餐后 1 小时疼痛 →1 ~ 2 小时逐渐缓解 → 下次进餐再痛	多为饥饿痛，夜间痛多见。多呈节律性疼痛；餐前疼痛 → 进餐后缓解 → 餐后 2 ~ 4 小时再痛 → 进餐后缓解
BAO/MAO	正常或偏低	多增高
与应激的关系	不明显	明显
癌变	癌变率＜1%	无
复发率	低	高
与饮食的关系	高盐饮食易发生 GU	—
幽门狭窄	多见	少见
穿孔	少见	多见

考点三：普通型和重型病毒性肝炎的鉴别

类型	普通型病毒性肝炎				重型病毒性肝炎	
	急性	慢性			急性	亚急性
		轻度	中度	重度		
细胞变化	肝细胞广泛变性，以水肿为主；点状坏死	点状坏死，偶见轻度碎片状坏死	中度碎片状坏死，特征性桥接坏死	重度碎片状坏死，大范围桥接坏死	弥漫性大片坏死，无明显再生，肝萎缩	大片坏死，结节状肝细胞再生
肝脏大小	肿胀、质软	无变化，或略变大			缩小（左叶为甚）	
再生	完全再生	少量再生			不明显	

考点四：各类肝硬化的鉴别要点

类型	门脉性肝硬化（最多见）	坏死后性肝硬化	继发性胆汁性肝硬化
病因	我国：普通型病毒性肝炎；欧美国家：慢性酒精中毒	多由亚急性重型肝炎转变而来	长期胆道梗阻、胆汁淤积引起

续表

类型	门脉性肝硬化（最多见）	坏死后性肝硬化	继发性胆汁性肝硬化
肉眼观	①弥漫全肝的小结节，结节大小相似，为0.15～0.5cm；②周围有灰白色纤维包绕，纤维间隔厚薄比较一致	①结节大小悬殊，大者可达5～6cm；②纤维间隔宽，且厚薄不均	①细小结节或无明显的结节；②深绿色
镜下	正常的肝小叶结构被破坏，假小叶形成，大小相似	正常的肝小叶结构被破坏，假小叶形成，大小不等	肝细胞内胆色素沉积；肝细胞羽毛状坏死；胆汁淤积外溢，形成胆汁湖，典型假小叶结构少见
国际分类	小结节型肝硬化	大、小结节混合型或大结节型肝硬化	不完全分割型

考点五：良性胃溃疡与恶性胃癌的鉴别

鉴别	良性胃溃疡	恶性胃癌
外形	圆形或椭圆形	不整形、皿状或火山口状
大小	溃疡的直径一般＜2cm	溃疡的直径常＞2cm
深度	较深	较浅
边缘	整齐、不隆起	不整齐、隆起
底部	较平坦	凹凸不平，有坏死出血
周围黏膜	黏膜皱襞向溃疡集中	黏膜皱襞中断，呈结节状肥厚

考点六：急性胰腺炎的病理类型及其病变特点

胰腺炎	急性水肿性（间质性）	急性出血性
病情	多局限在胰尾	发病急骤，病情危重。以广泛出血性坏死为特征
病变特点	胰腺肿大、变硬，间质充血水肿并有中性粒细胞及单核细胞浸润。可发生局限性脂肪坏死。腹腔可有少量渗出液	肉眼：胰腺肿大，质软，呈无光泽暗红色，胰腺原有的分叶结构模糊消失；胰腺、大网膜及肠系膜等处可见散在混浊的黄白色斑点（脂肪被酶解为甘油和脂肪酸后，与组织液中的Ca^{2+}结合成不溶性钙皂），或小灶状脂肪坏死（由胰液从坏死的胰组织溢出后，引起脂肪组织酶解坏死）。镜下：胰腺组织大片凝固性坏死，细胞结构不清，间质小血管壁也有坏死，故有大量出血。在坏死胰腺组织的四周可见轻度炎症细胞浸润
预后	较好。少数病例也可转变为急性出血性胰腺炎	死亡、炎性渗出及出血均吸收、可纤维化痊愈、转为慢性胰腺炎

第十章　淋巴造血系统疾病

考点一：霍奇金淋巴瘤与非霍奇金淋巴瘤的鉴别

鉴别	霍奇金淋巴瘤（HD）	非霍奇金淋巴瘤（NHL）
发病率	占淋巴瘤的 10%～20%	占淋巴瘤的 80%～90%
发病年龄	青年多见，儿童少见	各年龄组，随年龄增长而增加
首发部位	颈或锁骨上淋巴结，表现为无痛性肿大	2/3 原发于淋巴结，1/3 原发于结外淋巴组织
扩散方式	经典：从 1 个或 1 组淋巴结开始，到邻近的淋巴结，到远处扩散，晚期扩散至肝、脾脏、骨髓	跳跃式扩散，更易早期结外及全身扩散（回肠占 50%）
组织学特点	可见特殊形态的肿瘤性巨细胞——RS 细胞；淋巴结结构被破坏，瘤细胞增殖，成分多样	肿瘤细胞多为单克隆性，形态单一，弥漫性散在；反应性细胞少

考点二：霍奇金淋巴瘤的诊断性肿瘤细胞分类

类型	特点
典型 RS 细胞	①细胞质丰富，嗜伊红，直径为 15～45μm；②细胞核呈圆形/椭圆形，双/多核或多叶状核，核仁明显；③双核的 R-S 细胞又称为镜影细胞，对诊断此病具有重要意义，故称为诊断性 RS 细胞；④ RS 细胞来源于 B 细胞
陷窝细胞	体积大，单核，分叶状，多个小核仁；细胞质丰富，染色浅；在甲醛固定的组织中细胞质收缩，细胞似位于空间或陷窝中
多核瘤巨细胞	瘤细胞体积巨大，形态极不规则；细胞核大，染色质粗，常可见大而明显的、嗜酸性的包涵体样核仁；核分裂象多见，常见多极核分裂
爆米花细胞	体积大，核折叠状或多叶形，核仁小、多个，核膜薄
木乃伊细胞	又称为干尸细胞。变性或凋亡的 RS 细胞，核固缩浓染，细胞质嗜酸性

考点三：各类霍奇金淋巴瘤的鉴别要点

类型	结节性淋巴细胞为主型	经典型霍奇金淋巴瘤			
		结节硬化型	混合细胞型	富于淋巴细胞型	淋巴细胞减少型
临床特点	患者多为 30～50 岁的男性。主要表现是颈和腋下肿块	多见于年轻女性。好发生于颈部、锁骨上，特别是纵隔淋巴结	以老年男性多见。常伴 EB 病毒感染	多数病例淋巴结弥漫性受累，有时可见残余淋巴滤泡	最少见。好发于老年人、HIV 阳性者

续表

类型	结节性淋巴细胞为主型	经典型霍奇金淋巴瘤			
		结节硬化型	混合细胞型	富于淋巴细胞型	淋巴细胞减少型
病理特征	①典型RS细胞难觅，常见爆米花细胞；②几乎无坏死和纤维化；③不伴EB病毒感染	①陷窝细胞多见；②胶原分隔病变淋巴结为大小不等的结节；③肿瘤细胞散在分布	①肿瘤细胞与各种炎症细胞混合存在；②诊断性RS细胞及其单核变异型均多见	①病变组织中有大量反应性淋巴细胞存在；②常见单核或诊断性RS细胞；③约40%的病例伴EB病毒感染	病变组织中有极少量的淋巴细胞和大量RS细胞或其多形性变异型瘤细胞
免疫表型	表达B细胞标记，不表达$CD15^+$，偶表达$CD30^+$	$CD15^+$、$CD30^+$、$CD45^-$	$CD15^+$、$CD30^+$、$CD45^-$	$CD45^-$、$CD20^-$、$CD30^+$、$CD15^+$	$CD15^+$、$CD30^+$、$CD45^-$
预后	极好	较好	较好	好	差

考点四：B细胞性及T细胞性非霍奇金淋巴瘤的鉴别

B细胞性表达CD10、CD19、CD20、CD79a和表面Ig		T细胞性表达CD2、CD3、CD4、CD7、CD8	
	滤泡性淋巴瘤		外周T细胞淋巴瘤
	套细胞淋巴瘤		NK/T细胞淋巴瘤
	脾脏边缘区淋巴瘤、毛细胞白血病		Sézary综合征（蕈样肉芽肿）
	弥漫大B细胞淋巴瘤		间变性大细胞淋巴瘤
	小淋巴细胞淋巴瘤/慢性淋巴细胞白血病		扭曲性淋巴细胞淋巴瘤
	伯基特淋巴瘤		T细胞大颗粒淋巴细胞白血病

考点五：淋巴组织免疫标记

肿瘤类型	免疫表型标志
B细胞及其肿瘤	CD19、CD20、CD30、CD79a、表面Ig、PAX5
T细胞及其肿瘤	CD2、CD3、CD4、CD7和CD8
NK细胞及其肿瘤	CD16、CD56
前体B细胞和前体T细胞	TdT（末端脱氧核苷酸转移酶）
髓样细胞	CD13、CD33、CD117和MPO

考点六：非霍奇金淋巴瘤的染色体易位及免疫标记

非霍奇金淋巴瘤	染色体易位	免疫标记
边缘区淋巴瘤	t（11；18）	CD5、bcl-2
滤泡性淋巴瘤	t（14；18）	bcl-2
套细胞淋巴瘤	t（11；14）	CD5、bcl-1

续表

非霍奇金淋巴瘤	染色体易位	免疫标记
弥漫大B细胞淋巴瘤	t（14；18）	bcl-6、bcl-2
伯基特淋巴瘤	t（8；14）	CD20、CD22、CD5、MYC
间变性大细胞淋巴瘤	t（2；5）	CD30、ki-1
外周T细胞淋巴瘤	—	CD4、CD8
蕈样肉芽肿/Sézary综合征	—	CD3、CD4、CD8

考点七：急性粒细胞白血病与急性淋巴细胞白血病的鉴别

鉴别	急性粒细胞白血病	急性淋巴细胞白血病
年龄	以成人多见	以儿童、青少年居多
分型	$M_{0\sim7}$型	$L_{1\sim3}$型
病变细胞	原始粒细胞	不成熟的前体B细胞或前体T细胞
外周血象	WBC可高达100×10^9/L，原始粒细胞＞30%	WBC可达（20～50）$\times10^9$/L，有异常的淋巴母细胞
淋巴结	少见侵犯	多有侵犯
脾脏	轻度肿大，有弥漫性原始粒细胞浸润	中度肿大，有弥漫性淋巴母细胞浸润
肝脏	瘤细胞沿肝窦在小叶内弥漫浸润	肿瘤细胞浸润于汇管区及其周围肝窦
其他	急性单核细胞性，可侵犯皮肤、牙龈，绿色瘤	可有纵隔肿块，压迫上腔静脉和呼吸道

考点八：慢性粒细胞白血病与慢性淋巴细胞白血病的鉴别

鉴别	慢性粒细胞白血病（CML）	慢性淋巴细胞白血病（CLL）
年龄	40～50岁	50岁以上
来源	原始细胞—分叶核粒细胞	B细胞
外周血象	WBC高达（100～800）$\times10^9$/L，以较成熟的中幼粒细胞和杆状粒细胞为主	WBC可达（30～100）$\times10^9$/L，以成熟的小淋巴细胞为主
骨髓	粒细胞系增生，红细胞和巨核细胞系并不消失	小淋巴细胞弥漫性增殖，正常的造血组织减少
淋巴结	肿大不明显	肿大明显
脾脏	显著肿大，达4 000～5 000g，肿瘤细胞主要侵犯红髓	肿大达2 500g，肿瘤细胞主要侵犯白髓
肝脏	主要侵犯肝窦	主要浸润汇管区
免疫	—	CD19、CD20、CD5表达
遗传标记	可见Ph1染色体，由t（9；22）形成	12号染色体3体，13q，11q缺失

考点九：慢性粒细胞白血病与类白血病的鉴别

鉴别	慢性粒细胞白血病	类白血病
白细胞计数	可高达 $100\times10^9/L$	可达 $50\times10^9/L$
血小板数量	减少	无明显减少
贫血	有	没有
粒细胞特点	无中毒性改变	细胞质内有中毒颗粒及空泡
嗜碱性粒细胞	较多	无
碱性磷酸酶和糖原	降低或消失	明显增高
遗传标记	Ph′染色体，t（9；22）	无特征性染色体
转归特点	发展迅速，易恶化	病因去除后血象恢复

第十一章　泌尿系统疾病

考点一：各类新月体性肾小球肾炎（急进性肾小球肾炎，RPGN）的鉴别

类型	Ⅰ型 RPGN	Ⅱ型 RPGN	Ⅲ型 RPGN
别称	抗肾小球基底膜性肾炎	免疫复合物型	免疫反应缺乏型
发病原理	由抗肾小球基底膜抗体引起	肾小球循环免疫复合物沉积	50%～80%为肾血管炎，患者血清抗中性粒细胞胞质抗体（ANCA）常呈阳性
光镜	新月体形成	新月体形成伴有肾小球内皮细胞和系膜细胞增殖	新月体形成，肾小球节段性纤维素样坏死
电镜	无电子致密沉积物沉积	电子致密沉积物沉积于系膜区和内皮下	无电子致密沉积物沉积
	均可见肾小球基膜缺损和断裂		
免疫荧光	IgG、C3 线条状沉积于肾小球毛细血管壁	IgG、C3 颗粒状沉积于系膜区或毛细血管壁	无沉积
疾病	Goodpasture 综合征	SLE、过敏性紫癜	Wegener 肉芽肿病

考点二：各类常见肾小球肾炎（GN）的鉴别

类型	临床表现	发病机制	病理特点		
			光镜	电镜	免疫荧光
急性弥漫性 GN	急性肾炎综合征	与1～3周前的A组乙型溶血性链球菌感染有关（免疫复合物）	系膜细胞和内皮细胞弥漫性增殖，中性粒细胞浸润	肾小球上皮下驼峰样电子致密沉积物沉积	IgG、C3 沿 GBM 和系膜区呈颗粒状沉积

续表

类型	临床表现	发病机制	病理特点		
			光镜	电镜	免疫荧光
系膜增生性 GN	蛋白尿，血尿，肾病综合征	不明	系膜细胞和基质弥漫性增殖	系膜区电子致密沉积物沉积	IgG、C3 沿系膜区呈团块状沉积
膜增生性 GN	难治性肾病综合征	Ⅰ型：免疫复合物型；Ⅱ型：致密沉积物型，补体替代途径激活	系膜细胞和基质重度弥漫性增殖，插入，基底膜增厚，双轨状	Ⅰ型：内皮下沉积；Ⅱ型：致密沉积物病	Ⅰ型：IgG、C3；Ⅱ型：C3，无沉积
新月体性 GN	急进性肾炎综合征	Ⅰ型：抗 GBM 抗体肾炎；Ⅱ型：免疫复合物型 GN；Ⅲ型：免疫反应缺乏型 GN（ANCA）	新月体形成	Ⅰ型：无沉积物；Ⅱ型：有沉积物；Ⅲ型：无沉积物	Ⅰ型：线性 IgG 和 C3 沿 GBM；Ⅱ型：颗粒状沉积；Ⅲ型：阴性
膜性肾病	肾病综合征	免疫复合物型	弥漫性 GBM 增厚	足突消失，钉突形成	IgG、C3 沿 GBM 颗粒状沉积
脂性肾病	肾病综合征	无	基本正常	足突消失	无
慢性 GN	慢性肾炎综合征	根据原病变类型	肾小球纤维化，肾小管萎缩，肾间质纤维化	根据原病变类型	根据原病变类型

净哥速记口诀

上述肾小球病变按照临床表现可归类如下：①以复发性或持续性血尿为表现的为 IgA 肾病；②可见新月体形成的为膜增生性肾小球肾炎、IgA 肾病、新月体性肾小球肾炎；③脏层细胞足突融合的为脂性肾病、膜性肾病、局灶性节段性肾小球肾炎。

考点三：肾病综合征及相关的肾炎类型

类型	膜性肾病	脂性肾病	局灶节段性肾小球硬化	膜增生性肾小球肾炎	系膜增生性肾小球肾炎
别称	膜性肾小球肾炎、大白肾	微小病变性肾小球肾炎	—	系膜毛细血管性肾小球肾炎、低补体血症性肾小球肾炎	—

续表

类型	膜性肾病	脂性肾病	局灶节段性肾小球硬化	膜增生性肾小球肾炎	系膜增生性肾小球肾炎
肉眼观	双肾肿大，色苍白	肾脏肿胀，色苍白；切面肾皮质脂质沉着而出现黄白色条纹	病变灶性分布，早期仅皮髓交界处的肾小球受累，逐渐波及皮质全层	—	—
光镜	肾小球基本正常，后期肾小球毛细血管壁弥漫性增厚	肾小球基本正常，小叶中心硬化，血管间质细胞增殖，肾小管上皮细胞内有大量脂质沉积，可有玻璃样变性	病变肾小球内部分小叶和毛细血管内系膜基质增多，系膜增宽、硬化、玻璃样变性	肾小球细胞增殖，系膜基质增多和肾小球基底膜不规则增厚，插入邻近的毛细血管袢形成双轨征	弥漫性系膜细胞和系膜基质增殖
电镜	足突消失，钉突形成	足突融合或消失	足突消失，并有明显的上皮细胞内肾小球基底膜脱落	Ⅰ型：内皮细胞下出现电子致密沉积物；Ⅱ型：电子致密沉积物呈带状沉积，致密沉积物病	系膜区电子致密沉积物沉积
免疫荧光	IgG、C3沿GBM颗粒状沉积	无免疫球蛋白或补体沉积	受累部位有IgM和补体C3沉积	Ⅰ型：IgG、C3；Ⅱ型：C3大量沉积	IgG、C3沿系膜区呈团块状沉积
临床特点	成人肾病综合征最常见的原因，易栓塞	小儿肾病综合征最常见的原因。水肿为最早出现的症状。90%的患儿对糖皮质激素治疗敏感。肾小球毛细血管基膜负电荷减少	激素治疗效果不好。病变呈进行性，多继续发展为终末期肾小球肾炎。成人的预后比儿童差	血清补体降低。伴大量新月体形成时可见急进性肾小球肾炎表型。激素治疗效果不明显，易转为肾衰竭	—

考点四：肾小球病变的临床特点

典型表现	代表疾病
复发性或持续性血尿	IgA 肾病
可见新月体形成	膜增生性肾小球肾炎、IgA 肾病、新月体性肾小球肾炎
脏层细胞足突融合	脂性肾病、膜性肾病、局灶性节段性肾小球肾炎

考点五：急性肾盂肾炎和慢性肾盂肾炎的鉴别

类型	急性肾盂肾炎	慢性肾盂肾炎
感染途径	血源性感染：少见，常见的致病菌为金黄色葡萄球菌，两侧肾可同时受累；顺序为先累及肾皮质—肾小球及周围间质—肾盂 上行性感染：主要途径，常见的致病菌为大肠埃希菌，病变可累及一侧；顺序为先累及肾盂实质—间质—肾小管—肾小球	
诱因	尿道黏膜损伤，尿路梗阻，膀胱输尿管反流，机体抵抗力低下	
病变性质	肾盂、肾间质和肾小管的化脓性炎	
肉眼观	肾盂黏膜充血，脓性渗出物被覆；肾实质内散在小脓肿	肾盂和肾盏黏膜粗糙，因瘢痕收缩而变形；双侧肾脏体积缩小，可见不规则瘢痕肾
镜下	灶状肾间质的化脓性炎，脓肿形成，肾小管坏死	肾小管和肾间质的慢性化脓性炎
临床表现	尿路刺激征；脓尿、菌尿、白细胞尿；全身性感染症状	慢性病程，反复发作；肾小管功能不全
并发症	坏死性乳头炎、肾盂积脓、肾周围脓肿	慢性肾衰竭、高血压

考点六：肾细胞癌和肾母细胞瘤的鉴别

鉴别	肾细胞癌（肾腺癌）	肾母细胞瘤（Wilms 瘤）
好发年龄	＞40 岁的男性多见	＜7 岁的儿童多见。儿童期肾脏最常见的恶性肿瘤
组织来源	肾小管上皮细胞	幼稚肾组织（后肾胚基组织）
发生	多为散发病例，少数为遗传性	多为散发病例，少数为家族性病例；家族性为常染色体显性遗传，伴不完全外显性
肉眼	单发结节状肿物，切面灰黄色，多彩状	单发巨大肿物，界限清楚，切面多彩状
镜下	①透明细胞癌（占 70%～80%）：癌细胞胞质透明，间质血窦丰富；②乳头状癌；③嫌色细胞癌；④集合管癌；⑤未分类肾癌	3 种成分：①具有幼稚的肾小球或肾小管样结构；②幼稚的间叶和基质；③分化的间叶组织，包括脂肪、骨、软骨、肌肉
转移途径	血道转移：常见（肺、骨最多见）	血道转移
症状	无痛性血尿（90%）、肾区肿块、腰痛	腹部巨大包块（主要症状）

第十二章　生殖系统疾病

考点一：子宫内膜增生症的病理变化

分型	增生特点	腺体	细胞形态
单纯性增生	轻度增生或囊性增生	腺体数量增加，某些腺体扩张成小囊	无细胞异型性，单层排列，细胞呈柱状，细胞形态和排列与增生期子宫内膜相似
复杂性增生	腺瘤性增生	腺体明显增生拥挤，腺体结构复杂且不规则	无细胞异型性，细胞呈复层排列
异型增生	若有间质浸润则归属为子宫内膜癌	腺体明显增生，相互拥挤，出现背靠背现象	伴上皮细胞异型性，可向腺腔内呈乳头状或向间质内出芽样生长。细胞极性紊乱，体积增大，核质比增加，核染色质浓聚，核仁醒目，可见多少不等的核分裂象

考点二：卵巢的上皮性肿瘤

鉴别	浆液性肿瘤	黏液性肿瘤
发病率	是卵巢最常见的肿瘤	较前者少见
分布	双侧发生多见	双侧发生少见
肉眼观	典型的浆液性囊腺瘤由单个或多个纤维分隔的腔囊组成，囊内含有清亮液体，偶混有黏液	肿瘤表面光滑，由多个大小不一的囊腔组成，腔内充满富有糖蛋白的黏稠液体
	良性：内壁光滑，一般无囊壁的上皮增厚和乳头状突起；交界性：可见较多乳头；癌：在肿瘤中出现大量的实体和乳头	良性占80%，交界性占10%，其余为恶性。如肿瘤查见较多的乳头和实性区域，或有出血、坏死及包膜浸润，则有可能为恶性
镜下	良性瘤：囊腔由单层立方或矮柱状上皮覆盖，具有纤毛，和输卵管上皮相似，虽有乳头状结构形成，但一半乳头较宽，细胞形态较一致，无异型性	良性瘤：囊腔被覆单层高柱状上皮，无纤毛，和子宫颈及小肠的上皮相似
	交界瘤：上皮细胞层次增加，达2～3层，增多，细胞异型性，但无间质破坏和浸润	交界瘤：含有较多的乳头结构，细胞层次增加，一般不超过3层，核轻至中度异型性，但无间质和被膜浸润
	癌：除细胞层次增加3层外，最主要的特征是伴有癌细胞间质浸润，肿瘤细胞呈现癌细胞的特点，常可见砂粒体	癌：上皮细胞明显异型性，形成复杂的腺体和乳头结构，如能确认有间质浸润，则可诊断为癌；如间质浸润不能确定，上皮细胞超过3层也应诊断为癌

第十三章　内分泌系统疾病

考点一：甲状腺腺瘤的组织学类型

类型	别称	特点
单纯型腺瘤	正常大小滤泡型腺瘤	肿瘤包膜完整，肿瘤组织由大小较一致、排列拥挤、内含胶质、与成人正常甲状腺相似的滤泡构成
胶样型腺瘤	巨滤泡型腺瘤	肿瘤组织由大滤泡或大小不一的滤泡组成，滤泡内充满胶质，并可互相融合成囊；肿瘤间质少
胎儿型腺瘤	小滤泡型腺瘤	主要由小且一致，仅含少量胶质或没有胶质的小滤泡构成。上皮细胞为立方形，似胎儿的甲状腺组织；间质呈水肿、黏液样。此型易发生出血、囊性变
胚胎型腺瘤	梁状和实性腺瘤	瘤细胞小，大小较一致，分化好，呈片状或条索状排列，偶见不完整的小滤泡，无胶质；间质疏松呈水肿状
嗜酸细胞型腺瘤	Hürthle（许特莱）细胞腺瘤	少见。瘤细胞大而多角形，核小，细胞质丰富、嗜酸性，内含嗜酸性颗粒。电镜下见嗜酸性粒细胞，内有丰富的线粒体，即 Hürthle 细胞。瘤细胞排列成索网状或巢状，很少形成滤泡
非典型腺瘤	—	瘤细胞丰富，生长较活跃，有轻度非典型增生，可见核分裂象。瘤细胞排列成索或巢片状，很少形成完整的滤泡；间质少，但无包膜和血管侵犯

考点二：甲状腺癌

鉴别	乳头状癌	滤泡状癌	未分化癌	髓样癌
发生率	最常见（60%）	20%	5%～10%	5%～10%
好发年龄	青少年女性	40岁以上的女性	50岁以上的女性	40～60岁
恶性程度	低，预后最好	高，预后差	高，预后最差	中
特点	①乳头状结构；②间质可见砂粒体，核呈毛玻璃状；③微小癌：＜1cm；④局部淋巴结转移与否与生存率无关；⑤很少远处转移	①滤泡结构；②有包膜和血管浸润；③易早期血道转移；④嗜酸性细胞癌	组织构型多样：小细胞型、梭形细胞型、巨细胞型和混合细胞型	①滤泡旁细胞发生，属于APUD瘤；②癌细胞实体片巢状排列，间质内可见淀粉样物质；③神经内分泌颗粒；④家族性常染色体遗传
免疫组织化学	降钙素（–）、甲状腺球蛋白（+）	降钙素（–）、甲状腺球蛋白（+）	—	降钙素（+）、甲状腺球蛋白（–）

第十四章　传染病及寄生虫病

考点一：结核病的病理特点

病因	病原体为人型结核分枝杆菌和牛结核分枝杆菌，肺结核患者（主要是空洞性肺结核）从呼吸道排出大量带菌的微滴，直径＜5μm 的微滴的致病性最强
传播途径	①呼吸道传播：是最常见和最重要的途径；②消化道感染：食用带菌的食物，如被结核分枝杆菌污染的牛奶；③皮肤伤口感染：少见
病变本质	Ⅳ型免疫和超敏反应，以细胞免疫为主
基本病理变化	变质、渗出、增生；特征性病理变化：结核结节；干酪样坏死：对病理诊断结核病有一定意义
基本病理变化的转归	转向愈合：吸收消散；纤维化、钙化 转向恶化：浸润进展；溶解播散；空洞形成

考点二：原发性肺结核与继发性肺结核的鉴别

鉴别	原发性肺结核	继发性肺结核
定义	结核分枝杆菌初次感染在肺内发生的病变	肺结核复发或再次感染肺结核
好发年龄	儿童	成人
对结核分枝杆菌的免疫力	开始时对结核分枝杆菌无免疫力	有免疫力
病变特征	原发综合征	病变多样，新旧并存，较局限（上重下轻，上旧下新）
起始病灶	通气好的上叶下部、下叶上部近胸膜处	肺尖部（自肺尖开始，病程迁延）
病程	短，95% 可自愈。少数发展为粟粒型结核、肺外器官结核、继发性肺结核	长，迁延波动，需治疗（时好时坏，波浪前进）
主要播散途径	淋巴道、血行	支气管（自上而下，气道蔓延）

考点三：各类继发性肺结核的鉴别

类型	病理特点
局灶性肺结核	继发性肺结核病的早期病变，属于无活动性肺结核。特点：多位于肺尖下 2～4cm 处，界限清楚，以增生性病变为主。一般无自觉症状
浸润性肺结核	最常见的成人型肺结核，属于活动性肺结核。特点：以渗出性病变为主，中央为干酪样坏死，周围为广泛的炎症细胞包绕。临床中毒症状明显，有低热、疲乏、盗汗、咳嗽、咯血

续表

类型	病理特点
慢性纤维空洞性肺结核	属于开放性肺结核。特点：①肺内有1个或多个厚壁空洞形成，多位于肺上叶部位。镜下将空洞分为三层：内层为干酪样坏死物；中层为结核性肉芽组织；外层为纤维结缔组织。②同侧或对侧肺组织，特别是肺下叶可见由支气管播散引起的很多新旧不一、大小不等、病变类型不同的病灶。③后期肺组织严重破坏、广泛纤维化，胸膜增厚并与胸壁粘连，严重影响肺功能
干酪样肺炎	发生于机体免疫力低，对结核分枝杆菌超敏反应过高的患者。特点：肺泡腔内有大量浆液纤维素性渗出物，整个肺叶呈干酪样坏死，可形成多个急性空洞，洞外无纤维膜，洞壁参差不齐，称为蚀状空洞，病情最重
结核球	孤立、有纤维包裹、界限分明的球形干酪样坏死灶，直径为2～5cm，多见于肺上叶
结核性胸膜炎	①渗出性胸膜炎：属于浆液性纤维素性炎，可形成胸腔积液，以后吸收机化发生胸膜增厚和粘连；②增生性结核性胸膜炎：病变以增生为主，不形成胸腔积液，常发生于肺尖

考点四：流行性脑（脊髓）膜炎与流行性乙型脑炎的鉴别

鉴别	流行性脑（脊髓）膜炎	流行性乙型脑炎
简称	流脑	乙脑
病原体	脑膜炎球菌（奈瑟菌属）	嗜神经性乙型脑炎病毒
传播途径	呼吸道直接传播	通过媒介（蚊）传播
病变性质	化脓性炎	变质性炎
发病	多见于儿童、青少年	多见于10岁以下的儿童
病损部位	①脑脊髓膜（软脑膜、蛛网膜）；②脑实质一般不受累	①脑实质（神经元）：以大脑皮质、基底核、丘脑最严重，小脑其次，脊髓最轻；②脑膜病变轻微
肉眼观	①脑脊髓膜血管高度扩张充血；②蛛网膜下腔灰黄色脓性渗出物；③因脓性渗出物集聚使脑沟回结构不清	脑实质内散在多数粟粒大小的软化灶（上重下轻）
镜下	①脑脊膜血管高度充血扩张；②蛛网膜下腔增宽，其中大量中性粒细胞浸润	①神经细胞变性坏死，筛网状软化灶形成；②脑实质内血管扩张充血，淋巴细胞袖套形成；③胶质细胞增殖
临床	①脑膜刺激征明显；②颅内压增高；③脑脊液改变	①神经元损伤症状；②脑组织水肿时颅内压可增高；③脑膜刺激征不明显
预后和后遗症	①应用抗生素后大多可治愈；②后遗症少：脑积水、脑神经受损、脑梗死	①多数患者治疗后可痊愈；②少数恢复慢，或留有痴呆、语言障碍、肢体瘫痪的后遗症

续表

鉴别	流行性脑（脊髓）膜炎	流行性乙型脑炎
备注	暴发型流脑：①暴发型脑膜炎球菌血症；②暴发型流脑脑膜脑炎	①淋巴细胞套：炎症细胞浸润多以变性坏死的神经元为中心，或围绕血管周围间隙形成；②卫星现象：病变严重时神经细胞可发生核浓缩、溶解、消失，为增生的少突胶质细胞所环绕，如 5 个以上少突胶质细胞环绕神经元；③噬神经细胞现象：增生的小胶质细胞包围，吞噬神经细胞的现象

考点五：伤寒各肠道病变时期的病理特点

分期	病理特点
髓样肿胀期	隆起组织表面形似脑的沟回，以集合淋巴小结最为典型
坏死期	病灶局部肠黏膜坏死
溃疡期（易穿孔但不狭窄）	坏死肠黏膜脱落后形成溃疡（以回肠下段最多见）。①溃疡边缘隆起，底部不平，呈圆形或椭圆形；②在集合淋巴小结发生的溃疡，其长轴与肠的长轴平行
愈合期	溃疡处肉芽组织增生将其填平，溃疡边缘上皮再生覆盖而愈合

考点六：血吸虫病虫卵结节与结核结节的鉴别

鉴别	急性虫卵结节	慢性虫卵结节	结核结节
别称	嗜酸性脓肿	假结核结节	结核性肉芽肿
中央	多少不等的活卵	卵壳碎片及钙化的死卵	干酪样坏死
外围	虫卵表面有放射状嗜酸性棒状体（称为 Hoeppli 现象），可见 Charcot-Leyden 结晶，是由嗜酸性粒细胞的嗜酸性颗粒相互融合而成的	类上皮细胞、少量异物巨细胞。病灶内的巨噬细胞衍变为上皮样细胞和异物多核巨细胞，此为假结核结节	放射状排列的类上皮细胞、多少不等的朗汉斯巨细胞
再外围	一片无结构颗粒状坏死物质和大量嗜酸性粒细胞浸润	淋巴细胞和肉芽组织	成纤维细胞和淋巴细胞

考点七：各类传染病及寄生虫病汇总

比较	伤寒	急性细菌性痢疾	肠结核	肠阿米巴病	血吸虫性肠病
致病菌	伤寒杆菌	痢疾杆菌	结核分枝杆菌	阿米巴滋养体	血吸虫虫卵

续表

比较	伤寒	急性细菌性痢疾	肠结核	肠阿米巴病	血吸虫性肠病
病变部位	回肠末端孤立和集合淋巴小结	乙状结肠、直肠	回盲部	回盲部、升结肠	直肠、乙状结肠、降结肠
病变性质	急性增生性炎	急性纤维素性渗出性炎	慢性肉芽肿性炎	变质性炎	慢性肉芽肿性炎
特征性病变	伤寒小结	假膜和地图状浅溃疡	结核结节	组织溶解破坏及阿米巴滋养体	急性和慢性虫卵结节
溃疡特征及并发症	①圆形或椭圆形溃疡，长轴与肠管的长轴平行；②溃疡深，易合并出血、穿孔	①地图状浅溃疡；②多局限在黏膜层；③多完全修复，不留后遗症；④少数转为慢性后纤维性修复，可致肠狭窄	①溃疡呈横带状（半环形），长径与肠管的长轴垂直；②纤维性修复后易导致肠狭窄	①烧瓶状，位于黏膜下层；②溃疡间肠管黏膜正常；③溃疡壁内见阿米巴滋养体；④溃疡周围组织炎症反应轻微；⑤并发症：肠穿孔，肠腔狭窄，肝、肺、脑等肠外器官病变	不明显
粪检	—	粪质少，黏液脓血便，血色鲜红；镜检脓细胞多	—	味腥臭，血色暗红；镜检红细胞多，找到阿米巴滋养体	—

考点八：树胶样肿与结核结节的鉴别

鉴别	树胶样肿	结核结节
别称	梅毒瘤	结核性肉芽肿
病原菌	梅毒螺旋体	结核分枝杆菌
中央	类似于干酪样坏死的凝固性坏死，不如干酪样坏死彻底，弹力纤维染色可见原有的血管壁轮廓	干酪样坏死
周围	①大量淋巴细胞、浆细胞；②必有闭塞性小动脉内膜炎和动脉周围炎；③上皮细胞和朗汉斯巨细胞很少	①类上皮细胞和朗汉斯巨细胞；②外围：淋巴细胞和成纤维细胞

第四部分　内科学

第一章　呼吸系统疾病

考点一：慢性阻塞性肺疾病患者的肺功能分级

肺功能分级	患者的肺功能 FEV_1 占预计值的百分比（FEV_1%pred）
GOLD 1 级：轻度	≥80
GOLD 2 级：中度	50 ~ 79
GOLD 3 级：重度	30 ~ 49
GOLD 4 级：极重度	＜30

考点二：阻塞性通气功能障碍和限制性通气功能障碍的鉴别

检测指标	阻塞性通气功能障碍	限制性通气功能障碍
VC	减低或正常	减低
RV	增加	减低
TLC	正常或增加	减低
RV/TLC	明显增加	正常或略增加
FEV_1	减低	正常或减低
FEV_1/FVC	减低	正常或增加
MMFR	减低	正常或减低

注：VC—肺活量；RV—余气量；TLC—肺总量；FEV_1—第 1 秒用力呼气容积；FVC—用力肺活量；MMFR—最大呼气中期流速。

考点三：慢性肺源性心脏病的辅助检查

检查方法	依据
X 线检查	肺动脉高压征：①右下肺动脉干扩张，其横径≥15mm 或右下肺动脉横径与气管横径比值≥1.07，或动态观察右下肺动脉干增宽＞2mm；②肺动脉段明显突出或其高度≥3mm；③中心肺动脉扩张和外周分支纤细，形成残根征；④圆锥部显著凸出（右前斜位 45°）或其高度≥7mm；⑤右心室增大
心电图检查	心电图能提示右心增大或肥厚。①额面平均电轴≥+90°；② V_1 R/S ≥1；③重度顺钟向转位（V_5 R/S ≤1）；④ Rv_1+S_{V5} ≥1.05mV；⑤ aVR R/S 或 R/Q ≥1；⑥ V_1 ~ V_3 呈 QS、Qr 或 qr（酷似心肌梗死，应注意鉴别）；⑦肺型 P 波。具有一条即可诊断
超声心动图检查	①右心室流出道内径≥30mm；②右心室内径≥20mm；③右心室前壁厚度≥5mm 或前壁搏动幅度增强；④左、右心室内径比值＜2；⑤右肺动脉内径≥18mm 或肺动脉干≥20mm；⑥右室流出道 / 左房内径＞1.4；⑦肺动脉瓣曲线出现肺动脉高压征象者（a 波低平或＜2mm，或有收缩中期关闭征等）

考点四：支气管哮喘的呼吸功能检查

检查项目	诊断标准	临床意义
通气功能检测	哮喘发作时呈阻塞性通气功能障碍，呼气流速指标显著下降，第1秒用力呼气容积（FEV_1）、一秒率（$FEV_1/FVC\%$）、最大呼气中期流量（MMEF）及呼气峰值流速（PEF）均减少。肺容量指标可见用力肺活量减少、余气量增加、功能余气量增加、肺总量增加、余气量占肺总量的百分比增高	以$FEV_1/FVC\% < 70\%$或$FEV_1 <$正常预计值的80%作为判断气流受限的最重要的指标
支气管激发试验（BPT）	如FEV_1下降≥20%，可诊断为激发试验阳性。BPT适用于非哮喘发作期、FEV_1在正常预计值的70%以上的患者的检查	用于测定气道反应性
支气管扩张试验（BDT）	舒张试验阳性诊断标准：FEV_1较用药前增加＞12%，且其绝对值增加＞200ml	用于测定气道气流受限的可逆性
PEF及其变异率测定	若昼夜PEF变异率≥20%，提示存在气道气流受限的可逆性改变	可反映气道通气功能的变化

考点五：支气管哮喘的治疗

病情	首选治疗
慢性期控制首选的药物	吸入性糖皮质激素＋吸入性β受体激动剂（长效：LABA，沙美特罗、福莫特罗）
急性发作期首选的药物	吸入性β受体激动剂（短效：SABA，沙丁胺醇、特布他林）
目前控制哮喘最有效的药物	糖皮质激素
哮喘患者出现大汗淋漓、端坐呼吸	静脉注射糖皮质激素
哮喘患者出现意识障碍、昏迷等	机械通气
预防哮喘发作	色甘酸钠
禁用药物	吗啡
支气管哮喘或心源性哮喘都可用	茶碱类（氨茶碱）
扩张气管	抗胆碱药（异丙托溴铵）
单独使用控制哮喘不用于急性发作期	白三烯调节剂（扎鲁司特）

净哥速记口诀

1. 吸入性糖皮质激素（ICS）有氟替卡松、布地奈德等。

2. 联合用药ICS+LABA：氟替卡松/沙美特罗、布地奈德/福莫特罗吸入干粉剂。

考点六：社区获得性肺炎和医院获得性肺炎的致病菌

分类	致病菌
社区获得性肺炎（CAP）	肺炎链球菌、支原体、衣原体、流感嗜血杆菌、病毒
医院获得性肺炎（HAP）	铜绿假单胞菌、肺炎克雷伯菌、大肠埃希菌、金黄色葡萄球菌

净哥速记口诀

社区获得性肺炎的致病菌：社区支铁链晾衣服防流感和病毒。

考点七：各种肺炎的鉴别

鉴别	大叶性肺炎（肺炎球菌性肺炎）	葡萄球菌肺炎	肺炎克雷伯菌肺炎	支原体肺炎	病毒性肺炎
病变特点	纤维素性炎	化脓性炎	化脓性炎	间质性肺炎	间质性肺炎
临床表现	青壮年，受凉、淋雨后发病；咳铁锈色痰	年老体弱者；咳黄色脓性痰	咳砖红色胶冻样痰	起病缓慢，潜伏期长；刺激性咳嗽	症状轻，起病急
X线表现	大片实变阴影；支气管充气征	空腔、空洞或液气平面	叶间隙呈弧形下坠	斑片状阴影	双肺弥漫性结节性浸润
治疗首选	青霉素	半合成青霉素或头孢菌素、万古霉素	氨基糖苷类（庆大霉素、阿米卡星等）	红霉素、阿奇霉素	抗病毒药

考点八：肺脓肿的鉴别

鉴别	吸入性肺脓肿	血源性肺脓肿
致病菌	厌氧菌多见	金黄色葡萄球菌常见
临床特点	右主支气管较陡直，且管径较粗大，吸入物易进入右肺；麻醉、醉酒或拔牙为诱因；咳脓臭痰	多有身体其他部位的感染灶；常位于两肺周边
X线检查	空洞、气液平面	
药物治疗	首选青霉素，效果不佳时联合甲硝唑（或克林霉素/林可霉素）	耐β-内酰胺酶的青霉素或头孢菌素；耐甲氧西林金黄色葡萄球菌（MRSA）首选万古霉素、利奈唑胺等

考点九：常用的抗结核药物

名称	作用	不良反应
异烟肼（INH，H）	对巨噬细胞内外的结核分枝杆菌均具有杀菌作用	周围神经炎（可服用维生素 B_6 治疗）、药物性肝炎
利福平（RFP，R）	对巨噬细胞内外的结核分枝杆菌均有快速杀菌作用，特别是对 C 菌群有独特的杀菌作用	肝功能受损、过敏反应
链霉素（SM，S）	对巨噬细胞外碱性环境中的结核分枝杆菌有杀菌作用	耳毒性、前庭功能损害和肾毒性
吡嗪酰胺（PZA，Z）	主要是杀灭巨噬细胞内酸性环境中的 B 菌群	高尿酸血症、肝损害、关节痛
乙胺丁醇（EMB，E）	抑菌作用	球后视神经炎
对氨基水杨酸钠（PAS，P）	抑菌作用	胃肠道不适

净哥速记口诀

1. 抗结核药物的不良反应可记忆为以后一周练听力，利肝安胃肠（乙后－异周－链听力－利肝－氨胃肠）。

2. 结核分枝杆菌根据其代谢状态分为 A、B、C 和 D 4 个群。抗结核药物对 A 菌群的作用强弱依次为异烟肼＞链霉素＞利福平＞乙胺丁醇；对 B 菌群依次为吡嗪酰胺＞利福平＞异烟肼；对 C 菌群依次为利福平＞异烟肼。

考点十：不同病因和发病机制的胸腔积液

不同机制引起的胸腔积液	常见疾病
胸膜毛细血管内静水压增高（漏出液）	充血性心力衰竭、缩窄性心包炎、血容量增加、上腔静脉或奇静脉受阻
胸膜通透性增加（渗出液）	胸膜炎症（肺结核、肺炎）、结缔组织病（系统性红斑狼疮、类风湿关节炎）、胸膜肿瘤（恶性肿瘤转移、间皮瘤）、肺梗死、膈下炎症（膈下脓肿、肝脓肿、急性胰腺炎）等
胸膜毛细血管内胶体渗透压降低（漏出液）	低蛋白血症、肝硬化、肾病综合征、急性肾小球肾炎、黏液性水肿等
壁层胸膜淋巴引流障碍（渗出液）	癌症淋巴管阻塞、发育性淋巴管引流异常等
损伤（血胸、脓胸和乳糜胸）	主动脉瘤破裂、食管破裂、胸导管破裂等
医源性（漏出液或渗出液）	药物、过敏、放疗、消化内镜检查和治疗等

考点十一：漏出性胸腔积液与渗出性胸腔积液的鉴别

鉴别	漏出性胸腔积液	渗出性胸腔积液
原因	液体漏出所致	炎症所致的液体渗出
外观	透明清亮，静止不凝固	草黄色稍混浊，易有凝块
比重	＜1.016～1.018	＞1.018
白细胞	＜100×10^6/L	＞500×10^6/L
有核细胞	以淋巴细胞与间皮细胞为主	中性粒细胞增多：急性炎症；淋巴细胞增多：结核性或肿瘤性；嗜酸性粒细胞增多：寄生虫感染或结缔组织病
蛋白质含量	＜30g/L（胸腔积液/血清＜0.5）	＞30g/L（胸腔积液/血清＞0.5）
黏蛋白试验（Rivalta 试验）	阴性	阳性
乳酸脱氢酶（LDH）	＜200U/L（胸腔积液/血清 LDH＜0.6）	＞200U/L（胸腔积液/血清 LDH＞0.6）
葡萄糖含量	接近正常	可＜3.3mmol/L

净哥速记口诀

渗出液的各项指标均高于漏出液。

考点十二：结核性胸腔积液与肿瘤性胸腔积液的鉴别

鉴别	结核性胸腔积液	肿瘤性胸腔积液
颜色	可呈洗肉水样或静脉血样	
红细胞	超过 5×10^9/L	
pH	降低	
葡萄糖含量	可＜3.3mmol/L	
胸腔积液 LDH/（U/L）	＞200	＞500
胸腔积液/血清 LDH	＜2.0	＞3.0
腺苷脱氨酶 ADA/（U/L）	＞45	＜45
胸腔积液癌胚抗原 CEA/（μg/L）	＜20	＞20（伴血 CEA 增高）
其他	干扰素 γ 多＞200pg/ml 结核分枝杆菌培养阳性率仅 20%	胆固醇多＞5.18mmol/L 胸腔积液/血清 CEA＞1

考点十三：肺癌按组织病理学的分类

类型	肺鳞状细胞癌	肺腺癌	肺小细胞癌	肺大细胞癌
发病率	50%（最常见）	—	较鳞状细胞癌低	甚为少见
好发人群	＞50 岁的男性	较年轻的女性	较年轻的男性	男性多见
起源	较大的支气管	较小的支气管上皮	一般起源于较大的支气管	约半数起源于大支气管
类型	常为中心型	多为周围型	多为中心型	多为中心型
特点	多有吸烟史；肿瘤生长缓慢；分化程度不一；对放疗和化疗较敏感；淋巴转移早，血行转移晚	肿瘤生长较慢；分化程度较高；早期往往无临床症状；血行转移早，淋巴转移较晚	细胞形态与小淋巴细胞相似；细胞质内含有神经内分泌颗粒；生长迅速，转移早；对放疗和化疗敏感；较早有淋巴转移和血行转移；预后较差	细胞大，核形态多样，分化程度低；肿瘤生长迅速；易发生血行转移；预后很差
包括类型	乳头状型、透明细胞型、小细胞型和基底细胞样型	腺泡状腺癌、乳头状腺癌、实体癌黏液形成、腺癌混合亚型	燕麦细胞型、中间细胞型、复合燕麦细胞型	基底细胞样癌、淋巴上皮瘤样癌、透明细胞癌

考点十四：呼吸衰竭的分类

分类	Ⅰ型呼吸衰竭	Ⅱ型呼吸衰竭
定义	低氧性呼吸衰竭；血气分析特点是 PaO_2 ＜60mmHg，$PaCO_2$ 降低或正常	高碳酸性呼吸衰竭；血气分析特点是 PaO_2 ＜60mmHg，同时伴有 $PaCO_2$ ＞50mmHg
机制	肺换气功能障碍	肺泡通气功能障碍
病因	严重肺部感染、ARDS、肺栓塞	COPD、呼吸肌功能障碍

净哥速记口诀

1. 两类呼吸衰竭的机制可记忆为一换二不通。

2. Ⅱ呼慢阻最常见，通气不足主机制，晚期呼酸并代碱（导致Ⅱ型呼吸衰竭最常见的疾病是慢性阻塞性肺疾病，主要机制是通气不足，晚期出现呼吸性酸中毒合并代谢性碱中毒）。

第二章 循环系统疾病

考点一：心功能的分期

分期	临床表现
前心力衰竭阶段	存在心力衰竭的高危因素，但目前尚无心脏结构或功能异常，也无心力衰竭的症状和体征。包括原发性高血压、冠心病、糖尿病和肥胖、代谢综合征等最终可累及心脏的疾病，以及应用心脏毒性药物史、酗酒史、风湿热史或心肌病家族史等
前临床心力衰竭阶段	无心力衰竭的症状和体征，但已发展为结构性心脏病，如左心室肥厚、无症状瓣膜性心脏病、既往心肌梗死史等
临床心力衰竭阶段	已有基础结构性心脏病，既往或目前有心力衰竭的症状和体征
难治性终末期心力衰竭阶段	虽经严格的优化内科治疗，但休息时仍有症状，常伴心源性恶病质，须反复长期住院

考点二：心功能的分级

（1）心力衰竭的 NYHA 分级主要根据患者自觉的活动能力划分为 4 级

分级	体力活动	疲乏、心悸、呼吸困难或心绞痛
Ⅰ级	日常活动量不受限	一般活动不出现
Ⅱ级	轻度受限	休息时不出现，一般活动可出现
Ⅲ级	明显受限	小于一般活动即出现（爬 1 层楼梯、步行 200m 以内）
Ⅳ级	不能从事任何体力活动	休息时出现，体力活动后加重

（2）6 分钟步行试验

心功能不全	6 分钟步行距离
重度	＜150m
中度	150～450m
轻度	＞450m

考点三：各类利尿药的鉴别

鉴别		代表药物	注意事项
排钾类	噻嗪类	氢氯噻嗪	主要副作用是高血糖、高血脂、高尿酸血症、低钾血症
	袢利尿药	呋塞米	主要副作用是低钾血症
保钾类		螺内酯	利尿作用不强，与排钾利尿药合用
		氨苯蝶啶	利尿作用不强，与排钾利尿药合用
		阿米洛利	利尿作用较强，而保钾作用较弱

考点四：血管紧张素转换酶抑制药（ACEI）

常用药物	卡托普利、贝那普利、咪达普利、赖诺普利等
作用机制	①抑制肾素—血管紧张素系统（RAS）；②抑制缓激肽的降解可使具有血管扩张作用的前列腺素生成增多，改善心肌重塑
副作用	低血压、肾功能一过性恶化、高钾血症及干咳
禁忌证	无尿性肾衰竭、孕妇和哺乳期妇女及对ACEI类药物过敏者禁用；双侧肾动脉狭窄、血肌酐水平明显升高（＞265μmol/L）、高钾血症（＞5.5mmol/L）及低血压者也不宜应用
应用特点	从心功能尚处于代偿期而无明显症状时即开始给予ACEI的干预治疗是心力衰竭治疗方面的重要进展

考点五：正性肌力药物（洋地黄类药物）

适应证	适用于中、重度的以收缩功能不全为主，在利尿药、ACEI（或ARB）和β受体拮抗剂治疗过程中持续有心力衰竭症状的患者
药理作用	①正性肌力作用（抑制 Na^+，K^+-ATP酶）：洋地黄主要通过抑制心肌细胞膜上的 Na^+，K^+-ATP酶，抑制 Na^+-K^+ 交换，促进 Na^+、Ca^{2+} 进行交换，使细胞内的 Ca^{2+} 浓度升高而使心肌收缩力增强，而细胞内的 K^+ 浓度降低成为洋地黄中毒的主要原因；②抑制心脏传导系统，对房室交界区的抑制最为明显（降低心室率）；③迷走神经兴奋作用
用药指征	伴有快速心房颤动、心房扑动的收缩性心力衰竭
禁忌证	①肺源性心脏病导致的右心衰竭（易中毒，慎用）；②肥厚型心肌病（加重流出道梗阻）；③单纯二尖瓣狭窄伴窦性心律的肺水肿；④预激综合征伴心房颤动（堵正常，易旁路）；⑤高度房室传导阻滞；⑥心包缩窄导致的心力衰竭；⑦急性心肌梗死24小时内（心脏破裂、梗死面积扩大、恶性心律失常）
中毒表现	各类心律失常，最常见者为室性期前收缩二联律，其他如房性期前收缩、心房颤动及房室传导阻滞
中毒处理	立即停药；对快速性心律失常者，如血钾浓度低则可用静脉补钾，如血钾不低可用利多卡因或苯妥英钠；电复律一般禁用，因易诱发心室颤动；有传导阻滞及缓慢性心律失常者可用阿托品0.5～1.0mg皮下注射或静脉注射，一般不需安置临时心脏起搏器

净哥速记口诀

洋地黄类药物禁忌证的记忆口诀：心包缩窄致心衰，急性心梗伴心衰，肥厚梗阻二尖窄，二度高度房室阻，预激病窦不该用。

考点六：支气管哮喘与心源性哮喘的鉴别

鉴别	支气管哮喘	心源性哮喘
年龄	青少年	中年以上
病史	反复发作的哮喘史，病史长，发作多	引起肺淤血、水肿的器质性心脏病，病史短，发病少

续表

鉴别	支气管哮喘	心源性哮喘
发作时的体位	无影响	坐起
肺部体征	以哮鸣音为主	重症者有干、湿啰音
痰液	白色黏液痰	可有粉红色泡沫样痰
咳痰后的症状	常可缓解	无缓解
血浆 BNP 水平	不变	增高
X 线检查	心脏正常，可有肺气肿征象或肺纹理加重	心脏扩大，肺淤血
治疗	肾上腺素、肾上腺皮质激素、支气管扩张药，禁用吗啡	强心、利尿、扩血管，不宜用肾上腺素，吗啡有效

考点七：急性心力衰竭（AHF）的临床严重程度常用 Killip 分级

分级	AHF
Ⅰ级	无心力衰竭的症状与体征
Ⅱ级	有心力衰竭的症状与体征，肺部 50% 以下的肺野湿啰音，心脏奔马律，胸部 X 线片见肺淤血
Ⅲ级	严重心力衰竭的症状与体征，严重的肺水肿，50% 的肺野湿啰音
Ⅳ级	心源性休克

考点八：心电图各波形代表的意义及正常值

波形	代表的意义	正常值
P 波	心房去极	＜0.12 秒
PR 间期	房室传导时间	0.12 ~ 0.20 秒
QRS 波群	心室去极	＜0.12 秒
ST 段	心室缓慢复极	下移 ≤0.05mV；上抬在 V_1-V_2 ≤0.3mV，V_3 ≤0.5mV，V_4-V_6 ≤0.1mV
T 波	心室快速复极	—
QT 间期	心室肌去极和复极全过程，长短与心率快慢有关	心率在 60 ~ 100 次 /min 时，QT 间期的正常范围为 0.32 ~ 0.44 秒

考点九：室上性心动过速与室性心动过速的鉴别

鉴别	室上性心动过速	室性心动过速
病因	多见于无器质性心脏病者，折返机制为最常见的发生机制	多见于各种器质性心脏病，最常见的是冠心病，特别是心肌梗死
心电图表现	心率在 150 ~ 250 次 /min，节律规则；QRS 波的形态与时限多正常；逆行性 P 波，不易辨认；起始及终止突然	连续出现室性期前收缩≥3 个；心室率为 100 ~ 250 次 /min；QRS 波的形态畸形，＞0.12 秒；房室分离；心室夺获与室性融合波（最主要的依据）

续表

鉴别	室上性心动过速	室性心动过速
临床特点	心动过速突然发作与终止，持续时间长短不一；第一心音强弱恒定，心律绝对规则	非持续性：常无症状；持续性（发作时间＞30秒，需药物或电复律始能终止）：可伴明显的血流动力学障碍与心肌缺血，出现低血压、少尿、晕厥、气促、心绞痛等
治疗	急性发作期：①刺激迷走神经：颈动脉窦按摩、Valsalva动作等；②药物：首选腺苷，无效改用维拉帕米或地尔硫䓬；③经食管心房调搏术能有效终止发作；④直流电复律：血流障碍者立即电复律，已使用洋地黄者除外	无器质性心脏病者发生非持续性室性心动过速无须进行治疗。终止室性心动过速发作：如无显著的血流动力学障碍，首选利多卡因或普鲁卡因胺；症状明显者，应迅速施行直流电复律。洋地黄中毒引起的室性心动过速不宜用电复律，应给予药物治疗

考点十：各类房室传导阻滞

分类	一度传导阻滞	二度传导阻滞		三度传导阻滞
		Ⅰ型	Ⅱ型	
病因	正常人或运动员			器质性病变
传导程度	传导时间延长，全部冲动仍能传导	传导时间进行性延长，直至1次冲动不能传导	间歇出现的传导阻滞	全部冲动不能传导
临床表现	无症状	心悸与心搏脱漏		疲倦、乏力、晕眩、晕厥、心绞痛、心力衰竭等
听诊	第一心音强度减弱	第一心音强度逐渐减弱并有心搏脱漏	间歇性心搏脱漏，但第一心音强度恒定	第一心音强度经常变化，第二心音可呈正常或反常分裂，间或听到心房音及响亮清晰的第一心音（大炮音）
心电图表现	每个心房冲动都能传导至心室，但PR间期延长超过0.20秒	①PR间期进行性延长（每次延长的绝对增加值呈递减），直至1个P波受阻不能下传心室；②相邻的RR间期进行性缩短，直至1个P波不能下传心室；③包含受阻P波在内的RR间期小于正常窦性PP间期的2倍；④QRS正常，PP间期不变	PR间期恒定，P波突然受阻，QRS波群脱落	①心房与心室活动各自独立、互不相关，即P波与QRS波群无关；②心房率快于心室率，即PP间期＜RR间期；③心室起搏点通常在阻滞部位稍下方

续表

分类	一度传导阻滞	二度传导阻滞		三度传导阻滞
		Ⅰ型	Ⅱ型	
治疗	无症状者无须接受治疗		心室率显著缓慢，伴有血流动力学障碍，甚至 Adams-Stokes 综合征发作者应予适当治疗。阿托品适用于阻滞位于房室结的患者，异丙肾上腺素适用于任何部位的房室传导阻滞。对于症状明显、心室率缓慢者，应及早给予心脏起搏治疗	

考点十一：各类抗心律失常药

分类	作用原理	代表药物
Ⅰ类	阻滞快速钠通道	—
ⅠA	减慢动作电位 0 相上升速度（V_{max}），延长动作电位时限	奎尼丁、普鲁卡因胺、丙吡胺
ⅠB	不减慢 V_{max}，缩短动作电位时限	美西律、苯妥英钠、利多卡因
ⅠC	减慢 V_{max}，减慢传导与轻微延长动作电位时限	氟卡尼、恩卡尼、普罗帕酮
Ⅱ类	拮抗 β 肾上腺素能受体，抑制 0 期上升最大速率，降低自律性，减慢传导	美托洛尔、阿替洛尔、比索洛尔
Ⅲ类	阻滞钾通道，延缓膜复极化，延长 ERP。对 0 期去极化最大速率的影响不明显	胺碘酮、索他洛尔
Ⅳ类	阻滞慢钙通道，抑制 Ca^{2+} 内流。延长动作电位 1、2 期，抑制 4 期去极化，自律性降低，0 期去极化最大速率降低	维拉帕米、地尔硫䓬

考点十二：各类心脏瓣膜病的杂音特点

瓣膜病	杂音变化
二尖瓣狭窄	心尖部舒张中、晚期隆隆样递增型杂音，不传导
二尖瓣关闭不全	心尖部全收缩期吹风样杂音，向左腋下传导，左侧卧位呼气末加强
主动脉瓣狭窄	主动脉瓣区收缩早期喷射性杂音，向心尖部传导，前倾坐位呼气末增强
主动脉瓣关闭不全	主动脉瓣区高调叹气样递减型舒张早期杂音，坐位并前倾和深呼气时易听到
动脉导管未闭	胸骨左缘第 2、第 3 肋间，连续性，粗糙的机器样杂音
Graham Steell 杂音	各种病变引起的肺动脉扩张造成肺动脉瓣相对关闭不全，在肺动脉瓣区出现的舒张期递减型杂音。见于二尖瓣狭窄、肺动脉高压

续表

瓣膜病	杂音变化
Austin Flint 杂音	在主动脉瓣关闭不全时，左心室血容量大，二尖瓣位置高，造成相对二尖瓣狭窄而产生舒张期隆隆样杂音。见于主动脉关闭不全

考点十三：不稳定型心绞痛的严重程度分级（Braunwald 分级）

严重程度	定义
Ⅰ级	严重的初发型心绞痛或恶化型心绞痛，无静息疼痛
Ⅱ级	亚急性静息型心绞痛（1 个月内发生过，但 48 小时内无发作）
Ⅲ级	急性静息型心绞痛（在 48 小时内有发作）
临床环境	**定义**
A	继发性心绞痛，在冠状动脉狭窄的基础上存在加剧心肌缺血的冠状动脉以外的疾病
B	原发性心绞痛，无加剧心肌缺血的冠状动脉以外的疾病
C	心肌梗死后心绞痛，心肌梗死后 2 周内发生的不稳定型心绞痛

考点十四：心绞痛和急性心肌梗死的鉴别

鉴别诊断项目		心绞痛	急性心肌梗死
疼痛	部位	胸骨上、中段后	可稍低或上腹部
	性质	压榨样或窒息性	更剧烈
	诱因	劳力、情绪激动	不常有
	时限	短，持续数分钟至 10 余分钟，多为 3～5 分钟，一般不超过半小时	长，数小时或 1～2 天
	频率	频繁发作	不频繁
	NTG 的疗效	显著	无效
气喘、肺水肿		极少	常有
血压		升高或无改变	常降低，甚至休克
心包摩擦音		无	常有
坏死物质吸收表现	发热	无	常有
	WBC增加（嗜酸性粒细胞减少）	无	常有
	ESR 增快	无	常有
	心肌酶增高	无	有
心电图改变		无，或暂时性 ST 段和 T 波改变极少	特征性和动态性改变

考点十五：心肌坏死标志物的鉴别

心肌坏死标志物	开始升高	达高峰	恢复正常	特点
血清肌红蛋白（SMB）	2小时	12小时	24～48小时	最早出现，特异性不强
肌钙蛋白I（cTnI）	3～4小时	11～24小时	7～10天	特异性高，最晚消失
肌钙蛋白T（cTnT）		24～48小时	10～14天	
肌酸激酶同工酶（CK-MB）	4小时内	16～24小时	3～4天	反映梗死范围、判断溶栓是否成功

考点十六：原发性高血压的临床标准

类别	收缩压/mmHg	舒张压/mmHg
正常血压	＜120	＜80
正常高值	120～139	80～89
1级高血压（轻度）	140～159	90～99
2级高血压（中度）	160～179	100～109
3级高血压（重度）	≥180	≥110

考点十七：原发性高血压的危险度分层

危险因素和病史	血压/mmHg		
	1级（收缩压140～159或舒张压90～99）	2级（收缩压160～179或舒张压100～109）	3级（收缩压180或舒张压110）
无其他危险因素	低危	中危	高危
1～2个危险因素	中危	中危	很高危
3个危险因素或靶器官损害	高危	高危	很高危
有并发症或糖尿病	很高危	很高危	很高危

净哥速记口诀

1. 心血管疾病的危险因素包括吸烟、高脂血症、糖尿病、年龄＞60岁的男性或绝经后女性、心血管疾病家族史（发病年龄女性＜65岁，男性＜55岁）。

2. 用于分层的并发症包括心脏疾病（左心室肥大、心绞痛、心肌梗死、既往曾接受冠状动脉旁路手术、心力衰竭），脑血管疾病（脑卒中或短暂性脑缺血发作），肾脏疾病（蛋白尿或血肌酐升高），周围动脉疾病，高血压视网膜病变（≥Ⅲ级）。

考点十八：各类继发性高血压

疾病	病因	临床表现	诊断
肾实质性高血压（最常见）	急、慢性肾小球肾炎，糖尿病肾病，慢性肾盂肾炎，多囊肾和肾移植后等多种肾脏病变	肾实质性高血压往往在发现时已经有蛋白尿、血尿和贫血＋血压升高＋肾小球滤过功能减退，肌酐清除率下降	肾穿刺组织学检查有助于确诊
肾血管性高血压	肾动脉主干或分支狭窄引起的高血压，常见的病因有多发性大动脉炎、肾动脉纤维肌性发育不良和动脉粥样硬化	凡进展迅速或突然加重的高血压，体检时在上腹部或背部肋脊角处可闻及血管杂音	肾动脉造影可确诊
原发性醛固酮增多症	肾上腺皮质增生或肿瘤分泌过多醛固酮所致	长期高血压伴低血钾＋肌无力	电解质测定
嗜铬细胞瘤	肿瘤间歇或持续释放过多的肾上腺素、去甲肾上腺素与多巴胺	阵发性高血压＋心动过速＋面色苍白	—
皮质醇增多症	糖皮质激素过多	高血压＋激素表现+24小时尿17-羟和17-酮类固醇增多	地塞米松抑制试验和肾上腺皮质激素兴奋试验
主动脉缩窄	多数为先天性，少数是多发性大动脉炎所致	上臂血压增高，而下肢血压不高或降低	主动脉造影可确诊

考点十九：抗高血压药的鉴别

药物		作用机制	适应证	禁忌证	不良反应
利尿药	噻嗪类（使用最多）	主要通过排钠，减少细胞外容量，降低外周血管阻力	轻、中度高血压，单纯收缩期高血压，盐敏感性高血压，合并肥胖或糖尿病、更年期女性、合并心力衰竭和老年人高血压	痛风	低钾血症，影响血脂、血糖和血尿酸代谢，乏力，尿量增多
	袢利尿药		肾功能不全	—	低钾血症
	保钾利尿药		—	肾功能不全	高钾血症
β受体拮抗剂（非选择性：普萘洛尔；选择性β_1受体拮抗剂：美托洛尔、阿替洛尔）		通过抑制中枢和外周的RAAS，抑制心肌收缩力和减慢心率发挥降血压作用	各种高血压，尤其是心率较快的中青年患者或合并心绞痛的患者，对心肌有保护作用	急性心力衰竭、支气管哮喘、心动过缓、房室传导阻滞和周围血管疾病；糖尿病慎用	心动过缓、乏力、四肢发冷

续表

药物		作用机制	适应证	禁忌证	不良反应
钙通道阻滞剂	二氢吡啶类：硝苯地平	通过阻滞细胞外的 Ca^{2+} 经电压门控L型钙通道进入血管平滑肌细胞内，减弱兴奋收缩偶联，降低阻力血管的收缩反应；还能减轻ATⅡ和 α_1 受体的缩血管效应，减少肾小管对钠的重吸收	老年人高血压，合并糖尿病、冠心病或周围血管疾病的患者；长期治疗时还具有抗动脉粥样硬化作用	心力衰竭	心率增快、面部潮红、头痛、下肢水肿
	非二氢吡啶类：地尔硫䓬、维拉帕米等			心力衰竭、窦房结功能低下或心脏传导阻滞	抑制心肌收缩及自律性和传导性
血管紧张素转换酶（ACE）抑制药（卡托普利、依那普利）		通过抑制外周和组织内的ACE，使ATⅡ生成减少，同时抑制激肽酶使缓激肽的降解减少	伴有心力衰竭、心肌梗死后、糖耐量减退或糖尿病、肾病的高血压患者，作用持久平稳，治疗剂量窗较宽	高钾血症、妊娠和双侧肾动脉狭窄；血肌酐＞265mmol/L应慎用	刺激性干咳和血管性水肿
血管紧张素Ⅱ（ATⅡ）受体阻滞剂（氯沙坦、缬沙坦）		通过拮抗组织内的ATⅡ受体亚型 AT_1，更充分有效地阻断ATⅡ的水钠潴留、血管收缩与重构作用	与ACEI相同，降血压作用起效缓慢，但持久而平稳	与ACEI相同	与ACEI相同，但不引起干咳

考点二十：各类原发性心肌病的鉴别

鉴别	扩张型心肌病	肥厚型心肌病	限制型心肌病
左室射血分数	症状明显时＜30%	＞60%	25%～50%
左心室舒张末期内径	≥60mm	缩小	＜60mm
心室壁厚度	变薄	明显增厚	正常或增加
左心房	增大	增大	增大，甚至巨大
瓣膜反流	先二尖瓣，后三尖瓣	二尖瓣反流	有，一般不严重
常见的首发症状	耐力下降	耐力下降，可有胸痛	耐力下降，水肿

续表

鉴别	扩张型心肌病	肥厚型心肌病	限制型心肌病
心力衰竭症状	左心衰竭先于右心衰竭	晚期出现左心衰竭	右心衰竭显著
常见的心律失常	室性心动过速、传导阻滞、心房颤动	室性心动过速、心房颤动	传导阻滞、心房颤动

考点二十一：2类感染性心内膜炎的鉴别

分类	急性感染性心内膜炎	亚急性感染性心内膜炎
致病菌	金黄色葡萄球菌	草绿色链球菌
特点	①中毒症状明显；②病程进展迅速，数天至数周引起瓣膜破坏；③感染迁移多见	①中毒症状轻；②病程为数周至数月；③感染迁移少见
受累瓣膜	主要累及正常瓣膜，主动脉瓣常受累	好发于二尖瓣和主动脉瓣，累及器质性瓣膜

考点二十二：各种英文体征的鉴别

体征	临床意义	见于
Duroziez 征	轻压听诊器于股动脉上可闻及连续全期吹风样杂音	主动脉瓣关闭不全
Traube 征	枪击音	主动脉瓣关闭不全、甲状腺功能亢进症、严重贫血
De Musset 征	点头征	主动脉瓣关闭不全
尤尔特（Ewart）征	即心包积液征，是指渗出性心包炎有大量心包积液时，在左肩胛骨下可出现浊音及支气管呼吸音	心包积液
Rotch 征	是指急性心包炎时，在胸骨右缘第3~6肋间出现浊音	急性心包炎
Kussmaul 征	吸气时颈静脉扩张	缩窄性心包炎
Osler 结节	为指（趾）垫出现的豌豆大的红色或紫色痛性结节	亚急性感染性心内膜炎
Roth 斑	为视网膜的卵圆形出血斑，其中心呈白色	亚急性感染性心内膜炎
Janeway 损害	为手掌和足底出现的直径为1~4mm的出血红斑	急性感染性心内膜炎
Beck 三联征	静脉压升高、心音低、动脉压低	急性心脏压塞

第三章 消化系统疾病

考点一：胃食管反流病的临床表现

食管症状	典型症状	烧心和反流，常发生在餐后1小时。卧位、弯腰、腹压增高时可加重，也可发生在夜间睡眠时
	非典型症状	胸骨后疼痛，严重时为刺痛，可放射至心前区、肩背部、颈部和耳后；吞咽困难
食管外症状（呼吸系统）	轻者：咽喉炎、慢性咳嗽、声音嘶哑、哮喘和癔球症（咽部异物感） 重者：吸入性肺炎、肺间质纤维化	
并发症	上消化道出血、食管狭窄、Barrett食管	

考点二：胃食管反流病的抑酸药使用原则

类型	代表药物	作用	适应证	疗程
H_2受体拮抗剂	西咪替丁、雷尼替丁	减少24小时胃酸分泌，不能有效抑制进食刺激的胃酸分泌	轻、中症患者	8～12周
质子泵抑制剂（PPI）	奥美拉唑、兰索拉唑、泮托拉唑	抑酸作用强，对本病的疗效优于H_2RA	特别适用于症状重、有严重食管炎的患者	4～8周
抗酸药	碳酸氢钠、碳酸钙、氧化镁	临时缓解症状	仅用于症状轻、间歇发作的患者	—

注：抑酸作用为奥美拉唑＞法莫替丁＞雷尼替丁＝尼扎替丁＞西咪替丁。

考点三：胃黏膜保护剂的鉴别

药物	作用机制	副作用
硫糖铝、氢氧化铝凝胶	中和胃酸、保护溃疡面，促进前列腺素的合成、刺激表皮生长因子的分泌	便秘
枸橼酸铋钾、果胶铋	形成胶体，保护溃疡面，包裹Hp、干扰Hp代谢，有杀Hp作用	舌苔和粪便发黑，肾功能不全者忌用
米索前列醇	抑制胃酸分泌，增加胃、十二指肠黏膜的黏液及碳酸氢盐分泌，增加黏膜血流	增加黏膜血流主要用于NSAID相关性溃疡的预防，因会引起子宫收缩，故孕妇忌服

考点四：慢性萎缩性胃炎的分类

分类	A型胃炎	B型胃炎
别称	自身免疫性胃炎、慢性胃体炎	多灶萎缩性胃炎、慢性胃窦炎
累及部位	胃体、胃底	胃窦

续表

分类	A 型胃炎	B 型胃炎
基本病理变化	胃体黏膜萎缩、腺体减少	胃窦黏膜萎缩、腺体减少
病因	多由自身免疫性反应引起	幽门螺杆菌感染（90%）
贫血	常伴有，甚至恶性贫血	无
血清维生素 B_{12}	↓↓（恶性贫血时吸收障碍）	正常
抗内因子抗体（IFA）	+（占 75%）	无
抗胃壁细胞抗体（PCA）	+（占 90%）	+（占 30%）
胃酸	↓↓	正常或偏低
血清促胃液素	↑↑（恶性贫血时更高）	正常或偏低

考点五：胃溃疡（GU）和十二指肠溃疡（DU）的鉴别

鉴别	GU（防御下降）	DU（胃酸攻击上升）
发病年龄	中老年	青壮年
部位	胃角和胃窦小弯	球部
疼痛规律	进食→疼痛→缓解	疼痛→进食→缓解
腹痛特点	多为进食痛，夜间痛少见	多为饥饿痛、夜间痛，节律性疼痛多见
癌变	少数发生（＜1%）	无
复发率	低	高

考点六：溃疡性结肠炎和克罗恩病的鉴别

项目	溃疡性结肠炎	克罗恩病
症状	脓血便多见	有腹痛、腹泻，但脓血便少见
病变分布	病变连续	呈节段性
直肠受累	绝大多数受累	少见
末段回肠受累	少见	多见
肠腔狭窄	少见，中心性	多见，偏心性
瘘管形成	罕见	多见
内镜表现	溃疡浅，黏膜弥漫性充血水肿、颗粒状	纵行溃疡，伴周围黏膜正常或鹅卵石样改变
病理改变	病变主要在黏膜层，有浅溃疡、隐窝脓肿、杯状细胞减少等	节段性全壁炎，有裂隙状溃疡、非干酪样肉芽肿等

考点七：肝性脑病的临床表现

分期	高级神经中枢功能紊乱	运动和反射异常
0 期（潜伏期）	又称为轻微肝性脑病。无行为、性格异常，无神经系统病理征，脑电图正常，心理智力测试、诱发电位和临界闪烁频率有轻微异常	

续表

分期	高级神经中枢功能紊乱	运动和反射异常
1期（前驱期）	焦虑、欣快、激动、淡漠、睡眠倒错、健忘等轻度精神异常	可有扑翼样震颤；易忽略。脑电图正常
2期（昏迷前期）	嗜睡、行为异常、言语不清、书写障碍及定向力障碍	有腱反射亢进、肌张力增高、踝阵挛及 Babinski 征阳性等神经体征，有扑翼样震颤；脑电图异常
3期（昏睡期）	昏睡，但可唤醒，各种神经体征持续或加重	有扑翼样震颤，肌张力高，腱反射亢进，锥体束征常阳性
4期（昏迷期）	昏迷，不能唤醒	扑翼样震颤无法引出。浅昏迷时，腱反射和肌张力亢进；深昏迷时，各种反射消失，肌张力降低

考点八：肝性脑病的治疗

消除诱因	低蛋白饮食，慎用镇静药，纠正水、电解质紊乱，消除消化道积血，吸氧，控制感染，防治便秘
药物治疗	减少氨的生成和吸收：清洁肠道（酸性溶液灌肠）；口服不吸收糖降低结肠 pH（乳果糖）；口服抗生素抑制肠道细菌（利福昔明）
	促进氨的代谢：L-鸟氨酸 -L-天冬氨酸（促进尿素循环）
	支链氨基酸（亮、异亮、缬）：抑制假性递质的形成
	GABA/BZ（γ-氨基丁酸 / 苯二氮䓬）复合受体拮抗剂：氟马西尼
	慎用镇静药。烦躁、抽搐时禁用阿片类、巴比妥类、苯二氮䓬类，可试用异丙嗪、氯苯那敏（扑尔敏）等抗组胺药
其他	肝移植

考点九：特殊解毒药的应用

金属中毒的解毒药	依地酸钙钠（EDTA Ca-Na_2）：用于铅中毒；二巯丙醇（BAL）：此药含有活性巯基（—SH），用于治疗砷、汞中毒；去铁胺：用于铁、镍、铊中毒
高铁血红蛋白血症的解毒药	小剂量亚甲蓝：用于亚硝酸盐、苯胺、硝基苯等中毒引起的高铁血红蛋白血症
氰化物中毒的解毒药	一般采用立即吸入亚硝酸盐，随即用硫代硫酸钠治疗
中枢神经抑制剂中毒的解毒药	纳洛酮：用于阿片类麻醉药中毒、急性酒精中毒、各种镇静催眠药如地西泮等中毒；氟马西尼：用于苯二氮䓬类中毒
有机磷农药中毒的解毒药	阿托品、碘解磷定

考点十：有机磷农药中毒的临床分级

级别	临床表现	ChE 活力值
轻度中毒	仅有 M 样症状	70% ~ 50%

续表

级别	临床表现	ChE 活力值
中度中毒	M 样症状加重，出现 N 样症状	50% ~ 30%
重度中毒	具有 M、N 样症状，并伴有肺水肿、抽搐、昏迷、呼吸肌麻痹和脑水肿	30% 以下

第四章 泌尿系统疾病

考点一：蛋白尿的分类

种类		产生机制	常见疾病
生理性	功能性	轻度、暂时性蛋白尿	高热、剧烈运动、急性疾病、直立体位
	体位性蛋白尿	于直立和脊柱前凸姿势时出现蛋白尿，卧位时尿蛋白消失，一般＜1g/d	青春发育期青少年
肾小球性（最常见）		肾小球滤过膜分子屏障及电荷屏障受损，血浆蛋白大量滤入原尿。如病变较轻，则仅有白蛋白滤过增多，称为选择性蛋白尿	①原发性肾小球损害性疾病：肾小球肾炎、肾病综合征；②继发性肾小球损害性疾病：糖尿病、高血压、SLE、妊娠高血压综合征
		若病变加重，更高分子量的蛋白质（主要是 IgG）无选择性地滤出，称为非选择性蛋白尿	
肾小管性		炎症或中毒引起近曲小管对低分子量蛋白质的重吸收减弱，导致小分子蛋白质从尿中排出，包括 β_2- 微球蛋白、溶菌酶、核糖核酸酶等。尿蛋白总量一般不超过 2g/d	①炎症：肾盂肾炎、间质性肾炎；②中毒：肾小管性酸中毒、重金属（汞、镉、铋）中毒、药物（庆大霉素、多黏菌素 K）中毒、肾移植术后
溢出性		血浆的中、低分子量蛋白质（如多发性骨髓瘤轻链蛋白、血红蛋白、肌红蛋白等）超过肾小管的重吸收能力所致	①血红蛋白尿、肌红蛋白尿：溶血性贫血、挤压综合征；②本周蛋白尿：多发性骨髓瘤、异常蛋白血症、轻链沉积病
组织性		肾组织被破坏或肾小管分泌蛋白质增多所致	多为低分子量蛋白尿，以 T-H 糖蛋白为主要成分

考点二：肾小球源性血尿与非肾小球源性血尿的鉴别

鉴别	肾小球源性血尿	非肾小球源性血尿
发病原因	肾小球基底膜断裂，红细胞通过时受挤压，呈现变形红细胞	红细胞未受挤压，变形红细胞＜50%
常见病因	各类肾小球疾病	肾结石、结核、肿瘤、肾盂肾炎、急性膀胱炎

续表

鉴别	肾小球源性血尿	非肾小球源性血尿
相差显微镜所见	多形变化的红细胞常＞50%	正常红细胞，血、尿变形红细胞＜50%
尿红细胞容积分布曲线	非对称曲线，其峰值红细胞容积小于静脉峰值红细胞容积	对称曲线，其峰值红细胞容积大于静脉峰值红细胞容积
红细胞管型	经典表现	无

考点三：肾脏疾病的常见综合征

名称	特点
肾病综合征	各种原因所致的大量蛋白尿（＞3.5g/d），低白蛋白血症（＜30g/L），明显水肿和高脂血症
肾炎综合征	以血尿、蛋白尿、水肿和高血压为特点的综合征。按起病急缓和转归，可分为急性肾炎综合征、急进性肾炎综合征（肾功能急性进行性恶化，于数周至数月内发展为少尿或无尿的肾衰竭）和慢性肾炎综合征
无症状性尿检异常	包括无症状性蛋白尿和血尿，是指轻、中度蛋白尿和血尿，不伴有水肿、高血压等明显的症状
急性肾衰竭综合征	临床主要表现为少尿、无尿，含氮代谢产物在血中潴留，水、电解质紊乱及酸碱平衡紊乱等
慢性肾衰竭综合征	临床主要表现为消化系症状、心血管并发症及贫血、肾性骨病等

考点四：新月体性肾小球肾炎（急进性肾小球肾炎，RPGN）的免疫病理分型

分型	Ⅰ型 RPGN	Ⅱ型 RPGN	Ⅲ型 RPGN
别称	抗肾小球基底膜性肾炎	免疫复合物型	少免疫沉积型
发病原理	由抗肾小球基底膜（GBM）抗体引起	肾小球循环免疫复合物沉积	血清抗中性粒细胞胞质抗体（ANCA）常呈阳性
光镜	新月体形成	新月体形成伴有肾小球内皮细胞和系膜细胞增殖	新月体形成，肾小球节段性纤维素样坏死
电镜	无电子致密沉积物沉积	电子致密沉积物沉积于系膜区和内皮下	无电子致密沉积物沉积
免疫荧光	IgG、C3 线条状沉积于肾小球毛细血管壁	IgG、C3 颗粒状沉积于系膜区或毛细血管壁	无沉积
疾病	Goodpasture 综合征	感染后性、SLE、过敏性紫癜	ANCA 相关性、Wegener 肉芽肿、显微型结节性多动脉炎

考点五：肾病综合征的病理类型及临床特征

类型	好发人群	光镜	电镜	免疫荧光	临床特点	治疗原则
微小病变性	儿童	肾小球基本正常，近曲小管上皮细胞可见脂肪变性	广泛脏层上皮细胞足突融合	阴性	主要为蛋白尿。90%以上的患者对糖皮质激素治疗敏感，复发率＞60%。本病可转变为系膜增生性肾小球肾炎，进而转变为局灶性节段性	90%对糖皮质激素治疗敏感；30%~40%数月后可自行缓解
膜性肾病	中老年	基底膜逐渐增厚	足突融合，有钉突形成	IgG、C3	极易发生血栓、栓塞，肾静脉血栓的发生率可高达40%~50%	自发缓解，70%的早期患者（未形成钉突前）给予激素和细胞毒性药物可达到临床缓解
局灶节段性肾小球硬化	青少年男性	局灶性、节段性肾小球硬化，相应的肾小管萎缩，肾间质纤维化	足突广泛融合，基底膜塌陷	IgM和C3在受累节段呈团块状沉积	起病隐匿，主要表现为肾病综合征，约75%的患者伴有血尿，确诊时常已有高血压和肾功能减退	对激素和细胞毒性药物的反应差
系膜增生性肾炎	青少年	肾小球系膜细胞和系膜基质弥漫性增殖	系膜区可见电子致密沉积物	IgA/IgG、C3	约50%的患者有前驱感染。非IgA系膜增生性肾小球肾炎约50%表现为NS，约70%伴有血尿；而IgA肾病几乎均有血尿，约15%出现NS	多数对激素和细胞毒性药物的反应良好
膜增生性肾炎	青壮年	系膜细胞和系膜基质弥漫性重度增殖，可插入肾小球基底膜和内皮细胞之间，呈现双轨征	系膜区和内皮下可见电子致密沉积物沉积	IgG和C3呈颗粒状	1/4~1/3的患者常在上呼吸道感染后表现为急性肾炎综合征；几乎所有患者均伴有血尿，50%~70%的病例的血清C3持续降低	激素和细胞毒性药物的疗效差

考点六：急性肾小球肾炎与 IgA 肾病的鉴别

鉴别	急性肾小球肾炎	IgA 肾病
发病年龄	青少年男性	
血尿	有	
上呼吸道感染史	潜伏期长，1～3 周	潜伏期短，1～3 天
临床表现	伴有蛋白尿、水肿、高血压和肾功能一过性恶化	无水肿、高血压和肾功能减退
光镜	内皮细胞和系膜细胞增殖	系膜细胞和系膜基质弥漫性增殖
免疫荧光	IgG 及 C3 呈粗颗粒状沿毛细血管壁和系膜区沉积	以 IgA 为主呈颗粒样或团块样在系膜区或伴毛细血管壁分布
免疫学检查	血清 C3 及总补体下降，8 周内恢复正常	—
治疗	有自愈倾向	病情反复

考点七：急性肾盂肾炎和急性膀胱炎的鉴别

鉴别	急性肾盂肾炎	急性膀胱炎
全身症状	弛张热、寒战、恶心、呕吐	不明显
体温	＞38.0℃	常不超过 38.0℃
泌尿系统症状	尿频、尿急、尿痛、排尿困难、下腹部疼痛、腰痛	尿频、尿急、尿痛、排尿不适、下腹部疼痛等
体格检查	发热、心动过速和全身肌肉压痛，一侧或两侧肋脊角或输尿管点压痛和肾区叩击痛	少数患者出现腰痛、发热
疗程	2 周	3 天

考点八：肾前性少尿与急性肾小管坏死（ATN）的鉴别

诊断指标	肾前性少尿	ATN
尿沉渣	透明管型	棕色颗粒管型
尿比重	＞1.018	＜1.012
尿渗透压 /（mOsm/kg H_2O）	＞500	＜250
血尿素氮 / 血肌酐	＞20	＜10～15
尿肌酐 / 血肌酐	＞40	＜20
尿钠浓度 /（mmol/L）	＜10	＞20
肾衰指数	＜1	＞1
钠排泄分数 /%	＜1	＞1

考点九：慢性肾脏病的具体分期情况

慢性肾衰竭的分期	血肌酐（Scr）/（μmol/L）	GFR/（mg/dl）	CKD 分期
肾功能代偿期	133～177	60～89	CKD 2 期
失代偿期	177～442	30～59	CKD 3 期
肾衰竭期	442～707	15～29	CKD 4 期
尿毒症期	≥707	＜15	CKD 5 期

第五章　血液系统疾病

考点一：贫血严重程度的划分标准

血红蛋白浓度	＜30g/L	30～59g/L	60～90g/L	＞90g/L
贫血的严重程度	极重度	重度	中度	轻度

考点二：红细胞形态特点分类

类型	MCV/fl	MCH/pg	MCHC/%	疾病
大细胞性贫血	＞100	＞34	32～35	巨幼细胞贫血
正常细胞性贫血	80～100	27～34	32～35	再生障碍性贫血、急性失血性贫血、溶血性贫血、骨髓病性贫血
小细胞低色素性贫血	＜80	＜27	＜32	缺铁性贫血、铁粒幼细胞贫血、地中海贫血、慢性病贫血

注：MCV—红细胞的平均体积；MCH—红细胞的平均血红蛋白量；MCHC—红细胞的平均血红蛋白浓度。

考点三：缺铁性贫血的实验室检查

血象	呈小细胞低色素性贫血；网织红细胞计数正常或轻度增高，白细胞和血小板计数正常或减低
骨髓象	增生活跃或明显活跃；以红系增生为主（以中、晚幼红细胞为主），呈“核老浆幼”现象
铁代谢	血清铁↓＜8.95μmol/L，转铁蛋白饱和度↓＜15%，血清铁蛋白↓＜12μg/L，总铁结合力↑＞64.44μmol/L
红细胞内卟啉代谢	游离原卟啉（FEP）升高，提示血红素合成障碍
外周血涂片	红细胞体积小，中央淡染区扩大
血清转铁蛋白受体	sTfR 测定是迄今反映缺铁性红细胞生成的最佳指标，sTfR＞26.5nmol/L（2.25μg/ml）可诊断缺铁

净哥速记口诀

总铁结合力、游离原卟啉、血清转铁蛋白受体升高；血清铁、血清铁蛋白、转铁蛋白饱和度、骨髓铁染色均降低。

考点四：缺血性贫血与其他小细胞性贫血的鉴别

鉴别	缺铁性贫血	铁粒幼细胞贫血	慢性病贫血	地中海贫血
机制	铁不足	铁利用障碍	铁转运障碍	珠蛋白异常
血清铁	↓	↑	↓	↑
血清铁蛋白	↓	↑	↑	↑
转铁蛋白饱和度	↓	↑	↓	↑
总铁结合力	↑	—	↓	—
骨髓铁染色	↓	↑	↑	↑

考点五：急性溶血与慢性溶血的鉴别

鉴别	急性溶血	慢性溶血
溶血类型	血管内	血管外
起病	急	缓慢
全身症状	严重的腰背及四肢酸痛，伴头痛、呕吐、寒战	轻微
贫血	有	有
黄疸	有	有
肝脾大	不明显	明显
尿色	酱油样尿（血红蛋白尿）	不明显
并发症	严重者心力衰竭、肾衰竭	胆结石、肝损害

考点六：血管内溶血和血管外溶血的鉴别

鉴别	血管内溶血	血管外溶血
病因	红细胞在血液循环中遭到破坏，释放游离的血红蛋白引起症状	单核巨噬细胞系统吞噬裂解红细胞后，释放的血红蛋白可分解为珠蛋白和血红素
尿液变化	血红蛋白尿 +、含铁血黄素尿 +	一般无血红蛋白尿及含铁血黄素尿
游离胆红素	不高	增高
黄疸	黄疸轻重，明显	黄疸轻重，明显
常见原因	血型不合的输血、PNH、冷抗体型自身免疫性溶血性贫血、G-6-PD缺乏症	遗传性球形红细胞增多症、地中海贫血、温抗体型自身免疫性溶血性贫血
病程	多表现为急性溶血	多表现为慢性溶血
临床症状	高热寒战、腰背酸痛、头痛、呕吐、黄疸、休克、急性肾衰竭	贫血、黄疸、脾大

净哥速记口诀

特殊试验对应的相关疾病：

1. 抗球蛋白试验（Coombs 试验）：自身免疫性溶血性贫血。

2. 红细胞渗透脆性试验：遗传性球形红细胞增多症。

3. 高铁血红蛋白还原试验：葡萄糖 -6- 磷酸脱氢酶缺乏症（蚕豆病）。

4. 酸溶血试验（Ham 试验）、蔗糖水溶血试验、蛇毒因子溶血试验：阵发性睡眠性血红蛋白尿症。

考点七：骨髓增生异常综合征（MDS）的分型

FAB 类型	外周血	骨髓
难治性贫血（RA）	原始细胞＜1%	原始细胞＜5%
环形铁粒幼细胞性难治性贫血（RAS）	原始细胞＜1%	原始细胞＜5%，环形铁幼粒细胞＞全髓有核细胞的 15%
难治性贫血伴原始细胞增多（RAEB）	原始细胞＜5%	原始细胞 5%～20%
难治性贫血伴原始细胞增多—转变型（RAEB-t）	原始细胞≥5%	原始细胞 20%～30%；或幼粒细胞出现 Auer 小体
慢性粒—单核细胞白血病（CMML）	原始细胞＜5%，单核细胞绝对值＞1×10^9/L	原始细胞 5%～20%

考点八：白血病细胞增殖浸润的表现

症状	临床特点
淋巴结肿大和肝脾大	淋巴结肿大以 ALL 较多见，纵隔淋巴结肿大常见于 T 细胞 ALL。白血病患者可有轻至中度肝脾大；除 CML 外，巨脾罕见（脾大超过肋下 10cm）
骨骼和关节	常有胸骨下段局部压痛
眼部	AML 形成绿色瘤常累及骨膜，以眼眶部位最常见
口腔和皮肤	AML 尤其是 M_4 和 M_5，由于白血病细胞浸润可使牙龈增生、肿胀；皮肤可出现蓝灰色斑丘疹，局部皮肤隆起、变硬，呈紫蓝色结节
中枢神经系统白血病（CNSL）	常发生在治疗后缓解期，是由于化疗药物难以通过血脑屏障，隐藏在中枢神经系统内的白血病细胞不能被有效杀灭，因而引起 CNSL。以 ALL 最常见，儿童尤甚。临床上轻者表现为头痛、头晕；重者有呕吐、颈项强直，甚至抽搐、昏迷
睾丸	多为一侧性无痛性肿大；另一侧虽无肿大，但在活检时往往也发现有白血病细胞浸润。多见于 ALL 化疗缓解后的幼儿和青年，是仅次于 CNSL 的白血病髓外复发的根源。对于睾丸白血病患者，即使仅有单侧睾丸白血病也要进行双侧照射和全身化疗

考点九：白血病的细胞化学

检验项目	急性淋巴细胞白血病	急性粒细胞白血病	急性单核细胞白血病
髓过氧化物酶（MPO）	（–）	分化差的原始细胞（–）~（+） 分化好的原始细胞（+）~（+++）	（–）~（+）
糖原染色（PAS）	（+），成块或颗粒状	（–）或（+），弥漫性淡红色	（–）或（+），弥漫性淡红色或颗粒状
非特异性酯酶（NEC）	（–）	（–）或（+），氟化钠抑制＜50%	（+），氟化钠抑制≥50%
中性粒细胞碱性磷酸酶（NAP）	增加	减少或（–）	正常或增加

净哥速记口诀

中性粒细胞碱性磷酸酶（NAP）升高的常见疾病有严重化脓性感染、再生障碍性贫血、类白血病反应、急淋、急单、慢粒白血病急性变、原发性血小板增多症等；中性粒细胞碱性磷酸酶（NAP）降低的常见疾病有单纯性病毒感染、阵发性睡眠性血红蛋白尿症（PNH）、慢粒、急粒等。

记忆口诀如下：细菌高，病毒低；再障高，睡眠低；类白高，慢粒低；淋单高，急粒低。

考点十：各种小体的鉴别

概念	病理特征	临床常见疾病
Howell-Jolly 小体	红细胞或有核红细胞内 1μm 大小的暗紫色小体，为细胞分裂中的核碎片	红白血病、巨幼细胞贫血，切脾后、无脾、脾萎缩、脾功能低下
Heinz 小体	是红细胞内变性珠蛋白的包涵体，光镜下可见红细胞内 1～2μm 大小的颗粒状折光小体，分布于胞膜上	不稳定血红蛋白病、红细胞葡萄糖-6-磷酸脱氢酶缺乏症、苯胺或硝基类化合物中毒的溶血性贫血
Auer 小体	细胞质内出现的一至数根细棒状或针状小体，结构均匀一致，并非颗粒连接而成，称为 Auer 小体，它是一种免疫球蛋白	急粒、急单（急淋 Auer 小体阴性）、多发性骨髓瘤、浆细胞白血病、颗粒网状细胞白血病、MDS RAEB-t 型

考点十一：霍奇金淋巴瘤的组织学分型

分型	病理特点	临床特点
淋巴细胞为主型	结节性浸润，主要为中、小淋巴细胞，RS 细胞少见	病变局限，预后较好

续表

分型	病理特点	临床特点
结节硬化型	以交织的胶原纤维将浸润细胞分隔成明显的结节，RS 细胞较大呈腔隙型，淋巴细胞、浆细胞、中性粒细胞及嗜酸性粒细胞多见	年轻发病。诊断时多为Ⅰ、Ⅱ期，预后相对较好
混合细胞型	纤维化伴局限性坏死，伴血管增生和纤维化。淋巴细胞、浆细胞、中性粒细胞及嗜酸性粒细胞与较多的 RS 细胞混合存在	有播散倾向，预后相对较差
富于淋巴细胞型	大量成熟的淋巴细胞，RS 细胞少见	预后好
淋巴细胞消减型	主要为组织细胞浸润、弥漫性纤维化及坏死，RS 细胞数量不等，多形性	多为老年人。诊断时已Ⅲ、Ⅳ期，预后差

净哥速记口诀

霍奇金淋巴瘤（HL）的首发症状是无痛性、进行性淋巴结肿大，部分患者表现为间歇性高热（Pel-Ebstein 热）。瘙痒可以是 HL 的全身唯一症状。骨髓涂片可见 RS 细胞，是霍奇金淋巴瘤的特征性表现。淋巴瘤的确诊主要靠病理检查，CT 是腹部检查的首选方法。

考点十二：较常见的非霍奇金淋巴瘤亚型

淋巴瘤类型	染色体易位	免疫标记	临床表现
边缘区淋巴瘤	t（11；18）	$CD5^+$、bcl-2^+	B 细胞来源，属于惰性淋巴瘤
滤泡性淋巴瘤	t（14；18）	$CD10^+$、bcl-2^+、bcl-6^+	B 细胞来源，属于惰性淋巴瘤。化疗反应好。但不能治愈，病程长，反复复发或转成侵袭性。脾和骨髓常受累
套细胞淋巴瘤	t（11；14）	$CD5^+$、bcl-1、$CD20^+$、cyclin $D1^+$	B 细胞来源，属于侵袭性淋巴瘤。老年男性多见。化疗完全缓解率较低。占 NHL 的 8%
弥漫大 B 细胞淋巴瘤	t（14；18）	bcl-2 基因易位	最常见的侵袭性 NHL
伯基特淋巴瘤	t（8；14），*MYC* 基因重排	$CD20^+$、$CD22^+$、$CD5^-$	严重侵袭性 NHL。在流行区以儿童多见。颌骨累及是其特点；非流行区病变主要累及回肠末端和腹部脏器
间变性大细胞淋巴瘤	t（2；5），*ALK* 基因阳性	$CD30^+$、Ki-1（+）	T 细胞来源，常有皮肤侵犯
外周 T 细胞淋巴瘤	—	$CD4^+$、$CD8^+$	侵袭性淋巴瘤。化疗效果较差，临床发展迅速

续表

淋巴瘤类型	染色体易位	免疫标记	临床表现
蕈样肉芽肿 / Sézary 综合征	—	$CD3^+$、$CD4^+$、$CD8^-$	属于惰性淋巴瘤。增殖的细胞为成熟的辅助性 T 细胞

第六章　内分泌系统和代谢性疾病

考点一：甲状腺功能亢进的治疗

方法	抗甲状腺药（ATD）	^{131}I	手术治疗	妊娠期甲亢的治疗
适应证	年龄较小、病情轻、甲状腺轻度肿大；孕妇、高龄或其他疾病不适宜手术；手术前和 ^{131}I 治疗前的准备；术后复发且不适宜 ^{131}I 治疗	①成人 Graves 病伴甲状腺肿大Ⅱ度以上；② ATD 治疗失败或过敏；③甲亢手术后复发；④甲亢伴心脏病；⑤甲亢合并白细胞和 / 或血小板减少或全血细胞减少；⑥甲亢合并肝肾损害；⑦拒绝手术治疗或有手术禁忌证	①中、重度甲亢，长期服药无效，或停药后复发，或不能坚持服药；②甲状腺肿大显著，压迫邻近器官；③胸骨后甲状腺肿伴甲亢；④多结节性甲状腺肿伴甲亢；⑤ ATD 治疗无效或过敏的妊娠期患者	妊娠 T1 期首选 PTU，T2、T3 期及哺乳期首选 MMI
禁忌证	白细胞＜3×10^9/L，或中性粒细胞＜1.5×10^9/L 停药	孕妇和哺乳期妇女	①合并较重的心脏、肝、肾疾病，不能耐受手术；②妊娠 T1、T3 期	—
不良反应	粒细胞减少和缺乏，药疹和过敏性皮肤病，中毒性肝病，ANCA 相关性小血管炎	甲状腺功能减退	—	必须择期手术者宜于妊娠 4 ~ 6 个月施行

考点二：各型库欣（Cushing）综合征的诊断试验鉴别

试验方法	抑制率≥50%	抑制率≤50%
小剂量地塞米松抑制试验	单纯性肥胖	库欣（Cushing）综合征
大剂量地塞米松抑制试验	库欣（Cushing）病	非垂体性库欣综合征
CRH 兴奋试验	库欣（Cushing）病	异位 ACTH 综合征、肾上腺皮质腺瘤
ACTH 兴奋试验	库欣（Cushing）病、异位 ACTH 综合征	肾上腺皮质腺瘤

考点三：1 型糖尿病和 2 型糖尿病的临床特点

鉴别	1 型糖尿病	2 型糖尿病
发病机制	胰岛素绝对不足	胰岛素抵抗、分泌缺陷
病理	残存 10% 的 B 细胞	残存 30% 以上的 B 细胞
起病	急	缓慢
胰岛素	低	释放延迟；高；低
发病年龄	青少年	任何年龄，常＞40 岁起病
症状	“三多一少”明显	不明显
体型	少肥胖	肥胖，脂肪分布异常
DKA	易发生	不易发生
治疗	胰岛素	口服药物、胰岛素

考点四：糖尿病视网膜病变和糖尿病肾病

鉴别	糖尿病视网膜病变	糖尿病肾病
发病情况	多发生在病史超过 10 年的患者，是失明的主要原因	多发生在病史超过 10 年的患者，是 1 型糖尿病的主要死因
分期	Ⅰ期：微血管瘤、小出血点；Ⅱ期：出现硬性渗出；Ⅲ期：出现棉絮状软性渗出；Ⅰ～Ⅲ期为非增殖期视网膜病变（NPDR）。Ⅳ期：新生血管形成、玻璃体积血；Ⅴ期；玻璃体机化；Ⅵ期：牵拉性视网膜脱离、失明；Ⅳ～Ⅵ期为增殖期视网膜病变（PDR），常伴糖尿病肾病及神经病变	Ⅰ期：糖尿病初期，肾小球超滤过；Ⅱ期：代偿期，尿白蛋白排泄率（UAER）正常，GFR↑；Ⅲ期：早期肾病期，UAER 20～200μg/min；Ⅳ期：临床肾病期，UAER＞200μg/min，GFR↓；Ⅴ期；尿毒症期，肾单位闭锁，UAER↓，Scr↑

考点五：口服降血糖药的鉴别

分类	磺酰脲类（SU）	格列奈类	双胍类	α-葡萄糖苷酶抑制药	噻唑烷二酮类
代表药物	格列本脲、格列齐特	罗格列奈	二甲双胍	阿卡波糖	罗格列酮、吡格列酮
机制	促进 Ca^{2+} 内流，刺激胰岛 B 细胞分泌胰岛素	促进胰岛素早时相分泌而降低餐后血糖	促进外周组织对葡萄糖的摄取和利用；抑制糖异生和糖原分解，抑制肝葡萄糖输出；减轻胰岛素抵抗	通过抑制小肠黏膜上皮细胞表面的α-葡萄糖苷酶而延缓糖吸收	增强靶细胞对胰岛素的敏感性，减轻胰岛素抵抗
适应证	2 型糖尿病。格列美脲的作用最强；格列喹酮经肾脏排出少，适用于中度肾功能减退者	T2DM 早期餐后高血糖阶段或以餐后高血糖为主的老年患者	① T2DM 的一线用药；② T1DM：与胰岛素联合应有可能减少胰岛素的用量和血糖波动	以糖类为主要食物成分，或空腹血糖正常而餐后血糖明显升高者	2 型，尤其胰岛素抵抗明显者

续表

分类	磺酰脲类（SU）	格列奈类	双胍类	α-葡萄糖苷酶抑制药	噻唑烷二酮类
主要不良反应	低血糖（主要）、体重增加、皮肤过敏反应、消化道症状等		消化道反应（主要）、乳酸酸中毒（最严重）、肾损害、皮肤过敏反应	胃肠道反应	水肿、体重增加
禁忌证	T1DM，有严重并发症或晚期B细胞功能很差者；T2DM，儿童糖尿病，孕妇、哺乳期妇女，大手术围手术期，全胰腺切除术后，对SUs过敏或有严重不良反应者等		①肾、肝、心、肺功能减退及高热患者禁忌，慢性胃肠病、慢性营养不良、消瘦者不宜使用；②T1DM不宜单独使用；③T2DM合并急性严重代谢紊乱、严重感染、外伤、大手术、孕妇和哺乳期妇女等；④对药物过敏或有严重不良反应者；⑤酗酒者	肝、肾功能不全者慎用；不宜用于有胃肠功能紊乱者、孕妇和哺乳期妇女、儿童	不宜用于T1DM、孕妇和哺乳期妇女、儿童；有心脏病、心力衰竭倾向或肝病者不用或慎用

考点六：胰岛素的分类

类别	短效胰岛素	中效胰岛素	长效胰岛素
制剂	胰岛素、半慢胰岛素锌混悬液	低精蛋白锌胰岛素、慢胰岛素锌混悬液	精蛋白锌胰岛素、特慢胰岛素锌混悬液

第七章　结缔组织病和风湿性疾病

考点一：风湿性疾病的分类

分类	疾病
弥漫性结缔组织病（CTD）	类风湿关节炎、红斑狼疮、硬皮病、多肌炎、重叠综合征、血管炎等
脊柱关节病	强直性脊柱炎、反应性关节炎、炎性肠病性关节炎、银屑病关节炎、未分化脊柱关节病等
退行性变性	骨关节炎（原发性、继发性）
与代谢和内分泌相关的风湿病	痛风、假性痛风、Marfan综合征、免疫缺陷病等
与感染相关的风湿病	反应性关节炎、风湿热等
与肿瘤相关的风湿病	原发性（滑膜瘤、滑膜肉瘤等）；继发性（多发性骨髓瘤、转移瘤等）

续表

分类	疾病
神经血管疾病	神经性关节病、压迫性神经病变（周围神经受压、神经根受压等）、雷诺病等
骨与软骨病变	骨质疏松、骨软化、肥大性骨关节病、弥漫性原发性骨肥厚、骨炎等
非关节性风湿病	关节周围病变、椎间盘病变、特发性腰痛、其他疼痛综合征（如精神性风湿病）等
其他有关节症状的疾病	周期性风湿病、间歇性关节积液、药物相关的风湿综合征、慢性活动性肝炎等

考点二：常见弥漫性结缔组织病的特异性临床表现

病名	特异性临床表现
系统性红斑狼疮（SLE）	颊部蝶形红斑，蛋白尿，溶血性贫血，血小板减少，多浆膜炎
原发性干燥综合征（pSS）	口、眼干，腮腺肥大，猖獗龋，肾小管性酸中毒，高球蛋白血症
皮肌炎（DM）	上眼睑红肿，Gottron 征（双手关节伸侧皮疹），颈部呈 V 形充血，肌无力
系统性硬化症（SSc）	雷诺现象，指端缺血性溃疡，硬指，皮肤肿硬、失去弹性
韦氏（Wegener）肉芽肿病（GPA）	鞍鼻，肺迁移性浸润影或空洞
大动脉炎（TA）	无脉，颈部、腹部血管杂音
贝赫切特病（BD）	口腔溃疡，外阴溃疡，针刺反应

第五部分　外科学

第一章　外科总论

考点一：几种常用的灭菌消毒法

方法		条件	应用	注意事项
高压蒸汽灭菌法	下排气式	敷料：121℃，30 分钟，102.9kPa；器械：121℃，20 分钟，102.9kPa	大多数医用物品：手术器械、消毒衣、巾及布类敷料	保质期通常为 2 周
	预真空	132～134℃，4 分钟，205.8kPa		

续表

方法		条件	应用	注意事项
化学气体灭菌法	环氧乙烷气体法	浓度为 450 ~ 1 200 mg/L，37 ~ 63℃，1 ~ 6 小时	不耐高温、湿热的医疗材料灭菌，如电子仪器、光学仪器、内镜及其专用器械、心导管、导尿管及其他橡胶制品等	物品需专用纸袋密封，保质期为半年
	过氧化氢等离子体低温法	浓度＞6mg/L，45 ~ 65℃，28 ~ 75 分钟		灭菌前物品应充分干燥
	低温甲醛蒸气法	浓度为 3 ~ 11mg/L，50 ~ 80℃，30 ~ 60 分钟		残气需专用排气系统排放
煮沸法		100℃，15 ~ 20 分钟，芽孢需煮沸至少 1 小时杀灭	金属器械、玻璃制品、橡胶类物品	从水煮沸开始计时间
药液浸泡法		大多用 2% 中性戊二醛，30 分钟消毒、10 小时灭菌	锐利的手术器械、内镜等	其他有 10% 甲醛、70% 乙醇等
干热灭菌法		160℃，最短灭菌时间为 2 小时；170℃为 1 小时；180℃为 30 分钟	耐热、不耐湿、蒸气或气体不能穿透的物品的灭菌，如玻璃、粉剂、油剂等	—
电离辐射法		γ 射线或电子射线	无菌医疗耗材（如一次性注射器、丝线）和某些药品	—

考点二：3 种类型的脱水的鉴别要点

鉴别	等渗性脱水	低渗性脱水	高渗性脱水
别称	急性脱水、混合性脱水	慢性脱水、继发性脱水	原发性脱水
特点	在外科患者中最易发生；水和钠成比例丢失；以细胞外液丢失为主	以细胞外液丢失为主；组织间液丢失多于血浆丢失	以细胞内液丢失为主；组织间液与血浆都丢失
血清钠	135 ~ 150mmol/L	＜135mmol/L	＞150mmol/L
血浆渗透压	290 ~ 310mmol/L	＜290mmol/L	＞310mmol/L
病因	消化液急性丧失（如呕吐、肠瘘等）；体液丧失（如腹腔感染、肠梗阻、烧伤等）	消化液持续丧失（慢性肠梗阻、长期胃肠减压）；大创面的慢性渗液；排钠利尿药；补充水分过多	水分摄入不足；水分丧失过多（如大量出汗、糖尿病所致的大量尿液排出、大面积烧伤等）
临床表现	恶心、呕吐、乏力、少尿，不口渴，眼窝凹陷、皮肤干燥	恶心、呕吐、乏力、少尿，不口渴，起立时易晕倒，神志淡漠、腱反射减弱或昏迷	程度不同，症状不同

续表

鉴别	等渗性脱水	低渗性脱水	高渗性脱水
治疗	①处理原发病；②静脉滴注平衡盐溶液或等渗盐水	①积极治疗原发病；②静脉滴注含盐溶液或高渗盐水	①治疗原发病；②静脉滴注5%葡萄糖溶液或0.45%氯化钠溶液；③补液量中还应包括每天的正常需要量2 000ml

净哥速记口诀

低渗性脱水→低血压→最易休克。

考点三：低钾血症和高钾血症的鉴别要点

鉴别		低钾血症（常见）	高钾血症
血钾		＜3.5mmol/L	＞5.5mmol/L
病因		①补充不足；②排出过多：排钾利尿药、肾小管性酸中毒、急性肾衰竭多尿期、醛固酮过多等肾内排出，呕吐、持续胃肠减压、肠瘘等肾外丧失；③钾向组织内转移：大量输注葡萄糖和胰岛素，或碱中毒	①摄入过多：给予过量的钾、大量输入保存较久的库存血；②排出障碍：肾衰竭、保钾利尿药（如螺内酯、氨苯蝶啶）、醛固酮缺乏；③分布异常：酸中毒、溶血、挤压综合征
临床表现	肌肉	最早是肌无力（四肢→躯干→呼吸肌→呼吸困难或窒息）；弛缓性瘫痪、腱反射减弱	肢体软弱无力
	中枢神经系统	精神萎靡、冷漠、嗜睡	神志模糊
	循环系统	传导阻滞、节律异常	心动过缓或心律不齐，最危险的是可致心搏骤停
	酸碱平衡紊乱	低钾性碱中毒、反常性酸性尿	高钾性酸中毒、反常性碱性尿
	其他	肠蠕动减弱、腹胀、恶心、呕吐	皮肤苍白、发冷、青紫、低血压等
心电图表现		①早期T波降低、变平或倒置，ST段降低，QT间期延长，出现U波；②典型表现为U波出现	①早期T波高尖，P波波幅下降，后出现QRS增宽，QT间期、PR间期延长；②典型表现为T波高尖
治疗		①见尿补钾：若伴休克，应待尿量超过40ml/h后再静脉补钾；②补钾浓度＜40mmol/L（3g/L）；③补钾速度＜20mmol/h；④补钾量为40～80mmol/d（3～6g/d）；⑤分次补钾，连续3～5天	①促使K^+转入细胞内：10%葡萄糖酸钙溶液10～20ml；5% $NaHCO_3$ 250ml；10%葡萄糖溶液300～500ml加胰岛素。②利尿药。③阳离子交换树脂。④透析疗法

考点四：低钙血症和高钙血症的鉴别要点

鉴别	低钙血症	高钙血症
血钙	＜2.25mmol/L	＞2.75mmol//L
病因	重症急性胰腺炎、坏死性筋膜炎、肾衰竭、消化道瘘和甲状旁腺功能受损	甲状旁腺功能亢进症；骨转移性癌，特别是接受雌激素治疗的骨转移性乳腺癌
临床表现	与血清钙浓度降低后神经肌肉兴奋性增强有关。有口周和指（趾）尖麻木及针刺感、手足搐搦、腱反射亢进，以及 Chvostek 征阳性	早期症状无特异性，进一步增高可出现严重头痛、背痛和四肢疼痛等；在甲状旁腺功能亢进后期可致全身性骨质脱钙，发生多发性病理性骨折
治疗	①治疗原发病；②10% 葡萄糖酸钙溶液 10～20ml 或 5% 氯化钙溶液 10ml 静脉注射；③口服钙剂及维生素 D_3	甲状旁腺功能亢进患者应接受手术治疗，可彻底治愈；骨转移癌者给予低钙饮食，补充水分以利于钙的排泄

考点五：酸碱平衡失调

鉴别	代谢性酸中毒（最常见）	代谢性碱中毒	呼吸性酸中毒	呼吸性碱中毒
病因	H^+ 多，HCO_3^- 少	H^+ 少，HCO_3^- 多	$PaCO_2$ 增高	$PaCO_2$ 降低
临床表现	深大呼吸（Kussmaul 呼吸）、呼气有酮味，精神症状	呼吸变浅、变慢，精神症状	胸闷、发绀、躁动不安，精神症状	呼吸急促、肌震颤及手足搐搦
诊断	血气分析			
治疗	HCO_3^-＜10mmol/L 补碱	HCO_3^- 45～50mmol/L，pH＞7.65 补酸	改善通气功能	用纸袋罩住口鼻

考点六：溶血反应

溶血反应（最严重的输血并发症）	
原因	①误输血型不合血；②输注有缺陷的红细胞；③受血者患自身免疫性贫血
典型表现	①立即红肿热痛；②呼吸困难；③腰背酸痛（血红蛋白尿）；④休克（急性肾衰竭）
特殊表现	①延迟性溶血反应（DHTR），发生在输血后 7～14 天 → 全身炎症反应综合征；②手术中的患者 → 最早症状 → 伤口渗血 → 低血压
治疗	立即停止输血，查明原因。①抗休克；②保护肾功能（5% 碳酸氢钠溶液）；③若 DIC 明显，给予肝素；④血浆交换

考点七：大量输血的影响

定义	24 小时内置换患者的全部血量或数小时内输血超过 4 000ml
临床表现	①低体温（因输入大量冷藏血）
	②碱中毒（因枸橼酸钠在肝转化成碳酸氢钠）
	③暂时性低血钙（因大量输入含枸橼酸钠的血液制品）
	④高钾血症（因一次性输入大量库存血）
	⑤凝血功能异常（因凝血因子被稀释和低体温）

净哥速记口诀

大量输血影响的记忆口诀：低钙低温碱中毒；凝血异常高血钾。

考点八：红细胞制品

比较	特点	适应证
浓缩红细胞	含全部红细胞，浓度为 110～120ml/200ml 血液，HCT 70%～80%	各种急性失血、慢性贫血及心功能不全者输血
洗涤红细胞	浓度为 170～190ml/200ml 血液，含少量血浆，无功能性 WBC 和 PLT，去除肝炎病毒和抗 A、抗 B 抗体	对白细胞凝集素有发热反应者；肾功能不能耐受库存血中之高钾血症者
冷冻红细胞	浓度为 170～190ml/200ml 血液，不含血浆，保存时间长	①同洗涤红细胞；②自身红细胞的储存
LPRBC	LPRBC（去白细胞的红细胞）去除 90% 的白细胞	①多次输血后产生白细胞抗体者；②预期需要长期或反复输血者

考点九：各类型休克的鉴别要点

鉴别	轻度休克	中度休克	重度休克
神志	神志清楚，伴痛苦表情、精神紧张	神志尚清楚，表情淡漠	意识模糊，甚至昏迷
口渴	口渴	很口渴	非常口渴，可能无主诉
皮肤黏膜 色泽	开始苍白	苍白	显著苍白，肢端青紫
皮肤黏膜 温度	正常，发凉	发冷	厥冷（肢端更明显）
脉搏	＜100 次 /min，尚有力	100～200 次 /min	速而细弱，或摸不清
血压	收缩压正常 / 稍升高，舒张压增高，脉压降低	收缩压为 70～90mmHg，脉压小	收缩压＜70mmHg 或测不到
体表血管	正常	浅静脉塌陷，毛细血管充盈迟缓	毛细血管充盈迟缓，浅静脉塌陷
尿量	正常	少尿	少尿或无尿
失血量	＜20%（＜800ml）	20%～40%（800～1 600ml）	＞40%（＞1 600ml）

考点十：中心静脉压与补液的关系

中心静脉压	血压	原因	处理原则
低	低	血容量严重不足	充分补液
低	正常	血容量不足	适当补液
高	低	心功能不全或血容量相对过多	给强心药，纠正酸中毒，舒张血管
高	正常	容量血管过度收缩	舒张血管
正常	低	心功能不全或血容量不足	补液试验

考点十一：特殊患者的术前准备

特殊患者	术前准备
营养不良	血浆白蛋白＜30g/L，术前行肠内营养或肠外营养
脑血管病	近期有脑卒中，择期手术应至少推迟 2 周，最好 6 周
心血管病	高血压者的血压＞180/100mmHg 术前才选用抗高血压药；有心脏病病史，洋地黄类药物应一直用到手术当天
肺功能障碍	急性呼吸系统感染者手术应推迟至治愈后 1 ~ 2 周；如为急症手术，需加用抗生素。阻塞性呼吸道疾病者围手术期应用支气管扩张药。喘息正在发作者择期手术应推迟
肾脏疾病	透析应在计划手术 24 小时以内进行
糖尿病	维持血糖轻度升高状态（5.6 ~ 11.2mmol/L），手术日晨才停用药物

考点十二：手术方式与术后体位

手术方式	体位	目的
全身麻醉尚未清醒	平卧，头转向一侧	避免吸入气管
蛛网膜下腔阻滞	平卧或头低卧位 12 小时	防止因脑脊液外渗致头痛
颅脑手术后	15° ~ 30° 头高脚低斜坡卧位	降低颅内压
颈、胸部手术后	高半坐位卧式	便于呼吸及有效引流
腹部手术后	低半坐位卧式或斜坡卧位	减少腹壁张力
脊柱或臀部手术后	俯卧或仰卧位	有利于恢复
休克	头和躯干抬高 20° ~ 30°，下肢抬高 15° ~ 20°	增加回心血量
肥胖	侧卧位	有利于呼吸和静脉回流

考点十三：缝线拆除时间

手术部位	拆除时间	记忆方法
头面部和颈部	4 ~ 5 天	上
下腹部和会阴	6 ~ 7 天	下
胸、上腹部、背部和臀部切口	8 ~ 9 天（7 ~ 9 天）	中

续表

手术部位	拆除时间	记忆方法
四肢切口	10～11天（10～12天）	四肢
减张缝线	14天	—
电刀切口延迟	1～2天	—

考点十四：浅部组织化脓性感染

疾病	概念	常见的致病菌	特点
疖	单个毛囊的急性化脓性感染	金黄色葡萄球菌	危险三角的疖可致颅内感染
疖病	不同部位同时发生或反复出现疖	金黄色葡萄球菌	可合并糖尿病
痈	多个相邻毛囊及周围组织的急性化脓性感染	金黄色葡萄球菌	可合并糖尿病，好发于颈背部，十字切开
急性蜂窝织炎	疏松结缔组织的急性感染	溶血性链球菌	不易局限，迅速扩散，无明显的分界
丹毒	皮肤淋巴管网的急性感染	溶血性链球菌	很少坏死或化脓，“象皮肿”
急性淋巴管炎	感染经淋巴间隙引起淋巴管炎	溶血性链球菌	分为浅、深两种

考点十五：鱼际间隙感染与掌中间隙感染的鉴别要点

鉴别	鱼际间隙感染	掌中间隙感染
起源	示指腱鞘炎	中指与环指腱鞘炎
掌中凹陷	存在	消失
手指	示指半屈，拇指外展略屈，活动受限不能对掌	中指、环指、小指半屈位，被动伸指引起剧痛
肿胀压痛	大鱼际和拇指指蹼处	掌心，但手背肿胀明显
治疗	大鱼际肿胀和波动最明显处（屈拇肌与掌腱膜之间）切开	中指、环指的指蹼掌面纵行切开，不超过掌横纹，以免损伤掌浅弓

考点十六：破伤风的核心考点汇总

俗称七日风，潜伏期为7～8天，自然病程为3～4周	
致病菌	破伤风梭菌、革兰氏阳性专性厌氧菌
病理生理	破伤风痉挛毒素吸收引起一系列临床表现
典型表现	在肌紧张性收缩的基础上发生阵发性强烈痉挛，受累顺序为咀嚼肌（牙关紧闭、张口困难）—面部表情肌（苦笑面容）—颈（颈项强直）—背、腹（角弓反张）—四肢肌（屈膝半握拳）—膈肌（呼吸停止）

续表

俗称七日风，潜伏期为 7 ~ 8 天，自然病程为 3 ~ 4 周	
发作特点	①每次持续数秒至数分钟；②声光、振动和触摸均能诱发；③发作间期肌肉不能完全松弛；④神志始终清醒，一般无高热
预防	早期清创是预防的关键；TAT（破伤风抗毒素）1 500 ~ 3 000U 皮下注射，伤后 12 小时内有效
治疗	①清除毒素来源；②中和游离毒素：TAT 1 万 ~ 6 万 U；③控制和解除痉挛；④抗生素：青霉素或甲硝唑；⑤保持气道通畅和防治并发症

考点十七：烧伤的三度四分法

鉴别	一度	二度		三度
		浅二度	深二度	
损伤程度	仅伤及表皮浅层	伤及表皮生发层、真皮乳头层	伤及皮肤的真皮层，介于浅二度和三度之间，深浅不尽一致	全皮层烧伤，甚至达到皮下、肌肉或骨骼
局部表现	表面红斑状、干燥、烧灼感	局部红肿明显，大小不一的水疱形成，内含淡黄色澄清液体，水疱皮如剥脱，创面红润、潮湿、疼痛明显	可有水疱，但去疱皮后创面微湿、红白相间、痛觉较迟钝	创面无水疱，呈蜡白色或焦黄色甚至炭化，痛觉消失，局部温度低，皮层凝固性坏死后形成焦痂，触之如皮革，痂下可显树枝状栓塞的血管
愈合方式	生发层健在，再生能力强	上皮再生靠残存的表皮生发层和皮肤附件（汗腺、毛囊）的上皮增殖	由于真皮层内有残存的皮肤附件，可依赖其上皮增殖形成上皮小岛，如不感染，可融合修复	因皮肤及其附件已全部烧毁，必须靠植皮而愈合。只有很局限的小面积三度烧伤才有可能靠周围健康皮肤的上皮爬行而收缩愈合
预后	3 ~ 7 天脱屑痊愈，短期内有色素沉着	如不感染，1 ~ 2 周内愈合，一般不留瘢痕，多数有色素沉着	需 3 ~ 4 周，常有瘢痕增生	＞4 周

净哥速记口诀

三度四分法的记忆口诀：一度红二度疱三度皮肤全烧掉。

考点十八：烧伤的严重性分度

烧伤的严重程度	烧伤面积		并发症
	二度	三度	
轻度	＜10%	—	—

续表

烧伤的严重程度	烧伤面积		并发症
	二度	三度	
中度	11%～30%	＜10%	—
重度	烧伤总面积为31%～50%	11%～20%	有休克、呼吸道烧伤或较重的复合伤等
特重	烧伤总面积＞50%	＞20%	—

净哥速记口诀

烧伤九分法记忆口诀：三三三，五六七，十三十三会阴一，双臀占五，二十一，小腿十三，双足七。

考点十九：常见的化疗药物

种类	机制	代表药物
细胞毒性类	作用于DNA、RNA、蛋白质等导致细胞死亡	环磷酰胺、氮芥等
抗代谢类	干扰与阻断核酸合成	氟尿嘧啶、甲氨蝶呤等
抗生素类	有抗肿瘤作用	丝裂霉素、多柔比星、博来霉素
生物碱类	干扰细胞内的纺锤体形成	长春新碱、羟喜树碱等
激素类	改变环境而影响肿瘤生长	他莫昔芬、黄体酮、甲状腺素等

考点二十：化疗可能治愈的肿瘤

分类	具体肿瘤
性别相关的肿瘤	恶性滋养细胞肿瘤（绒毛膜癌、恶性葡萄胎）、睾丸精原细胞瘤
造血系统肿瘤	伯基特淋巴瘤、大细胞淋巴瘤、中枢神经系统淋巴瘤、急性淋巴细胞白血病
不可思议的肿瘤	小细胞肺癌
不成熟的肿瘤	胚胎性横纹肌肉瘤

净哥速记口诀

单独应用化疗可能治愈的肿瘤：①性别相关的肿瘤（恶性滋养细胞肿瘤、睾丸精原细胞瘤）；②造血系统肿瘤（伯基特淋巴瘤、中枢神经系统淋巴瘤、大细胞淋巴瘤、急性淋巴细胞白血病）；③不可思议的肿瘤（小细胞肺癌）；④不熟悉的肿瘤（胚胎性横纹肌肉瘤）。

考点二十一：临床麻醉深度的判断标准

麻醉分期	呼吸	循环	眼征	其他
浅麻醉期	不规则、呛咳、气道阻力↑、喉痉挛	血压↑、心率↑	睫毛反射（–）、眼球运动（+）、眼睑反射（+）、流泪	吞咽反射（+）、出汗、分泌物↑、刺激时体动
手术麻醉期	规则、气道阻力↓	血压稍低但稳定，手术刺激无改变	眼睑反射（–）、眼球固定中央	刺激时无体动、黏膜分泌物消失
深麻醉期	膈肌呼吸、呼吸↑	血压↓	对光反射（–）、瞳孔散大	—

考点二十二：常见的局部麻醉药鉴别表

鉴别		普鲁卡因	丁卡因	利多卡因	布比卡	罗哌卡因
效能		弱	强	中等	强	强
起效时间	表面麻醉	—	慢	中等	中等	中等
	局部浸润	快	—	快	快	快
	神经阻滞	慢	慢	快	中等	中等
作用时间 /h		0.75 ~ 1	2 ~ 3	1 ~ 2	5 ~ 6	4 ~ 6
一次限量 /mg		1 000	40（表面麻醉）；80（神经阻滞）	100（表面麻醉）；400（神经阻滞）	150	150

净哥速记口诀

酰胺类局部麻醉药的记忆口诀："县里没有萝卜干"。解释：县（酰胺类局部麻醉药）里（利多卡因）没有（几乎不会出现过敏反应）萝（罗哌卡因）卜（布比卡因）干（均在肝脏代谢）。

考点二十三：胸外心脏按压

胸外按压	具体要求
按压部位	胸骨中下 1/3 交界处或两乳头连线中点的胸骨上
按压深度	至少为胸部前后径的 1/3（儿童）或 5 ~ 6cm（成人）
按压频率	100 ~ 120 次 /min
按压周期	2 人以上按压每 2 分钟（或 5 个按压呼吸周期）就交换 1 次
按压评价	按压有效时可以触及颈动脉或股动脉搏动，呼气末 CO_2 分压更为可靠
按压比例	胸外按压与人工呼吸的比例为 30∶2，直到人工气道建立
	按压与松开的时间比例为 1∶1

第二章　胸部外科疾病

考点一：3 种气胸的鉴别要点

鉴别	闭合性气胸	开放性气胸	张力性气胸
胸膜裂口	小，随胸腔积气和肺萎缩关闭	大，持续开启，空气自由进出胸膜腔	单向活瓣作用，空气只进不出
胸腔内压	仍低于大气压	接近大气压	持续升高，高于大气压
抽气后的压力变化	下降	下降后迅速上升	高压气体排出，不变
纵隔气管移位	向健侧移位	向健侧移位	向健侧显著移位
胸廓视诊	伤侧饱满，呼吸活动度降低	胸部吸吮伤口	伤侧饱满，呼吸音消失
纵隔扑动	无	严重时可有	无
肺部叩诊	伤肺鼓音	伤肺鼓音	伤肺鼓音
肺部听诊	伤肺萎缩，呼吸音降低	伤肺严重萎缩，呼吸音消失	伤肺严重萎缩，呼吸音消失

考点二：几种特征性病变

特征性病变	常见疾病
反常呼吸	多根多处肋骨骨折
纵隔扑动	开放性气胸、多根多处肋骨骨折
纵隔向健侧移位	急性脓胸、各类气胸
纵隔向患侧移位	慢性脓胸
血细胞比容进行性减少	进行性血胸

考点三：常见类型的肺癌的鉴别

鉴别	肺鳞状细胞癌	肺腺癌	肺小细胞癌
发病率	与吸烟关系密切	最常见	与吸烟关系密切
好发人群	男性	年轻女性	老年男性
类型	常为中心型	多为周围型	中心型多见
特点	分化程度不一，生长速度较缓慢，病程较长；通常先经淋巴转移，血行转移较晚	一般生长缓慢；可早期发生血行转移，淋巴转移较晚	旧称燕麦细胞癌。神经内分泌起源，恶性程度高，生长快；很早可有淋巴转移和血行转移；对放疗和化疗敏感，预后差

净哥速记口诀

肺鳞状细胞癌和腺癌的鉴别：场景记忆法，“四世同堂”。一家四代人

中午吃饭的场景，坐在桌子正中央的是抽着大烟斗的老年男性长辈（领导），坐在桌子周边的是不抽烟的干针线活的年轻女性。你们懂得！上课时重点讲到的内容，必须牢记！

考点四：食管癌

病因		①化学性；②生物性；③缺乏微量元素；④缺乏维生素；⑤烟、酒、热食与热饮等；⑥遗传易感因素
病理	分段	①颈段；②胸段：又分为上、中、下3段，胸中段较多见，下段次之，上段较少
	分型	①髓质型；②蕈伞型；③溃疡型；④缩窄型（即硬化型）
	转移	主要经淋巴途径，血行转移发生较晚
临床表现		早期有吞咽不适感；中、晚期的典型症状为进行性吞咽困难
诊断		食管吞稀钡X线双重对比造影（首选）；纤维食管镜+活检可以确诊
治疗	手术	是首选方法，多用于胸中、下段，切除长度在距癌上、下5～8cm
	放疗	多用于颈段、胸上段

第三章　普通外科疾病

考点一：甲状腺的神经支配

神经	支配肌群		损伤后的表现
喉上神经	内支	感觉支；声门裂以上的喉黏膜	喉黏膜感觉丧失，进食饮水时误咽、呛咳
	外支	运动支；支配环甲肌；使声带紧张	环甲肌瘫痪，引起声带松弛、音调降低
喉返神经	前支	声带内收肌、除环杓后肌外的其余喉肌	一侧：声音嘶哑；两侧：失声、呼吸困难，甚至窒息
	后支	声带外展肌、环杓后肌	

净哥速记口诀

场景记忆方法：喉上神经联想到“韩红”；喉返神经联想到“阿杜”。上课时重点讲到的核心考点，必须牢记！

考点二：3种类型的甲状腺功能亢进症的鉴别

鉴别	原发性甲状腺功能亢进症（最常见）	继发性甲状腺功能亢进症（较少见）	高功能腺瘤（少见）
年龄	20～40岁	＞40岁	—

续表

临床特点	自身免疫病。甲状腺肿大的同时出现功能亢进症状。腺体肿大为弥漫性，两侧对称，常伴有眼球突出，故又称为突眼性甲状腺肿	患者先有结节性甲状腺肿多年，以后才出现功能亢进症状。腺体呈结节状肿大，两侧多不对称，无眼球突出，容易发生心肌损害	甲状腺内有单发的自主性高功能结节，结节周围的甲状腺组织呈萎缩改变。无眼球突出

考点三：甲状腺功能亢进症常用的特殊检查方法

特殊检查	诊断标准	临床意义
基础代谢率	基础代谢率＝（脉率＋脉压）–111，正常为±10%；+20%～30% 为轻度甲状腺功能亢进症，+30%～60% 为中度，+60% 以上为重度	反映病情严重程度和治疗效果
摄 ^{131}I 率	2 小时内甲状腺摄取 ^{131}I 量超过人体总量的 25% 或在 24 小时内超过人体总量的 50%，且吸 ^{131}I 高峰提前出现	可确诊
T_3 和 T_4 含量	T_3 可高于正常的 4 倍左右，而 T_4 仅为正常的 2.5 倍	T_3 测定对甲状腺功能亢进症的诊断具有较高的敏感性

考点四：甲状腺大部切除术前使用碘剂的目的

碘剂的作用	方法	①单纯用碘剂；②抗甲状腺药＋碘剂；③碘剂—普萘洛尔＋碘剂—碘剂；④普萘洛尔单用或普萘洛尔＋碘剂
	目的	使甲状腺变小、变硬；抑制甲状腺素释放，但不抑制其合成
手术时机的决定因素		BMR 接近正常（＜20%），心率＜90 次 /min，患者情绪稳定、睡眠好转、体重增加

考点五：甲状腺功能亢进症术后的各种并发症

并发症	病因	临床表现	治疗
术后呼吸困难和窒息（最严重）	①出血压迫；②喉头水肿；③气管塌陷；④喉返神经损伤	进行性呼吸困难、烦躁、发绀，甚至发生窒息	立即行床旁抢救，及时剪开缝线
喉返神经损伤	勿“下离”	一侧：声音嘶哑；两侧：失声、窒息	—
喉上神经损伤	勿“上贴”	内支：呛咳；外支：音调降低	—
手足搐搦	甲状旁腺误切	肌肉持续性痉挛，Chvostek 征、Trousseau 征阳性	静脉注射钙剂
甲状腺危象（严重）	术前准备不够、症状未控制及手术应激	高热大汗、谵妄昏迷、上吐下泻	①利血平、胍乙啶；②碘剂；③氢化可的松

净哥速记口诀

提示低钙血症的两大体征：① Chvostek 征（面神经征）：耳前叩击面神经，颜面肌肉发生抽搐和痉挛；② Trousseau 征（陶瑟征）：压迫上臂神经，手抽搐。

考点六：2 种常见甲状腺炎的鉴别

鉴别	亚急性甲状腺炎	桥本（Hashimoto）甲状腺炎
别称	de Quervain（巨细胞性）甲状腺炎	慢性淋巴细胞性甲状腺炎
特点	上呼吸道感染 1～2 周，巨细胞肉芽肿	自身免疫病，淋巴细胞和浆细胞浸润
临床表现	肿胀、发硬、吞咽困难及疼痛	无痛性弥漫性肿大、对称、质硬、表面光滑，伴甲状腺功能减退症
诊断	BMR 略高，摄 ^{131}I 量降低（分离现象）和泼尼松试验治疗	甲状腺肿大，基础代谢率低，摄 ^{131}I 量减少
治疗	泼尼松、甲状腺干制剂	长期用甲状腺素片

考点七：甲状腺癌的病理学分类

鉴别	乳头状癌	滤泡状腺癌	未分化癌	髓样癌
比例	成人 60% 和儿童全部	20%	15%	7%
发病年龄	30～45 岁的女性	50 岁左右的中年人	70 岁左右的老年人	—
临床特点	钙化小体（砂粒体）；恶性程度较低；多为中心型；约 1/3 累及双侧甲状腺	生长较快；33% 可经血运转移到肺、肝和骨及中枢神经系统，颈淋巴结侵犯仅占 10%	发展迅速，且约 50% 早期便有颈淋巴结转移，高度恶性。未分化癌包括巨细胞癌、梭形细胞癌、小细胞癌	来源于滤泡旁降钙素分泌细胞（C 细胞），属于神经内分泌肿瘤；瘤内有淀粉样物质沉积
预后	较早出现颈淋巴结转移，但预后较好	属于中度恶性，预后不如乳头状癌	预后很差，平均存活 3～6 个月，1 年存活率为 5%～15%	预后不如乳头状癌，但较未分化癌好

净哥速记口诀

1. 乳头状癌的记忆口诀为六一儿童多中心，颈早转移预后好。

2. 癌块直径＞4cm 行甲状腺全切或近全切；癌块直径＜1cm 行甲状腺腺叶切除。

考点八：乳腺囊性增生病

乳腺囊性增生病（简称乳腺病）	
好发人群	常见于中年妇女，是乳腺实质的良性增生，因雌激素和孕激素比例失调所致
临床表现	乳房胀痛（周期性，与月经周期有关）和肿块（呈结节状，质韧而不硬，与周围分界不清）；少数患者可有乳头浆液性或浆液血性溢液
鉴别诊断	乳腺癌（肿块更明确、质地偏硬，可有腋窝淋巴结肿大）
治疗	对症治疗（逍遥散）；乳房单纯切除（乳癌的高危因素、年龄大、增生明显）

考点九：乳房纤维腺瘤与乳腺导管内乳头状瘤的鉴别

鉴别	乳房纤维腺瘤	乳腺导管内乳头状瘤
好发人群	20～25岁	40～50岁（经产妇）
好发部位	外上象限，约75%为单发	大乳管近乳头的壶腹部，恶变率为6%～8%
临床表现	肿块缓慢增大，表面光滑，易于推动；月经周期对其无影响	一般无自觉症状，以乳头溢液（血性、暗棕色或黄色）为首发症状；瘤体小，常不能触及
治疗	手术切除是唯一有效的方法	以手术为主，切除病变区的乳管；有恶变的高危因素者行预防性单纯乳房切除术

考点十：2种特殊乳腺癌的鉴别

鉴别	炎性乳腺癌	乳头湿疹样乳腺癌
好发人群	孕妇或哺乳期妇女	少见，无特殊
症状	乳腺增大，皮肤充血、发红、表面温度升高	乳头瘙痒、灼疼—慢性湿疹样改变—溃疡
体征	发红、发硬，多无局限性肿块	乳晕区可扪及肿块
预后	发展快，预后极差	预后好，恶性程度低，转移少见
治疗	放疗、化疗	—

考点十一：各种常见乳腺疾病的鉴别要点

鉴别	年龄/岁	病程	疼痛	结节	特点
纤维腺瘤	20～25	缓慢	无疼痛	单发	边界清，活动度良好，无转移，无脓肿
乳腺囊性增生病	20～40	缓慢	周期性疼痛	多数成串	边界不清，活动度良好，无转移，无脓肿

续表

鉴别	年龄/岁	病程	疼痛	结节	特点
乳腺导管内乳头状瘤	40～50	缓慢	无疼痛	单发	边界清，活动度良好，无转移，无脓肿
乳腺癌	40～60	快	无疼痛	单发	边界不清，活动度不良，局部淋巴结肿大，无脓肿

考点十二：腹股沟斜疝与直疝的鉴别要点

鉴别	斜疝	直疝
发病年龄	儿童与青壮年多见	多见于老年
突出途径	经腹股沟管突出，进入阴囊	由直疝三角突出，很少进入阴囊
疝块外形	椭圆形或梨形，上部呈蒂状	半球形，基底较宽
回纳疝块后压住内环	疝块不再突出	仍可突出
精索与疝囊的关系	精索在疝囊后方	精索在疝囊前外方
疝囊颈与腹壁下动脉的关系	疝囊颈在腹壁下动脉外侧	疝囊颈在腹壁下动脉内侧
嵌顿机会	较多	极少

净哥速记口诀

斜疝和直疝与精索的关系：场景记忆法，“金锁范冰冰”，仍然记得课堂里捧腹大笑的你们！历年真题中的经典考点，务必记住！

考点十三：肝破裂和脾破裂的鉴别要点

鉴别	肝破裂	脾破裂
发病率	在腹部开放性伤中占首位（15%～20%）	在腹部闭合性伤中占首位（20%～40%），在开放性损伤中占10%
病理分型	真性破裂、包膜下血肿	真性破裂（85%）、被膜下破裂、中央型破裂
临床表现	腹腔内出血，胆汁外溢致腹膜炎体征，胆道出血致黑便、呕血	腹腔内出血，休克
好发部位	右肝多见	脾上极及膈面
处理	紧急手术；清创、止血、消除胆汁溢漏、建立通畅引流	紧急手术、脾切除，保守治疗仅适用于轻度单纯性破裂
并发症	继发性肝脓肿	脾术后凶险性感染（OPSI）

净哥速记口诀

腹部损伤的探查及处理顺序：①实质、空腔脏器同时破裂，探查、处理均为先实质后空腔；②空腔脏器内部破裂，先探查污染轻的，但先处理污染重的。

考点十四：胃大部切除术的注意事项

胃大部切除术	相关考点
切除范围	胃远侧 2/3 ~ 3/4，包括幽门和近胃侧部分十二指肠球部
手术组成	胃切除及胃肠道重建（毕罗Ⅰ式、Ⅱ式及胃空肠 Roux-en-Y 式）
手术适应证	非手术治疗无效或并发穿孔、出血、幽门梗阻、癌变者
特殊术式	病灶切除困难，改用溃疡旷置术（Ban-Croft 术式）
吻合口径	3 ~ 4cm

考点十五：毕罗（Billroth）Ⅰ式与毕罗（Billroth）Ⅱ式的鉴别

鉴别	毕罗（Billroth）Ⅰ式	毕罗（Billroth）Ⅱ式
发明年份	1881 年	1885 年
适用	多用于胃溃疡	胃、十二指肠溃疡，特别是十二指肠溃疡
优点	并发症少	切除多少不因吻合张力而限制，溃疡复发的机会较少
缺点	复发率高，吻合口张力高	操作较复杂，胃空肠吻合后解剖生理改变较多，并发症可能较多

考点十六：几种术后梗阻的鉴别

分类		临床表现	处理原则
输入袢梗阻	急性完全性	呕吐量少，不含胆汁；可扪及包块	立即手术治疗
	慢性不全性	大量呕吐，为胆汁，几乎不含食物	以保守治疗为主
输出袢梗阻		上腹部饱胀，呕吐含胆汁的胃内容物	以保守治疗为主
吻合口梗阻		呕吐物含食物，不含胆汁	以保守治疗为主

考点十七：胃大部切除术后的晚期并发症

术后的晚期并发症		病因	临床表现	治疗
倾倒综合征	早期	高渗物质快速进入肠道致大量分泌血管活性物质	血容量不足（餐后半小时）	调整饮食、少量多餐，重者给予生长抑素
	晚期	食物进入肠道刺激胰岛素大量分泌	低血糖综合征（餐后 2 ~ 4 小时）	
碱性反流性胃炎		碱性胆汁、胰液反流	上腹或胸骨后烧灼痛；呕吐胆汁样液体和体重减轻	抑酸药治疗无效，可服用胃黏膜保护剂、胃肠促动药
溃疡复发		未切除足够的胃	溃疡病的症状再现，有腹痛及出血	先行保守治疗，无效可再次手术

续表

术后的晚期并发症	病因	临床表现	治疗
营养性并发症	残胃容量小，消化不良	饱胀、贫血、消瘦	调整饮食，补充元素
残胃癌	术后5年以上，残胃黏膜萎缩	进食后饱胀伴贫血、体重下降	手术

考点十八：消化性溃疡穿孔与消化性溃疡大出血的鉴别

鉴别	消化性溃疡穿孔	消化性溃疡大出血
病因	溃疡史＋诱因	炎症腐蚀血管
症状	刀割样剧痛，迅速波及全腹，面色苍白、出冷汗、脉搏细速、血压下降	呕血和解柏油样黑便
体征	肠鸣音减弱或消失，呈板样强直，移动性浊音	肠腔内积血刺激，致肠鸣音增强
辅助检查	WBC↑，X线膈下新月状气体影	RBC、Hb↓↓
保守治疗	①持续胃肠减压；②输液；③抗生素控制感染；④经静脉给予抑酸药	①补充血容量；②留置胃管；③急诊胃镜；④血凝酶＋抑酸药＋生长抑素
手术指征	非手术治疗6～8小时后病情仍加重。术式：①穿孔缝合术；②彻底性溃疡术	①经积极的非手术治疗无效者；②出血速度快，短期内出现休克症状者；③高龄患者伴有动脉硬化，出血自行停止的可能性小；④经过非手术治疗出血已停止，但短期内可能再次出血者

考点十九：不同类型的肠梗阻的诊断与治疗

分类	好发	临床表现及诊断要点	治疗
粘连性（40%～60%）	腹部手术或感染史	典型的机械性肠梗阻表现，可有腹膜刺激征	以非手术治疗为主
蛔虫性	儿童多发；多为回肠不完全性梗阻	属于单纯性机械性肠梗阻；阵发性腹痛和呕吐，腹胀不明显，腹肌不紧张	多采用非手术治疗
肠扭转	好发部位是小肠和乙状结肠	小肠扭转表现为高位肠梗阻；乙状结肠扭转多见于结肠冗长、有便秘的老年人，为低位肠梗阻	易绞窄，及时手术
肠套叠	多见回肠末端套入结肠；2岁以下小儿多见	三大典型症状：阵发性腹痛、果酱样大便、腊肠样肿块；钡剂胃肠道X造影：杯口状或弹簧状阴影	空气或钡灌肠；手术

净哥速记口诀

各类常见疾病的典型X线钡剂检查：①肠套叠：杯口状或弹簧状阴影；②乙状结肠扭转：鸟嘴形；③胰腺癌：倒3征；④克罗恩病：裂隙状溃疡，线样征；⑤溃疡性结肠炎：浅表性溃疡，铅管征；⑥肠结核：与长轴垂直的溃疡，跳跃征；⑦肠伤寒：与长轴平行的溃疡；⑧肠阿米巴病：烧瓶状溃疡；⑨细菌性痢疾：不规则的地图状溃疡。

考点二十：特殊类型的阑尾炎

类型	临床表现	特点
新生儿阑尾炎	少见	穿孔率和死亡率高
小儿阑尾炎	有局部压痛和肌紧张	发展快且重，穿孔率、死亡率高
妊娠期阑尾炎	腹膜刺激征不明显，炎症不易局限	威胁母子安全，应早期切除
老年人阑尾炎	临床表现轻而病变重	及时手术治疗
慢性阑尾炎	多由急性转变而来，以淋巴细胞和嗜酸性粒细胞为主的慢性炎症；典型表现：经常性右下腹疼痛和固定性压痛	一旦确诊应及早手术治疗

考点二十一：肛肠外科常见的良性疾病

种类	概念	临床表现	治疗
肛裂	齿状线下皮肤层的小溃疡	前哨痔、肛裂、肛乳头肥大	坐浴、通便、扩肛，肛裂切除术
痔	最常见，分为内痔、外痔及混合痔	出血和脱出（内痔）；肛门不适、潮湿不洁（外痔）	以保守治疗为主，吻合器痔固定术（PPH）
肛瘘	肛门周围的肉芽肿性管道	流脓性、血性、黏液性分泌物，肛管括约肌间型（占70%）	堵塞法，手术治疗（挂线法不会造成肛门失禁）
周围脓肿	直肠肛管周围软组织的感染及脓肿	局部症状和/或全身症状	非手术治疗，脓肿切开引流

考点二十二：右侧结肠癌与左侧结肠癌的鉴别

鉴别	右侧结肠癌	左侧结肠癌
分型	隆起型多见	浸润型多见
临床表现	全身症状、贫血、腹部肿块	肠梗阻、便秘、腹泻、便血
治疗	右半结肠切除术	左半结肠切除术
并发肠梗阻的治疗	右半结肠切除一期回肠结肠吻合术	一期横结肠造口，二期根治术

净哥速记口诀

结肠癌并发急性肠梗阻手术的记忆口诀："左二右一"。

考点二十三：结肠癌与直肠癌的鉴别

鉴别	结肠癌	直肠癌
病因	家族性肠息肉病、腺瘤、溃疡性结肠炎及血吸虫病肉芽肿等	
病理表现	溃疡型、腺癌最多见	溃疡型、腺癌最多见
转移方式	经淋巴转移	经淋巴转移
临床表现	左半、右半结肠癌	①直肠刺激症状（里急后重）；②肠腔狭窄症状（变形变细）；③癌肿破溃感染症状（脓血便）
诊断	内镜、癌胚抗原（CEA）	直肠指诊、内镜、癌胚抗原（CEA）
治疗	根治性手术、并发急性肠梗阻的手术、化学药物治疗	①局部切除术；② Miles 手术；③ Dixon 手术；④ Hartmann 手术

考点二十四：直肠癌的具体手术方式

术式	适应证
局部切除术	早期瘤体小、T_1 期、分化程度高的直肠癌
腹会阴联合直肠癌根治术（Miles 手术）	腹膜反折以下的直肠癌
经腹直肠癌切除术（Dixon 手术）	距齿状线 5cm 以上的直肠癌，应用最多
经腹直肠癌切除、近端造口、远端封闭手术（Hartmann 手术）	全身一般情况很差，不能耐受 Miles 手术或急性梗阻不宜行 Dixon 手术

考点二十五：细菌性肝脓肿及阿米巴肝脓肿的鉴别

鉴别	细菌性肝脓肿	阿米巴肝脓肿
病史	继发于胆道感染或其他化脓性疾病	继发于阿米巴痢疾
症状	急骤严重，全身中毒症状明显，寒战高热	起病慢，可有高热，或不规则发热、盗汗
血液化验	白细胞和中性粒细胞增高，细菌培养可阳性	白细胞增高，血清阿米巴抗体阳性
粪便检查	无特殊发现	可找到滋养体或包囊
脓液	黄白色脓液，涂片或培养发现细菌	棕褐色脓液，无臭味，镜检有滋养体
诊断性治疗	抗阿米巴治疗无效	抗阿米巴治疗有效
脓肿	较小，常多发	较大，常单发，多见于肝右叶

考点二十六：门静脉高压 2 种手术的鉴别

手术方式		内容	代表术式
门体分流术	非选择性	将入肝的门静脉血完全转流入体循环	门静脉与下腔静脉端侧分流术
	选择性	旨在保存门静脉的入肝血流，同时降低食管－胃底曲张静脉的压力	远端脾－肾静脉分流术
断流手术		即脾切除，同时手术阻断门静脉和奇静脉之间的反常血流，以达到止血的目的	脾切除加贲门周围血管离断术

净哥速记口诀

贲门周围血管可分成 4 组：①冠状静脉；②胃短静脉；③胃后静脉；④左膈下静脉。记忆口诀："下官断后"。

考点二十七：各种胆道结石的鉴别

鉴别	胆囊结石	肝外胆管结石	肝内胆管结石
结石种类	胆固醇、混合、黑色素	棕色胆色素	棕色胆色素
临床表现	胆绞痛（典型），上腹隐痛，白胆汁	合并炎症后可出现 Charcot 三联征	寒战高热，腹痛，肿痛的肝脏
诊断	首选 B 超	首选 B 超	PTC、ERCP、MRCP
实验室检查	无异常	WBC 及 N 升高，胆红素增高	WBC 及 N 升高，肝氨基转移酶异常
治疗	首选腹腔镜胆囊切除（LC）	①胆总管切开取石、T 型管引流术；②胆肠吻合术	①胆管切开取石（最基本）；②胆肠吻合术；③肝切除术

考点二十八：急性胆囊炎与急性梗阻性化脓性胆管炎的鉴别

鉴别	急性胆囊炎	急性梗阻性化脓性胆管炎（AOSC）
病因	胆囊管梗阻、细菌感染	肝内外胆管结石、胆道寄生虫及胆道狭窄
病理	大肠埃希菌最常见，常合并厌氧菌	完全性胆道梗阻和胆管内化脓性感染，以大肠埃希菌最常见
临床表现	上腹部疼痛、恶心、呕吐、发热、轻度黄疸，Murphy 征阳性	Reynolds 五联征
实验室检查	WBC、ALT、碱性磷酸酶等↑	WBC、N↑，细胞质内中毒颗粒
影像学检查	B 超，可见双边征	B 超、CT、MRCP
治疗	首选腹腔镜胆囊切除	立即解除胆道梗阻并引流。①胆总管切开减压、T 型管引流；②内镜鼻胆管引流术（ENBD）；③经皮肝穿刺胆道引流术（PTCD）

考点二十九：胆道疾病的常见综合征

Charcot 三联征	腹痛、寒战高热（弛张热）、黄疸（间歇性和波动性）
Reynolds 五联征	Charcot 三联征 + 休克 + 中枢神经系统抑制的表现
Mirizzi 综合征	是特殊类型的胆囊结石，临床特点是反复发作胆囊炎及胆管炎、明显的梗阻性黄疸。胆道影像学检查可见胆囊增大、肝总管扩张、胆总管正常

净哥速记口诀

与英文相关的综合征汇总如下：① Mirizzi 综合征：是特殊类型的胆囊结石；② Charcot 三联征：腹痛、寒战高热（弛张热）、黄疸（间歇性和波动性）；③ Reynolds 五联征：除 Charcot 三联征外，还有休克、中枢神经系统抑制的表现；④ Zollinger-Ellison 综合征（佐林格 – 埃利森综合征）：又称为胃泌素瘤；⑤ Whipple 三联征：空腹或运动后出现低血糖症状，症状发生时血糖低于 2.8mmol/L，进食或静脉注射葡萄糖可迅速缓解症状。

考点三十：胆囊息肉与胆囊腺瘤的鉴别

胆囊息肉	分类	①肿瘤性息肉（腺瘤和腺癌）；②非肿瘤性息肉（胆固醇息肉、炎性息肉、腺肌增生）
	恶性病变的危险因素	直径超过 1cm；单发病变且基底部宽大；息肉逐渐增大；合并胆囊结石和胆囊壁增厚（年龄超过 60 岁，息肉直径＞2cm 者）
	治疗	直径＜2cm 行 LC 手术；＞2cm 或疑有恶变行剖腹手术
胆囊腺瘤	好发人群	是胆囊常见的良性肿瘤，多见于中老年女性
	性质	恶变率约为 1.5%，为癌前病变，一旦确诊应手术切除

考点三十一：急性胰腺炎的各种临床检查

指标	临床特点	意义
血清淀粉酶	3 ~ 4 小时开始升高—24 小时达高峰—4 ~ 5 天降至正常	血清淀粉酶 AMS ＞ 500U/dl，尿淀粉酶也明显升高，可确诊（Somogyi 法）；淀粉酶值越高，诊断的正确率也越大。但升高的幅度和病变的严重程度不呈正相关
尿淀粉酶	24 小时开始升高—48 小时达高峰—1 ~ 2 周恢复正常	
血清脂肪酶	24 ~ 72 小时开始升高—持续 7 ~ 10 天	也是比较客观的诊断指标
血糖	升高	持续＞11.1mmol/L 应考虑 ARDS、DIC、急性肾衰竭

续表

指标	临床特点	意义
血钙	降低（＜1.5mmol/L 提示出血性坏死性胰腺炎，预后不良）	持续＜1.87mmol/L 应考虑 ARDS、DIC、急性肾衰竭，反映胰腺炎的严重程度
B 超	发现胰腺肿大和胰周液体积聚	首选的影像学诊断，但由于上腹部胃肠气体的干扰，可影响诊断的准确性
CT	为诊断胰腺坏死的最佳方法，对假性囊肿也有诊断价值	不仅能诊断急性胰腺炎，而且对鉴别水肿型和出血坏死型提供很有价值的依据

考点三十二：急、慢性胰腺炎的鉴别

鉴别	急性胰腺炎	慢性胰腺炎
病因	以胆道疾病为主，其次是长期酗酒	
病理	不同程度的水肿、充血、出血和坏死	胰腺萎缩，呈不规则结节样变硬。胰管狭窄伴节段性扩张，可有胰石或囊肿形成
临床表现	腹痛、恶心、呕吐、腹胀、腹膜炎的体征	四联征：腹痛、体重下降、糖尿病（1/3）、脂肪泻（1/4）
实验室检查	淀粉酶、脂肪酶、血糖、血钙	粪便检查（脂肪滴）、胰腺功能检查（低下）
影像学检查	增强 CT	CT
治疗	保守治疗和手术治疗	目的主要是减轻疼痛、延缓进展，不能根治。①胰管引流术；②胰腺切除术

净哥速记口诀

1. 急性胰腺炎病因的记忆口诀 胆道疾病酒过量；创伤反流血循障。

2. 急性胰腺炎保守治疗的记忆口诀 禁食减压防休克；镇痛解痉禁吗啡；胰液抑制后营养。

考点三十三：胰腺癌和壶腹周围癌的鉴别

鉴别	胰腺癌	壶腹周围癌
好发部位	胰头癌占 70%～80%	壶腹、胆总管下端和十二指肠腺癌
病理	90% 为导管细胞腺癌；染色体异常；吸烟是主要危险因素	主要是腺癌，淋巴结转移比胰头癌出现晚；远处转移多至肝
临床表现	首发症状：上腹部疼痛、不适；最主要的表现：进行性黄疸	黄疸（以波动性为主）、消瘦和腹痛，与胰头癌易相混淆
检查	内镜超声、胃肠钡剂造影反 3 字征、ERCP、MRCP	ERCP 有重要价值
治疗	行 Whipple 手术或 PPPD	

净哥速记口诀

进行性呼吸困难：呼吸窘迫综合征（ARDS）；进行性排尿困难：良性前列腺增生；进行性黄疸：胰头癌、胆管癌；进行性吞咽困难：中、晚期食管癌。

考点三十四：动脉硬化性闭塞症与血栓闭塞性脉管炎的鉴别

鉴别	动脉硬化性闭塞症	血栓闭塞性脉管炎
发病年龄	多见于＞45 岁	青壮年多见
血栓性浅静脉炎	无	常见
高血压、冠心病、高脂血症、糖尿病	常见	常无
受累血管	大、中动脉	中、小动静脉
其他部位动脉病变	常见	无
受累动脉钙化	可见	无
动脉造影	广泛性不规则狭窄和节段性闭塞，硬化动脉扩张、扭曲	节段性闭塞，病变近、远侧血管壁光滑

第四章　泌尿及男性生殖系统外科疾病

考点一：尿失禁

种类	发病机制	常见疾病
真性尿失禁	又称为持续性尿失禁，由外伤、手术或先天性疾病所致	膀胱颈和尿道括约肌损伤
假性尿失禁	又称为充溢性尿失禁，膀胱慢性扩张后过度充盈	慢性尿潴留
压力性尿失禁	腹压突然增高，盆底肌肉松弛	多次分娩或产伤的女性
急迫性尿失禁	严重尿频、尿急所致的膀胱不随意收缩	重度膀胱感染

考点二：血尿的分类（按照病变部位）

种类	病变部位	典型代表
初始血尿	提示尿道、膀胱颈部出血	少见，继发于炎症
终末血尿	提示后尿道、膀胱颈或膀胱三角区出血	膀胱癌、急性膀胱炎、肾结核（病变在肾，症状在膀胱）
全程血尿	提示膀胱或膀胱以上部位出血	膀胱癌、肾癌

净哥速记口诀

各类常见疾病的血尿特点：①膀胱癌见全程血尿或终末血尿，但以全程血尿为主；②肾结核（病变在肾，症状在膀胱）见终末血尿；③急性膀胱炎见终末血尿；④肾癌见全程血尿。

考点三：尿路上行感染与尿路血行感染的鉴别

鉴别	尿路上行感染	尿路血行感染
发病率	最常见	较少见
感染途径	细菌经尿道—膀胱—输尿管—肾盂—肾实质	原发灶细菌—血液—肾皮质—肾盂
常见部位	常见的为肾实质感染	常见的为肾皮质感染
致病菌	多为大肠埃希菌	多为金黄色葡萄球菌
好发人群	妇女新婚期、妊娠期、婴幼儿、尿路梗阻	免疫功能低下者，疖、痈、扁桃体炎等感染

考点四：肾结核

好发	20～40岁的青壮年男性，90%单侧
临床表现	膀胱刺激征（无痛性尿频：最早、最突出、持续时间最长），终末血尿，脓尿，腰痛和肿块，全身症状
晚期并发症	膀胱挛缩，对侧肾积水
诊断	首选KUB+IVU（肾盏边缘不整齐、呈虫蚀样改变，严重者可见肾盏闭塞、空洞形成）
手术治疗	局限性病灶与肾盂不相通：病灶清除术；若与肾盂相通：肾脏部分切除术
	一侧严重肾结核，对侧正常：患肾切除
	双肾结核（一侧重，对侧轻）：先药物化疗，再切除病重侧肾 双肾结核（一侧重，对侧肾积水）：先引流肾积水，再切除病重侧肾

考点五：各类泌尿系结石的鉴别

鉴别	性质	X线平片
草酸钙结石	质硬，不易碎，粗糙，不规则，呈桑椹样，棕褐色	易显影
磷酸钙结石	易碎，表面粗糙，不规则，常呈鹿角形，灰白色、黄色或棕色	易显影，可见多层现象
尿酸结石	质硬，光滑，多呈颗粒状，黄色或红棕色	不显影
胱氨酸结石	质坚，光滑，呈蜡样，淡黄色至黄棕色，家族遗传性	不显影

考点六：各类泌尿系结石的鉴别

鉴别	肾结石	输尿管结石	膀胱结石
疼痛	肾区疼痛、肋脊角叩击痛	阵发性肾绞痛、放射痛	排尿时突然疼痛，放射至远端尿道
血尿	活动后血尿	活动后血尿	终末血尿
膀胱刺激征	合并感染时有	膀胱壁段结石时有	有
典型症状	疼痛、血尿	疼痛、血尿	排尿中断伴排尿困难
恶心、呕吐	无	有	无

考点七：各类致腹痛的疾病

病名	病史	腹痛部位	腹痛性质	腹部体征	辅助检查
肾或输尿管结石	突然发病，可有尿中排石史	腰或下腹	阵发性绞痛，向外阴部放射	肾区叩击痛、下腹压痛	尿中有红细胞，X线可见结石
胆石症或胆道感染	发病急，进油腻食物后发作或加重	右上腹及剑突下	持续性疼痛，向右肩部放射	Murphy征阳性，可扪及肿大的胆囊	白细胞升高，B超可见结石
急性阑尾炎	转移性右下腹疼痛	右下腹	持续性疼痛，逐渐加重	右下腹阑尾点压痛、反跳痛、肌紧张	体温轻度升高，白细胞升高
胃、十二指肠溃疡穿孔	突然发病，或有溃疡病史	始于上腹，很快波及全腹	持续性刀割样疼痛	板样强直，全腹压痛、反跳痛，肝浊音界消失	X线可见膈下游离气体
急性胰腺炎	暴饮暴食后，可有胆道疾病史	上腹偏左，可向全腹蔓延	持续性剧痛，向腰背部放射	上腹压痛，可有肌紧张	血清、尿淀粉酶升高，白细胞总数增高

考点八：膀胱癌的常见考点汇总

膀胱癌	
病因	①长期接触致癌物质；②吸烟（1/3）；③慢性感染与异物长期刺激；④大量服用镇痛药、色氨酸代谢异常
病理	①组织类型：95%以上为上皮性肿瘤，其中绝大多数为移行细胞癌，鳞状细胞癌和腺癌各占2%～3%；②浸润深度：多采用TNM分期
临床表现	血尿（间歇性肉眼血尿）是最常见和最早出现的症状；膀胱刺激征多为晚期表现
好发部位	侧壁和后壁最多见，其次为三角区和顶部

续表

膀胱癌	
诊断	尿液检查（初筛）；影像学检查（B超可初筛）；膀胱镜检查（确诊）；膀胱双合诊
治疗	非肌层浸润性膀胱癌（Tis、Ta、T_1）：经尿道膀胱肿瘤切除术（TURBT）+术后腔内化疗（卡介苗）或免疫治疗；肌层浸润性膀胱癌（T_{2-4}）：根治性膀胱切除术联合盆腔淋巴结清扫术（标准术式）

净哥速记口诀

膀胱癌 TNM 分期的记忆口诀："一固二肌三周四转"。

考点九：肾癌与肾母细胞瘤的鉴别

鉴别	肾癌	肾母细胞瘤（肾胚胎瘤或 Wilms 瘤）
好发人群	成人	婴幼儿
病因	与吸烟、肥胖、职业接触、遗传等有关	小儿泌尿系统中最常见的恶性肿瘤
临床表现	①血尿、疼痛和肿块；②副瘤综合征；③转移症状	腹部肿块（常见、最重要）
转移	淋巴转移，最先到达肾蒂淋巴结；血行转移，以肺转移最常见，其次为肝	
诊断	B超、X线、CT（最可靠）、MRI	B超、X线、CT、MRI
治疗	根治性肾切除术（主要），范围包括肾周筋膜、脂肪及肾门周围肿大淋巴结	应用综合治疗效果最好的小儿恶性实体肿瘤

第五章　骨科疾病

考点一：骨折常见的晚期并发症

晚期并发症的种类	发生机制
坠积性肺炎	因骨折长期卧床不起
压疮	
下肢深静脉血栓形成	骨盆骨折或下肢骨折易发生血栓形成
感染	污染较重或伴有较严重的软组织损伤的开放性骨折
骨化性肌炎（肘关节多见）	又称为损伤性骨化。因关节附近骨折处理不当所致
创伤性关节炎	关节内骨折，关节面遭到破坏，长期磨损
关节僵硬（最常见的并发症）	浆液性渗出和纤维蛋白沉积，发生纤维粘连，致使关节活动障碍
急性骨萎缩	损伤所致的关节附近的痛性骨质疏松，见疼痛和血管舒缩紊乱

续表

晚期并发症的种类	发生机制
缺血性骨坏死	某一骨折段的血液供应被破坏
缺血性肌挛缩（最严重的并发症）	骨－筋膜室综合征处理不当的严重后果，爪形手和爪形足

考点二：骨折延迟愈合、不愈合和畸形愈合的对比

对比	概念	X线片	治疗与预后
延迟愈合	骨折经治疗，超过一般愈合时间，仍未出现骨折连接	骨折线明显，骨折端无硬化	有愈合可能，去除原因、延长时日可愈合
不愈合	骨折经治疗，超过一般愈合时间（9个月），且经再度延长治疗时间（3个月），仍达不到骨性愈合	骨折线明显，骨折端萎缩光滑，髓腔封闭	没有愈合可能，一般需要手术治疗
畸形愈合	已经愈合	骨折线模糊或消失	影响功能，需要手术矫正

考点三：骨折功能复位的标准

骨折段移位	功能复位的标准
旋转移位分离移位	必须完全矫正
缩短移位	在成人下肢骨折不超过1cm；儿童若无骨骺损伤，下肢缩短在2cm以内
成角移位	成角与关节活动方向一致，可自行矫正；若与之垂直，不能矫正，必须复位
侧方移位（横形骨折）	骨折端对位至少1/3左右，干骺端骨折至少应对位3/4左右

净哥速记口诀

骨折临床愈合的标准：①局部无压痛及纵向叩击痛；②局部无异常活动；③X线片显示骨折处有连续性骨痂，骨折线已模糊。

考点四：肩关节脱位和肘关节脱位的鉴别

鉴别	肩关节脱位	肘关节脱位
分类	前脱位、后脱位、上脱位、下脱位；以前脱位最常见	前脱位、后脱位、外侧方脱位、内侧方脱位；以后脱位最常见
临床特点	①有外伤史；②患处疼痛、肩关节活动障碍，患者以健手托住患侧前臂、头向患侧倾斜；③方肩畸形、关节盂空虚；④Dugas征阳性	①有外伤史；②肘部疼痛、活动障碍，前臂处于半屈位；③肘后三角关系破坏，肘后空虚；④X线可发现移位情况、有无合并骨折

续表

鉴别	肩关节脱位	肘关节脱位
复位	手法复位，Hippocrates 法复位成功后 Dugas 征由阳性转为阴性	采用一人复位法。复位成功的标志为肘关节恢复正常活动，肘后三角关系转为正常

净哥速记口诀

肩关节脱位分类的记忆口诀：捡钱 → 肩前（肩关节脱位以前脱位为主，其他关节脱位以后脱位为主）。

考点五：肱骨髁上骨折与桡骨下端骨折的鉴别

鉴别	伸直型	屈曲型
肱骨髁上骨折	①发病率：多见；②骨折断端移位：远折端向上移位，近折端向前向下移位；③并发症：近折端刺破肱动脉、正中神经	①发病率：少见；②骨折断端移位：远折端向前移位，近折端向后向下移位；③并发症：刺破皮肤，很少合并神经血管损伤
桡骨下端骨折	①发病率：多见，也称为 Colles 骨折；②骨折断端移位：远折端向背、桡侧移位，近折端向掌侧移位；③临床特点：银叉样或枪刺刀畸形	①发病率：少见，也称为 Smith 骨折或反 Colles 骨折；②骨折断端移位：远折端向掌、桡侧移位，近折端向背侧移位

考点六：各型股骨颈骨折的特点

鉴别	股骨头下骨折	经股骨颈骨折	股骨颈基底骨折
骨折线部位	位于股骨头下	股骨颈中部	股骨颈与大、小转子间连线处
血液供应	旋股内、外侧动脉发出的营养支被损伤，仅小凹动脉供血	股骨干滋养动脉升支被损伤	有旋股内、外侧动脉分支合成的动脉环提供血供
结局	最易导致股骨头缺血性坏死	股骨头缺血性坏死或不愈合	骨折容易愈合，无并发症

净哥速记口诀

股骨颈骨折按 X 线分类：①内收骨折：Pauwells 角 ＞ 50°；②外展骨折：Pauwells 角 ＜ 30°。角度越大，剪式应力越大，骨折断端间的接触面积越小，骨折越不稳定。

记忆口诀：“小三在外很稳定”。

考点七：股骨颈骨折与股骨转子间骨折的鉴别

鉴别	股骨颈骨折	股骨转子间骨折
外旋角度	45°～60°	90°
局部肿胀	常无明显肿胀	肿胀明显
瘀斑	少见	常见

考点八：几种带有英文的骨折

名称	概念
Monteggia 骨折	尺骨上 1/3 骨折合并桡骨小头脱位
Galeazzi 骨折	桡骨下 1/3 骨折合并尺骨大头脱位
Barton 骨折	桡骨远端关节面骨折伴腕关节脱位
Jefferson 骨折	寰椎的前、后弓双侧骨折
Chance 骨折	经椎体、椎弓及棘突的横形骨折
Pilon 骨折	累及胫距关节面的胫骨远端骨折
Bennett 骨折	第 1 掌骨基底部骨折合并第 1 腕掌关节脱位或半脱位

净哥速记口诀

前臂双骨折的记忆口诀：耻辱上人孟子（尺骨上→孟氏骨折）；你就是下人，该扰（桡骨下→盖式骨折）！

考点九：胫腓骨各部位骨折的鉴别要点

骨折部位	常见并发症	原因
胫骨干上 1/3	下肢缺血性坏死	胫后动脉受损
胫骨干中 1/3	骨－筋膜室综合征	骨筋膜室高压
胫骨干下 1/3	延迟愈合或不愈合	几乎无肌肉附着
腓骨颈骨折	腓总神经损害	腓总神经解剖走行

考点十：各类上肢神经损伤的鉴别要点

受损神经		运动障碍	感觉障碍
正中神经	腕部伤	拇指对掌障碍	示指、中指远节感觉障碍
	肘上伤	拇指对掌、屈曲障碍，示指、中指屈曲障碍	示指、中指远节感觉障碍
尺神经	腕部伤	爪形手	手部尺侧 1.5 个指头感觉障碍
	肘上伤	爪形手，环指、小指末节屈曲障碍	手部尺侧 1.5 个指头感觉障碍

续表

受损神经		运动障碍	感觉障碍
桡神经	肱骨中下 1/3 损伤	伸腕、伸拇、伸指、前臂旋后障碍，垂腕	桡侧 3.5 个指头、虎口区感觉障碍
	桡骨小头处损伤	伸腕正常，伸拇、伸指障碍	无手部感觉障碍

净哥速记口诀

1. 上肢神经损伤的记忆口诀　争（正）取（屈）申（伸）奥（桡）。

2. 伤肢畸形汇总　①垂腕：桡神经损伤；②爪状手：尺神经损伤；③猿手：正中神经损伤；④足下垂：腓总神经损伤；⑤钩状足：胫神经损伤。

考点十一：各类下肢神经损伤的鉴别要点

损伤神经		临床表现
股神经		膝关节伸直障碍；股前、小腿内侧感觉障碍
坐骨神经	臀部高位伤	膝关节不能屈曲呈伸直状态；足下垂；大腿后部、小腿和足肌肉瘫痪；小腿后外侧和足部感觉丧失
	股中下部伤	膝关节功能正常
腓总神经		腓骨小头骨折易导致腓总神经损伤：足下垂、内翻畸形
胫神经		小腿后肌群及足底肌群麻痹致足跖屈、内收、内翻；小腿后侧、足背外侧、跟外侧和足底感觉障碍

考点十二：带有英文体征及试验的鉴别

英文体征及试验	临床意义或代表疾病
Tinel 征	判断神经损伤部位和神经损伤后的再生情况
Horner 征	颈交感神经综合征
Dugas 征	肩关节脱位
Froment 征	尺神经损伤
Thomas 征	髋关节结核
Finkelstein 试验（握拳尺偏试验）	桡骨茎突狭窄性腱鞘炎
Mills 试验（前臂伸肌牵拉试验）	肱骨外上髁炎，又称为网球肘

考点十三：常见周围神经卡压综合征的病因

种类	概念及特点
腕管综合征	正中神经在腕管内受压，是周围神经卡压综合征中最常见的一种。屈腕试验及 Tinel 征阳性
肘管综合征	尺神经在肘部尺神经沟内的一种慢性损伤。夹纸试验及 Tinel 征阳性

续表

种类	概念及特点
梨状肌综合征	坐骨神经在臀部受到卡压，在下肢神经慢性损伤中最多见。4字试验及Tinel征阳性
旋后肌综合征	桡神经深支（骨间背神经）在旋后肌腱弓附近被卡压，使前臂伸肌功能障碍

净哥速记口诀

周围神经卡压综合征的记忆口诀：腕肘旋后梨状肌，正中尺桡坐骨经。

考点十四：腰椎间盘突出症的神经系统表现

鉴别	L_4	L_5	S_1
受累部位	$L_{3\sim4}$	$L_{4\sim5}$	$L_5\sim S_1$
感觉异常	小腿前内侧及膝前	小腿前外侧及足内侧的痛、触觉减退	外踝附近及足外侧的痛、触觉减退
肌力下降	膝无力	踝及趾背伸力下降	趾及足跖屈力减退
反射异常	膝反射减弱	无改变	踝反射减弱

净哥速记口诀

腰椎间盘突出症神经受损的记忆口诀：①小腿→足，内→外；②膝关节异常→L_4，踝关节异常→S_1；③脚趾背伸无力→L_5，脚趾屈曲无力→S_1。

考点十五：各类脊椎病的鉴别

分型	原因	临床表现	治疗
神经根型（50%~60%）	髓核侧后方突出	向上肢放射的颈肩痛；感觉异常、肌力下降；神经受压指征；压头试验、上肢牵拉试验阳性	颌枕带牵引、推拿按摩、理疗、药物治疗；无效则手术
脊髓型	髓核后正中突出	颈痛不明显；四肢乏力、行走、持物不稳为最先出现的症状；自下而上的上运动神经元性瘫痪	禁用颌枕带牵引、推拿按摩、理疗、药物治疗；手术治疗
交感神经型	颈椎各种病变的刺激	一系列交感神经兴奋或抑制的症状和体征	颌枕带牵引、推拿按摩、理疗、药物治疗；无效则手术
椎动脉型	椎动脉受刺激或压迫	脑供血不足的症状和体征	颌枕带牵引、推拿按摩、理疗、药物治疗；无效则手术

考点十六：发育性髋关节脱位的治疗

年龄	治疗方法
出生至6个月	黄金时期，首选 Pavlik 吊带
6~18个月	首选麻醉下闭合复位、人类位石膏裤固定
18个月~6岁	手术切开复位、骨盆截骨、股骨近端截骨术等方法
6岁以上	姑息性手术如骨盆内移截骨（Chiari 术）、髋臼扩大术等

考点十七：强直性脊柱炎

好发人群	青壮年，男性占90%，有家族史。从骶髂关节开始沿脊柱向上形成竹节样脊椎
病理	累及小关节的滑囊和关节囊，继发性软组织骨化
典型表现	关节僵硬、疼痛，晨起脊柱僵硬，稍活动可好，最终脊柱融合畸形
特殊表现	若症状始自颈椎，逐渐向下波及胸椎和腰椎，称为 Bechterew 病。易累及神经根而发生上肢瘫痪、呼吸困难，预后较差
实验室检查	类风湿因子试验阳性，HLA-B27 阳性
X线检查	关节间隙初期假性增宽、关节边缘锯齿状改变；后关节面模糊、间隙变窄；最终关节融合

考点十八：良、恶性骨肿瘤的鉴别

鉴别	良性骨肿瘤	恶性骨肿瘤
发病情况	发病率高，多见于成人	发病率低，多见于青少年
常见代表	骨软骨瘤、软骨瘤	骨肉瘤、软骨肉瘤
肿块	质硬，无压痛，生长缓慢	局部肿块发展迅速，有压痛，出现血管怒张
疼痛与压痛	多无，骨样骨瘤可产生剧痛，恶变或合并骨折时疼痛突然加重	几乎均有，早期轻度、间歇性痛，后期持续性剧痛、夜间痛
病理性骨折	可有	常有
压迫症状	均可出现截瘫及浅静脉怒张	
远处转移	无	有，多为血行转移
X线	界线清楚，密度均匀；多为膨胀性病损或外生性生长，皮质膨胀变薄；病灶周围有硬化性反应骨；通常无骨膜反应；骨质破坏呈单房性或多房性，内有骨化影	病灶多不规则，呈虫蚀样或筛孔样；界限不清，密度不均；可见 Codman 三角（多见于骨肉瘤）、葱皮现象（多见于尤因肉瘤），可表现为日光射线样形态；还表现为溶骨性缺损、骨质破坏

考点十九：各类骨肿瘤的常见考点

类型	好发人群及部位	临床表现	检查	治疗
骨样骨瘤	下肢长骨	夜间进行性疼痛	—	手术
骨软骨瘤	青少年，长骨干骺端	有家族遗传，恶变率约为1%	X线见骨性突起	一般不需治疗
软骨瘤	手和足的管状骨	无痛性肿胀和畸形	X线示椭圆形透亮点	手术
骨巨细胞瘤	20～40岁，长骨干骺端和椎体	疼痛和肿胀，压之有乒乓球样感	X线呈肥皂泡样改变	手术治疗，化疗无效
骨肉瘤	青少年，长骨干骺端	持续性疼痛，逐渐加剧，夜间尤重	Codman三角或呈日光射线样	综合治疗
软骨肉瘤	成人和老年人，骨盆	疼痛和肿胀	X线见钙化斑点或絮状骨化影	以手术为主，对放疗不敏感
尤因肉瘤	儿童，长骨骨干、骨盆和肩胛骨	局部疼痛、肿胀，进行性加重	X线呈板层状或葱皮状	对放疗极为敏感
恶性淋巴瘤	40～60岁	疼痛和肿块	X线片示溶冰征	以放疗和化疗为首选，手术为辅
骨髓瘤	40岁以上的男性，含有造血骨髓的骨骼	背痛为首发症状，骨骼溶骨性破坏	骨穿见大量异常浆细胞可确诊，A/G倒置，Bence-Jones蛋白阳性	以化疗和放疗为主
转移性骨肿瘤	40～60岁，躯干骨	疼痛、肿胀、病理性骨折	成骨性骨转移时AKP升高；前列腺癌骨转移时ACP升高	姑息性治疗

净哥速记口诀

常见骨肿瘤的典型X线检查汇总如下：①骨软骨瘤：骨性突起；②软骨瘤：椭圆形透亮点；③骨巨细胞瘤：肥皂泡样改变；④骨肉瘤：Codman三角或呈日光射线样形态；⑤软骨肉瘤：钙化斑点或絮状骨化影；⑥尤因肉瘤：板层状或葱皮状现象；⑦恶性淋巴瘤：呈溶冰征。

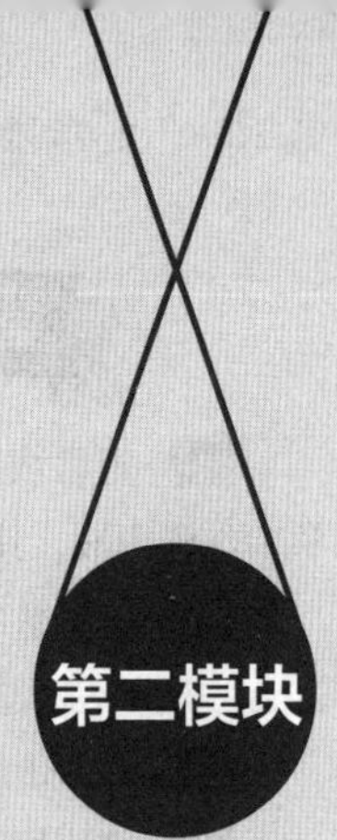

各学科数值速记

第一部分 生理学数值记忆考点

1 正常成人的体液量约占体重的 60%，其中约 2/3 分布于细胞内，称为细胞内液；其余约 1/3 分布于细胞外，称为细胞外液。

2 大多数细胞的膜脂质中，磷脂占总量的 70% 以上，胆固醇不超过 30%，糖脂不超过 10%。

3 表面蛋白占膜蛋白的 20% ~ 30%，整合蛋白占膜蛋白的 70% ~ 80%。

4 细胞用于物质转运的能量约占细胞耗能总量的 2/3。

5 在哺乳动物，细胞膜钠泵活动消耗的能量通常占细胞代谢产能的 20% ~ 30%，有的细胞甚至可占到 70%。

6 钠泵活动是生电性的（3 个 Na^+ 出，2 个 K^+ 进），可引起细胞膜超极化，使膜内电位的负值增大。

7 G 蛋白偶联受体分子都由 1 条包含 7 次跨膜 α 螺旋的肽链构成。

8 当细胞外液固定于零电位时，各类细胞的膜内电位在安静状态下均为负值，范围在 –10 ~ –100mV，如在骨骼肌细胞约 –90mV、神经细胞约 –70mV、平滑肌细胞约 –55mV、红细胞约 –10mV。

9 哺乳动物骨骼肌膜两侧的离子浓度，其中细胞外液的 Na^+ 浓度约为其细胞内液的 Na^+ 浓度的 10 倍，而细胞内液的 K^+ 浓度约为细胞外液的 K^+ 浓度的 30 倍。

10 微终板电位（MEPP）会叠加形成平均幅度为 50 ~ 75mV 的终板电位（EPP）。产生 1 个正常的终板电位，约需释放 125 个突触小泡。

11 在骨骼肌的 1 次收缩中，细胞质内增加的 Ca^{2+} 几乎 100% 由 JSR 释放；而在心肌，由 JSR 释放的 Ca^{2+} 仅占 80% ~ 90%，另有 10% ~ 20% 的 Ca^{2+} 则由细胞外经 L 型钙通道内流而来。

12 肌肉最适初长度相对应的肌小节长度为 2.0 ~ 2.2μm。

13 正常成人的血浆蛋白含量为 65 ~ 85g/L，其中白蛋白为 40 ~ 48g/L，球蛋白为 15 ~ 30g/L，白 / 球蛋白比值为（1.5 ~ 2.5）：1。

14 血浆渗透浓度接近 300mmol/L，相当于 770kPa 或 5 790mmHg。

15 在血浆蛋白中，晶体渗透压的 80% 来自 NaCl，主要是 Na^+；血浆胶体渗透压的 75% ~ 80% 来自白蛋白。

16 正常人的血浆 pH 为 7.35 ~ 7.45，血浆 pH 低于 6.9 或高于 7.8 时

都将危及生命。

17 成年男性的血红蛋白浓度为 120～160g/L，成年女性为 110～150g/L。

18 正常红细胞的平均寿命为 120 天。

19 红细胞的破坏，其中血管外破坏占 90%，而血管内破坏占 10%。

20 正常成人血液中的白细胞计数为（4.0～10.0）$\times 10^9$/L，其中中性粒细胞占 50%～70%、淋巴细胞占 20%～40%。

21 正常成人血液中的血小板数量为（100～300）$\times 10^9$/L，寿命为 7～14 天。当血小板数降至 50×10^9/L 时，患者皮肤、黏膜可出现小的出血点。

22 凝血时间主要反映自 FⅫ被异物表面激活至纤维蛋白形成所需的时间，正常人为 4～12 分钟。

23 肝素可使抗凝血酶的抗凝作用增强 2 000 倍。

24 正常成年男性的红细胞沉降率为 0～15mm/h，成年女性为 0～20mm/h。

25 当 NaCl 浓度降至 0.28%～0.32% 时，则全部红细胞发生溶血。

26 正常成人的血液量相当于体重的 7%～8%。

27 正常成年男性的血细胞比容为 40%～50%，成年女性为 37%～48%。

28 正常情况下，小血管受损后引起的出血在几分钟内就会自行停止，这种现象称为生理性止血。正常人的出血时间（BT）不超过 9 分钟。

29 0 期（去极化期）是指当心肌细胞的静息电位去极化到达阈电位 –70mV 时，膜的钠通道开放，Na^+ 快速大量流入细胞内，使膜内电位迅速上升到 +30mV，由去极化到反极化。超射是指膜内电位从 0mV 到 +30mV。

30 心肌传导速度为浦肯野纤维（4m/s）＞心室肌（1m/s）＞心房肌（0.4m/s）＞房室交界（0.02m/s）。

31 心肌自律性为窦房结（70～100 次 /min）＞房室交界（50 次 /min）＞房室束（40 次 /min）＞浦肯野纤维（约 25 次 /min）。

32 心房收缩期是指在心室舒张期的最后 0.1 秒，心房开始收缩，泵入心室的血量占整个心室总回流量的 25%。

33 ABO 血型系统的遗传是由 9 号染色体上的 A、B 和 O3 个等位基因来控制的。控制 Rh 血型抗原的等位基因位于 1 号染色体上。

34 在全心舒张期，回流入心室的血液量约占心室总充盈量的 70%，由心房收缩推动进入心室的血液通常只占心室总充盈量的 25% 左右。

35 心室肌细胞兴奋性的周期性变化 ①绝对不应期（ARP）的电位区间：0 ~ 3 期复极到 –55mV 期间；②局部反应期的电位区间：–55 ~ –60mV 期间；③相对不应期（RRP）的电位区间：–60 ~ –80mV 期间；④超常期（SNP）的电位区间：–80 ~ –90mV 期间。

36 第一心音的听诊部位为心尖区（左第 5 肋间锁骨中线交界处）；第二心音的听诊部位为胸骨旁第 2 肋间（主动脉瓣和肺动脉瓣听诊区）。

37 每搏输出量是指一次心搏一侧心室的血液量，正常人约 70ml，简称搏出量。

38 在快速射血期，心室射出的血液量约占总射血量的 2/3；在快速充盈期，进入心室的血液量约为心室总充盈量的 2/3。

39 肺动脉压约为主动脉压的 1/6。

40 健康成人的射血分数为 55% ~ 65%。

41 健康成人在安静状态下，心排血量为 5 ~ 6L；剧烈运动时，心排血量可达 25 ~ 30L，为安静时的 5 ~ 6 倍。

42 体循环中的血量约为总血量的 84%，其中约 64% 位于静脉系统内，约 13% 位于大中动脉内，约 7% 位于小动脉和毛细血管内；心脏血量仅占其 7% 左右，肺循环中的血量约占其 9%。

43 外周阻力使得心室每次收缩射出的血液只有大约 1/3 在心室收缩期流到外周，其余的暂时储存于主动脉和大动脉中。

44 平均动脉压粗略估算约等于舒张压加 1/3 的脉压，正常为 100mmHg 左右。收缩压正常为 100 ~ 120mmHg，舒张压正常为 60 ~ 80mmHg。脉搏压正常为 30 ~ 40mmHg。

45 静脉在血管系统中起血液储存库的作用，因而称为容量血管。循环血量的 60% ~ 70% 容纳在静脉中。

46 中心静脉压是指右心房和胸腔内大静脉的血压，正常波动范围为 4 ~ 12cmH_2O。

47 安静状态下，骨骼肌组织同一时间内仅有 20% ~ 35% 的毛细血管处于开放状态。

48 流经毛细血管的血浆有 0.5% ~ 2% 在动脉端滤出到组织间隙，约有 90% 的滤出液在静脉端被重吸收，其余约 10%（包括滤过的白蛋白分子）

进入毛细淋巴管形成淋巴液。

49 正常成人在安静状态下每小时约有 120ml 淋巴液进入血液循环。人体每天生成 2 ~ 4L 淋巴液，大致相当于全身的血浆总量。

50 肾上腺髓质分泌的髓质激素中，肾上腺素约占 80%，去甲肾上腺素约占 20%。

51 心交感神经的节前神经元位于脊髓第 1 ~ 5 胸段中间外侧柱。

52 冠状动脉血流量在安静状态下占心排血量的 4% ~ 5%。一般情况下，左心室在收缩期的血流量仅有舒张期的 20% ~ 30%。

53 当平均动脉压在 60 ~ 140mmHg 波动时，脑血流量可通过自身调节保持相对稳定；而正常情况下，脑循环灌注压为 80 ~ 100mmHg。

54 平静呼吸时，弹性阻力约占肺通气总阻力的 70%，非弹性阻力约占 30%。

55 肺泡表面张力是肺弹性阻力的主要来源，约占 2/3；而由肺的弹性成分所形成的弹性阻力约占 1/3。

56 胸廓处于自然位置时，肺容量约为肺总量的 67%。

57 潮气量（TV）是指每次呼吸时吸入或呼出的气体量，正常为 400 ~ 600ml。功能余气量（FRC）是指平静呼气末尚存留于肺内的气量，是余气量和补呼气量之和，正常约 2 500ml。潮气量为 500ml，无效腔为 150ml，故每次吸入肺泡的新鲜空气量为 350ml。而功能余气量为 2 500ml，故每次呼吸仅使肺泡内的气体更新 1/7 左右。

58 当血液中的 Hb 含量达 5g/100ml 以上时可出现发绀。

59 因 CO_2 和 O_2 在血浆中的溶解度分别为 51.5 及 2.14，CO_2 的溶解度为 O_2 的 24 倍；CO_2 的分子量为 44，O_2 的分子量为 32，故 CO_2 的扩散系数为 O_2 的 20 倍。

60 健康成人安静时的通气 / 血流比值为 0.84（全肺的平均水平）。

61 PCO_2 正常为 35 ~ 45mmHg，PO_2 正常为 80 ~ 100mmHg，氧饱和度正常为 91.9% ~ 99%。

62 血液中所含的 O_2 仅约 1.5% 以物理溶解的形式运输，其余 98.5% 则以化学结合的形式运输。

63 血液中所含的 CO_2 约 5% 以物理溶解的形式运输，其余约 95% 则以化学结合的形式运输。

64 中枢化学感受器对 H^+ 的敏感性较外周化学感受器高，约为后者的

25倍。

65 消化道不同部位平滑肌的慢波频率不同，人的慢波频率在胃约3次/min、在十二指肠约12次/min、在回肠末端为8～9次/min。慢波的幅度为10～15mV。

66 人每天由各种消化腺分泌的消化液总量可达6～8L。

67 纯净的胃液是一种无色的酸性液体，pH为0.9～1.5，正常成人每天分泌1.5～2.5L。

68 头期胃液分泌量占消化期分泌总量的30%，胃期分泌的约占60%，肠期分泌的占10%。

69 混合性食物由胃完全排空需4～6小时。一般混合性食物在小肠内停留的时间平均需要3～8小时。

70 成人每天分泌胆汁0.8～1.0L。

71 小肠液的分泌量变化很大，成人的每天分泌量为1～3L。

72 一般情况下，人体所需能量的50%～70%由糖类物质氧化分解提供，30%～50%来自脂肪。

73 糖氧化时的呼吸商为1.0，蛋白质和脂肪氧化时的呼吸商分别为0.80和0.71。

74 蛋白质的特殊动力效应高达30%，脂肪和糖的食物特殊动力效应分别为4%和6%左右，混合性食物为10%。

75 人在进食后的一段时间内，即使在安静状态下也会出现能量代谢率增高的现象，一般从进食后1小时左右开始，延续7～8小时。

76 测定基础代谢率时，受试者应在清醒状态、静卧、无肌紧张、至少2小时以上无剧烈活动、无精神紧张、餐后12～14小时、室温保持在20～25℃的条件下进行。

77 一般情况下，体温每升高1℃，基础代谢率将升高13%左右。

78 体温在一昼夜之间有周期性波动，在清晨2～6时体温最低，在午后1～6时最高。

79 通常情况下，成年女性的体温平均高于男性0.3℃。

80 一般情况下，人体24小时的不感蒸发量约为1 000ml，其中从皮肤表面蒸发的水为600～800ml，通过呼吸道黏膜蒸发的水为200～400ml。

81 全身皮肤的血流量最多可达到心排血量的12%。

82 肾是机体供血量最丰富的器官，成人每分钟两肾的血流量约

1 200ml，相对于心排血量的 1/5～1/4。当肾动脉灌注压在某一范围内（70～80mmHg）变动时，肾血流量基本不变。肾血流量还在不同部位的供血不均，约 94% 的血液供应肾皮质，5% 供应外髓，1% 供应内髓。正常成人的肾小球滤过率为 125ml/min 左右。若肾血浆流量为 660ml/min，则滤过分数为 19%，表明流经肾的血浆约有 19% 由肾小球滤到囊腔中形成原尿。

83 人的两个肾每天生成的原尿量达 180L，而由尿道排出体外的终尿仅为 1.5L，说明原尿中的水分 99% 在流经肾小管和集合管时被重吸收，只有约 1% 被排出体外。

84 轴索直径与神经纤维直径之比为 0.6 : 1 时传导速度最快。

85 人眼的适宜刺激是波长为 380～760mm 的电磁波，即可见光。

86 人听觉器官的适宜刺激是 20～20 000Hz 的声波，人耳最敏感的声波频率在 1 000～3 000Hz，人的语言频率主要分布在 300～3 000Hz。

87 声波在中耳传递过程中将增压 22.4 倍，而幅度约减小 1/4。

88 耳蜗各阶内充满淋巴。其中前庭阶和鼓阶中是外淋巴，而蜗管中则是与脑脊液成分相似的内淋巴。在毛细胞之间紧密连接，因此蜗管中的内淋巴不能到达毛细胞的基底部。内淋巴中的 K^+ 浓度比外淋巴中的高 30 倍，而外淋巴中的 Na^+ 浓度则比内淋巴中的高 10 倍。

89 进行眼球震颤试验时，通常是在 20 秒内旋转 10 次后突然停止旋转，检查旋转后的眼球震颤。眼球震颤的正常持续时间为 20～40 秒，频率为 5～10 次。

90 一般成人若处于觉醒状态 15～16 小时，便可称为睡眠剥夺。

91 甲状腺激素的脂溶性强，在血液中 99% 以上与血浆蛋白结合；其半衰期是激素中最长的，可达 7 天左右，但游离甲状腺素（T_4）的半衰期仅数分钟。

92 T_4 和 T_3 分别约占分泌总量的 90% 和 9%，但 T_3 的生物活性却高于 T_4，约为后者的 5 倍。

93 进入人体的碘化物以离子形式存在，经肠黏膜吸收，约 1/3 被甲状腺摄取。人体合成 TH（甲状腺激素）所需的碘 80%～90% 来自食物，其余来自饮水和空气。

94 生理情况下，甲状腺内的碘离子浓度约为血清的 30 倍。

95 在胚胎，缺碘造成甲状腺激素合成不足或出生后甲状腺功能减退，脑的发育明显障碍，可在出生后数周至 3～4 个月后明显表现出来。所以在缺碘地区，孕妇应在妊娠期间注意补碘。治疗呆小病必须在出生后 3 个月内补给甲状腺激素，否则过期就难以奏效。

96 血碘开始增加时即可诱导碘的活化和甲状腺激素合成；但当血碘升高到一定水平（10mmol/L）后反而抑制碘的活化过程，使甲状腺激素合成减少。这种过量碘抑制甲状腺激素合成的效应称为碘阻滞效应（Wolff-Chaikoff effect）。

97 人类的月经周期一般为 28 天左右，月经期持续 3～5 天，第 1～14 天为增生期（卵泡期），排卵日发生在第 14 天，第 15～28 天为分泌期（黄体期）。

98 人绒毛膜促性腺激素（hCG）是由胎盘绒毛组织的合体滋养层细胞分泌的一种糖蛋白激素，与 LH 有高度的同源性。妊娠 8～10 周时达高峰；随后分泌逐渐减少，到妊娠 20 周左右降至较低水平，并一直维持到妊娠末期。

第二部分 分子生物学数值记忆考点

1 蛋白质约占人体固体成分的 45%，而在细胞中可达细胞干重的 70%。

2 蛋白质的元素组成相似，主要有碳（50%～55%）、氢（6%～7%）、氧（19%～24%）、氮（13%～19%）和硫（0～4%）。

3 人体内的所有蛋白质都是以 20 种氨基酸为原料合成的多聚体。

4 含有共轭双键的色氨酸、酪氨酸的最大吸收峰在 280nm 波长附近；氨基酸与茚三酮反应生成的化合物的最大吸收峰在 570nm 波长处。

5 每 3.6 个氨基酸上升 1 圈，螺距为 0.54nm。

6 人体内各种蛋白质的等电点不同，但大多数接近 pH 5.0。所以在人体体液 pH7.4 的环境下，大多数蛋白质解离成阴离子。

7 DNA 双螺旋结构的直径为 2.37nm，螺距为 3.54nm。

8 平均而言，每个螺旋有 10.5 个碱基对，每 2 个碱基对之间的相对旋转角度为 36°，每 2 个相邻的碱基对平面之间的垂直距离为 0.34nm。

9 染色质的基本组成单位是核小体，它是由 DNA 和 H1、H2A、H2B、H3、H4 五种组蛋白共同构成的。

10 2 分子 H2A、H2B、H3、H4 形成一个八聚体组蛋白核心，长度约 150bp 的 DNA 双链在核心组蛋白八聚体上盘绕 1.75 圈形成核小体的核心颗粒。

11 碱基、核苷、核苷酸和核酸在紫外线波段有较强的光吸收。在中性条件下，它们的最大吸收值在 260nm 附近。

12 金属离子是最常见的辅因子，约 2/3 的酶含有金属离子。

13 大多数酶在 60℃时开始变性，80℃时多数酶的变性已不可逆。

14 正常的血糖水平为 3.89 ~ 6.11mmol/L。低血糖是指血糖浓度低于 2.8mmol/L，高血糖是指空腹血糖高于 7.1mmol/L。

15 我国营养学会推荐成人每天的蛋白质需要量为 80g。

16 胃蛋白酶的最适 pH 为 1.5 ~ 2.5，酸性的胃液可使蛋白质变性，有利于蛋白质的水解。

17 在正常生理情况下，血氨水平在 47 ~ 65 μ mol/L。

18 进入肠道的各种胆汁酸（包括初级和次级、游离型与结合型）约有 95% 以上可被肠道重吸收，其余的（约为 5% 的石胆酸）随粪便排出。

19 正常人每天可生成 250 ~ 350mg 胆红素，其中约 80% 以上来自衰老红细胞破坏所释放的血红蛋白的分解。

20 260nm 左右的紫外线其波长正好在 DNA 和蛋白质的吸收峰附近，容易导致 DNA 等生物大分子损伤。

21 在波长为 300 ~ 500nm 的可见光激发下，光修复酶可将嘧啶二聚体解聚为原来的单体核苷酸形式，完成修复。

22 转录起始阶段，首先被辨认的 DNA 区段是 –35 区域的 TTGACA 序列。开放转录复合体中 DNA 分子接近 –10 区域的部分双螺旋解开后转录开始。

23 每个氨基酸活化需消耗 2 个来自 ATP 的高能磷酸键。

24 TATA 框通常位于转录起始点上游 –30 ~ –25bp 的区域，控制转录起始的准确性和频率。

第三部分　病理学数值记忆考点

1 当 ATP 能量供应减少 5% ~ 10% 时，便会对细胞产生明显的损伤效应。

2 不稳定细胞的再生能力相当强，由其构成的组织超过 1.5% 的细胞处于分裂期；稳定细胞构成的组织处于分裂期的细胞低于 1.5%。

3 肉芽组织在组织损伤后的 2～3 天即可出现，自下而上或从周围向中心生长推进。随着时间推移（如 1～2 周），肉芽组织按其生长的先后顺序逐渐成熟。

4 胶原的合成早在 3～5 天即开始出现，并根据创口的大小可持续数周。

5 伤口早期变化　数小时内便出现炎症反应。早期白细胞浸润以中性粒细胞为主，3 天后转为以巨噬细胞为主。

6 伤口收缩　2～3 天后边缘的整层皮肤及皮下组织向中心移动，伤口迅速缩小，直到 14 天左右停止。

7 肉芽组织增生及瘢痕形成　大约从第 3 天开始从伤口底部及边缘长出肉芽组织填平伤口。毛细血管以每天延长 0.1～0.6mm 的速度增长。第 5～6 天起成纤维细胞产生胶原纤维。大约在伤后 1 个月瘢痕完全形成。

8 表皮及其他组织再生　创伤发生 24 小时内，伤口边缘的基底细胞即开始增生。若伤口过大（一般认为直径超过 20mm 时），则再生表皮很难将伤口完全覆盖，往往需要植皮。

9 创伤一期愈合　见于组织缺损少、创缘整齐、无感染、经黏合或缝合后创面对合严密的伤口。这种伤口，表皮再生在 24～48 小时内便可将伤口覆盖。肉芽组织在第 3 天就可以从伤口边缘长出并很快将伤口填满。5～7 天伤口两侧出现胶原纤维连接，此时切口已可拆线，切口达临床愈合标准。

10 骨折愈合中纤维性骨痂的形成　骨折后的 2～3 天，血肿开始由肉芽组织取代而机化，继而形成暂时性骨痂。约 1 周，上述增生的肉芽组织及纤维组织可进一步分化，形成透明软骨。

11 微小的出血进入皮肤、黏膜、浆膜面形成较小（直径为 1～2mm）的出血点称为瘀点；而稍微大（直径为 3～5mm）的出血称为紫癜；直径超过 1～2cm 的皮下出血灶称为瘀斑。

12 血栓栓塞是栓塞最常见的原因，占所有栓塞的 99% 以上。

13 造成肺动脉栓塞的栓子绝大多数（95% 以上）来自下肢膝以上的深部静脉，80% 的体循环动脉栓塞的栓子来自左心腔。

14 创伤性脂肪栓塞时，直径＞20μm 的脂滴栓子引起肺动脉分支、小动脉或毛细血管栓塞；直径＜20μm 的脂滴栓子可通过肺泡壁毛细血管经肺静脉至左心达体循环分支。若大量脂滴（9～20g）短期内进入肺循环，使75%的肺循环面积受阻时，可引起窒息和因急性右心衰竭而死亡。

15 若大量气体（多于100ml）迅速进入静脉，可造成严重的循环障碍，患者可出现呼吸困难、发绀，致猝死。

16 局部组织对缺血的敏感程度　大脑的少突胶质细胞和神经细胞的耐受性最低，3～4分钟的缺血即引起梗死；心肌细胞对缺血也很敏感，缺血20～30分钟就会死亡。

17 肺出血梗死早期（48小时内）红细胞轮廓尚保存，以后崩解。

18 在梗死发生24～48小时后，肉芽组织已开始从梗死灶周围长入病灶内。

19 细菌引起的炎症反应，末梢血的白细胞计数可达15 000～20 000/mm^3；如果达到40 000～100 000/mm^3，则称为类白血病反应。

20 血小板活化因子（PAF）在极低浓度下可使血管扩张和小静脉通透性增加，比组胺的作用强100～10 000倍。

21 补体系统中，C3a和C5a通过刺激肥大细胞释放组胺，使血管扩张和血管通透性增加。

22 横纹肌肉瘤在儿童中比较常见，主要发生于10岁以下的儿童和婴幼儿；少见于成人。

23 中枢神经系统原发性肿瘤约40%为胶质瘤。小儿的恶性肿瘤中，颅内恶性肿瘤的发病率仅次于白血病。

24 AS根据管腔狭窄程度分为4级，1级≤25%，2级为26%～50%，3级为51%～75%，4级≥76%。

25 稳定型心绞痛时，冠状动脉横切面可见斑块阻塞管腔＞75%。

26 根据MI的范围和深度可分为心内膜下MI和透壁性MI。心内膜下MI的病变主要累及心室壁内层1/3的心肌，并波及肉柱和乳头肌，常表现为多发性、小灶性坏死，直径为0.5～1.5cm。透壁性MI是典型的MI类型，MI的部位与闭塞的冠状动脉支供血区一致，病灶较大，最大直径在2.5cm以上，累及心室壁全层或未累及全层而深达室壁2/3，此型多发生在左冠状动脉前降支的供血区，其中以左心室前壁、心尖部及室间隔前2/3及前内乳头肌多见，约占全部MI的50%。约25%的MI发生于右冠状动脉供血区的左心室后壁、室间隔后1/3及右心室。

27 MI后的病理变化　一般在梗死后6小时后肉眼才能辨认，梗死灶呈苍白色，8～9 小时后呈土黄色。4 天后梗死灶外围出现充血出血带。7 天～2 周边缘区开始出现肉芽组织，或肉芽组织向梗死灶内长入，呈红色。3 周后肉芽组织开始机化，逐渐形成瘢痕组织。

28 一般心肌细胞梗死后的 30 分钟内，心肌细胞内的糖原减少或消失。心肌细胞受损后，肌红蛋白迅速从心肌细胞溢出入血，在 MI 后的 6～12 小时出现峰值。

29 心脏破裂好发于梗死后的 2 周内，好发部位是左心室下 1/3 处、室间隔和左心室乳头肌。

30 10%～30% 的 MI 合并室壁瘤。

31 高血压内脏病变期，左心室壁增厚，可达 1.5～2.0cm（正常值≤1.0cm）。

32 肥厚型心肌病时心脏增大，重量增加，成人的心脏多重达 500g 以上，两侧心室壁肥厚，室间隔大于左心室壁的游离侧，两者之比＞1.3（正常为 0.95）。

33 大叶性肺炎的典型自然发展过程大致分为 4 期：①充血水肿期，即发病后的第 1～2 天；②红色肝样变期，即发病后的第 3～4 天；③灰色肝样变期，即发病后的第 5～6 天；④溶解消散期，即发病后 1 周左右，此期历时 1～3 周。

34 一般在接触变应原后 15 分钟左右哮喘发作称为速发型反应，而 4～24 小时发病则称为迟发型反应。

35 一般认为硅尘颗粒＞5μm 者经过上呼吸道时易附着于黏膜表面，大多被黏液、纤毛排送系统清除出体外；而＜5μm 者则可被吸入肺内直达肺泡并被聚集于肺泡间隔或支气管周围的巨噬细胞吞噬，形成早期硅沉着病的细胞性结节。硅尘颗粒越小，致病性越强，其中以 1～2μm 者的致病性最强。

36 通常以肺动脉瓣下 2cm 处右心室前壁肌层厚度超过 5mm（正常为 3～4mm）作为诊断肺源性心脏病的病理形态标准。

37 鳞状细胞癌为肺癌中最常见的类型，占手术切除标本的 60% 以上，其中 80%～85% 为中央型细胞癌。腺癌的发生率仅次于鳞状细胞癌，女性患者相对多见，占一半以上，通常发生于较小的支气管上皮，故大多数（65%）为周围型肺癌。肿块通常位于胸膜下，常累及胸膜（77%）。

38 小细胞癌过去称为小细胞未分化癌，此类型占全部肺癌的

10%～20%；大细胞癌又称为大细胞未分化癌，占肺癌总数的 15%～20%。

39 胃溃疡常见 1 个，呈圆形或椭圆形，直径多在 2cm 以内；十二指肠溃疡一般较小，直径常在 1cm 以内。

40 消化性溃疡的并发症包括出血（占患者的 10%～35%）、穿孔（约占患者的 5%）、幽门狭窄（约占患者的 3%）、癌变（一般＜1%）。

41 门脉性肝硬化时结节大小相仿，直径多在 0.15～0.5cm，一般不超过 1cm。

42 食管癌的男性发病率较高，发病年龄多在 40 岁以上。

43 镜下，中国食管癌患者中组织学类型约 95% 以上为鳞状细胞癌，腺癌次之。

44 早期胃癌直径＜0.5cm 者称为微小癌，直径为 0.6～1.0cm 者称为小胃癌。

45 早期胃癌术后的 5 年生存率为 90% 以上，10 年生存率为 75%；小胃癌及微小胃癌术后的 5 年生存率为 100%。

46 早期肝癌（小肝癌）是指单个癌结节的最大直径＜3cm 或 2 个癌结节的合计最大直径＜3cm 的原发性肝癌。

47 EB 病毒（EBV）感染与恶性淋巴瘤的发生关系密切，在霍奇金淋巴瘤病例中的 EB 病毒检出率为 25%～55%，非霍奇金淋巴瘤的 EB 病毒检出率为 18%～42%；而在某些类型的淋巴瘤中有很高的 EB 病毒感染阳性率，如鼻型 NK/T 细胞淋巴瘤的 EB 病毒检测阳性率可达 90%～100%。

48 非霍奇金淋巴瘤（NHL）占所有淋巴瘤的 80%～90%，其中 2/3 原发于淋巴结，1/3 原发于淋巴结外器官或组织如消化道、呼吸道、皮肤、涎腺、甲状腺和中枢神经系统等部位。

49 在全世界，约 85% 的 NHL 是成熟 B 细胞肿瘤，其中 2 种最常见的类型是弥漫大 B 细胞淋巴瘤和滤泡性淋巴瘤。套细胞淋巴瘤是一种成熟 B 细胞淋巴瘤，占 NHL 的 3%～10%。弥漫大 B 细胞淋巴瘤为弥漫性增殖的大 B 细胞恶性肿瘤，是一组异质性的侵袭性淋巴瘤，占所有 NHL 的 30%～40%，是最常见的 NHL 类型。

50 NK/T 细胞淋巴瘤约 2/3 的病例发生于中线面部，1/3 发生于其他器官和组织如皮肤、软组织、胃肠道和附睾等。

51 霍奇金淋巴瘤（HL）是一个独特的淋巴瘤类型，占所有淋巴瘤的 10%～20%。

52 经典型霍奇金淋巴瘤（CHL）的结节硬化型占 CHL 的 40%～70%；混合细胞型占 CHL 的 20%～25%；富于淋巴细胞型较少见，约占 CHL 的 5%；淋巴细胞减少型仅占所有 CHL 病例的 1%～5%。

53 50% 以上的 SLE 患者出现以狼疮性肾炎为主要表现的肾损害。原发性肾小球肾炎的各种组织学类型在狼疮性肾炎时均可出现，但以系膜增生型（10%～15%）、局灶型（10%～15%）、膜型（10%～20%）和弥漫增生型（40%～50%）常见。95% 的病例有不同程度的关节受累。

54 CD4 分子是 HIV 的主要受体。

55 急性肾小球肾炎多见于儿童。通常于咽部等处感染后的 10 天左右出现发热、少尿和血尿等症状。血尿为常见症状，约有 30% 的患者出现肉眼血尿，多数患者出现镜下血尿。

56 肾细胞癌中，肾透明细胞癌占 70%～80%，乳头状细胞癌占 10%～15%，肾嫌色细胞癌约占 5%。

57 HPV-16、18、31 和 33 等与宫颈癌的发生密切相关，为高风险性亚型；HPV16 和 18 的 E6 和 E7 基因是病毒癌基因。

58 子宫颈上皮异型增生分级　1 级，异型细胞局限于上皮的下 1/3；2 级，异型细胞累及上皮层的下 1/3～2/3；3 级，增生的异型细胞超过全层的 2/3，但还未累及上皮全层。

59 子宫内膜腺癌 1 期患者手术后的 5 年生存率接近 90%，2 期降至 30%～50%，晚期患者则低于 20%。

60 绒毛膜癌简称绒癌，绝大多数与妊娠有关。约 50% 继发于葡萄胎，25% 继发于自然流产，20% 发生于正常分娩后，5% 发生于早产或异位妊娠等。

61 卵巢上皮性肿瘤是最常见的卵巢肿瘤，占所有卵巢肿瘤的 90%。

62 畸胎瘤占所有卵巢肿瘤的 15%～20%，好发于 20～30 岁的女性。1% 的成熟畸胎瘤可发生恶性变，多发生在老年女性，3/4 为鳞状细胞癌。未成熟畸胎瘤占 20 岁以下女性所有恶性肿瘤的 20%，平均发病年龄为 18 岁，随年龄增大，发病率逐渐降低。

63 无性细胞瘤对放疗和化疗敏感，5 年生存率可达 80% 以上。

64 胚胎性癌主要发生于 20～30 岁的青年人，比无性细胞瘤更具有浸润性，是高度恶性的肿瘤。

65 乳腺癌的浸润性癌中，浸润性导管癌是最常见的乳腺癌类型，约占乳腺癌的 70%；浸润性小叶癌占乳腺癌的 5% ~ 10%。

66 局灶性肺结核常定位于肺尖下 2 ~ 4cm 处，直径为 0.5 ~ 1.0cm。

67 结核球又称为结核瘤，直径为 2 ~ 5cm，是有纤维包裹的孤立的界限分明的干酪样坏死灶。

68 肠结核病大多（85%）发生于回盲部，其他肠段少见。

69 脊髓结核是骨结核中最常见者，多见于第 10 胸椎 ~ 第 2 腰椎。

70 慢性细菌性痢疾的病程在 2 个月以上。

第四部分　内科学数值记忆考点

1 急性上呼吸道感染有 70% ~ 80% 由病毒引起，另有 20% ~ 30% 由细菌引起。

2 慢性支气管炎的诊断　每年发病持续 3 个月，连续 2 年或 2 年以上。

3 吸入支气管扩张药后 $FEV_1/FVC < 0.70$ 或 FEV_1 低于正常预计值的 80% 为确定存在持续气流受限的界限。

4 长期家庭氧疗（LTOT）的使用指征　① $PaO_2 \leqslant 55mmHg$ 或 $SaO_2 \leqslant 88\%$，有或没有高碳酸血症；② PaO_2 为 55 ~ 60mmHg 或 $SaO_2 < 89\%$，并有肺动脉高压、心力衰竭水肿或红细胞增多症（血细胞比容 > 0.55）。

5 COPD 患者应低流量吸氧，吸入氧浓度（%）= 21+4 × 氧流量（L/min）。一般吸入氧浓度为 28% ~ 30%。

6 HAP 是指在入院 48 小时后在医院内发生的肺炎。

7 肺炎链球菌肺炎的自然病程为 1 ~ 2 周。发病 5 ~ 10 天，体温可自行骤降或逐渐消退；或使用有效的抗生素后，可使体温在 1 ~ 3 天恢复正常。

8 支原体肺炎的潜伏期为 2 ~ 3 周，起病较缓慢。发热可持续 2 ~ 3 周。治疗疗程一般为 2 ~ 3 周。

9 肺脓肿如果感染不能及时得到控制，可于发病的第 10 ~ 14 天突然咳出大量脓臭痰及坏死组织，每天可达 300 ~ 500ml，静置后可分为 3 层。肺脓肿的 90% 为厌氧菌感染。

10 肺脓肿　给予抗菌药（青霉素）治疗至少 6 ~ 8 周。手术治疗指征之一：病程超过 3 个月，经内科治疗脓腔不缩小，或脓腔过大（5cm 以上）

估计不易闭合者。

11 肺结核　咳嗽、咳痰2周以上或痰中带血是肺结核的常见可疑症状。

12 肺血栓栓塞症溶栓治疗的相对禁忌证包括2周内的大手术、分娩、有创性检查和器官活检或不能压迫止血的部位的血管穿刺；10天内的胃肠道出血；15天内的严重创伤；1个月内的神经外科或眼科手术；难以控制的重度高血压（收缩压＞180mmHg，舒张压＞110mmHg）；3个月内的缺血性脑卒中；创伤性心肺复苏；血小板计数＜100×10^9/L；高龄（＞75岁）等。

13 肺动脉高压的诊断标准为在海平面、静息状态下，右心导管测量平均肺动脉压（mPAP）≥25mmHg。肺动脉高压的严重程度可根据静息状态下的mPAP水平分为“轻”（26～35mmHg）、“中”（36～45mmHg）和“重”（＞45mmHg）3度。

14 胸腔镜检查对恶性胸腔积液的病因诊断率最高，可达70%～100%。

15 从侧胸壁与肺边缘的距离≥2cm为大量气胸，＜2cm为小量气胸。如从肺尖气胸线至胸腔顶部估计气胸大小，距离≥3cm为大量气胸，＜3cm为小量气胸。

16 胸腔穿刺抽气适用于小量气胸（20%以下）、呼吸困难较轻、心肺功能尚好的闭合性气胸患者。

17 PaO_2/FiO_2 正常为400～500mmHg，≤300mmHg是诊断ARDS的必要条件。

18 PAWP一般＜12mmHg，若＞18mmHg则支持左心衰竭的诊断。

19 低氧血症的分度　轻度为200mmHg＜PaO_2/FiO_2≤ 300mmHg；中度为100mmHg＜PaO_2/FiO_2≤200mmHg；重度为PaO_2/FiO_2≤100mmHg。

20 6分钟步行试验　6分钟步行距离＜150m为重度心力衰竭；150～450m和＞450m分别为中度和轻度心力衰竭。

21 正常的LVEF＞50%。

22 慢性右心衰竭使用袢利尿药治疗时，一般控制体重下降0.5～1.0kg/d直至干重。

23 心房颤动持续不超过24小时，复律前无须进行抗凝治疗；否则应在复律前接受3周的华法林治疗，待心律转复后继续治疗3～4周。

24 心房颤动的心室率控制目标　对于无器质性心脏病的患者，目标是控制心室率＜110 次 /min。

25 CCS 将心绞痛的严重度分为 4 级。其中，二级为一般情况下平地步行 200m 以上或登楼 1 层以上受限，三级为一般情况下平地步行 200m 内或登楼 1 层引起心绞痛。

26 血清心肌坏死标志物　肌红蛋白起病后 2 小时内升高，12 小时内达到高峰，24 ~ 48 小时恢复正常。肌钙蛋白起病 3 ~ 4 小时后升高，cTnI 于 11 ~ 24 小时达到高峰，7 ~ 10 天降至正常；cTnT 于 24 ~ 48 小时达到高峰，10 ~ 14 天降至正常。肌酸激酶同工酶 CK-MB 起病 4 小时内升高，16 ~ 24 小时达到高峰，3 ~ 4 天降至正常。

27 心肌梗死溶栓治疗的禁忌证　①既往发生过出血性脑卒中，6 个月内发生过缺血性脑卒中或脑血管事件；②中枢神经系统受损、颅内肿瘤或畸形；③近期（2 ~ 4 周）有活动性内脏出血；④未排除主动脉夹层；⑤入院时严重且未控制的高血压（＞180/110mmHg）或慢性严重高血压史；⑥目前正在使用治疗剂量的抗凝血药或已知有出血倾向；⑦近期（2 ~ 4 周）创伤史，包括头部外伤、创伤性心肺复苏或较长时间（＞10 分钟）的心肺复苏；⑧近期（＜3 周）外科大手术；⑨近期（＜2 周）曾有在不能压迫部位的大血管行穿刺术。

28 高血压的分级（单位为 mmHg）　1 级（轻度）为收缩压 140 ~ 159 和 / 或 90 ~ 99；2 级（中度）为 160 ~ 179 和 / 或 100 ~ 109；3 级（重度）≥180 和 / 或≥110；单纯收缩期高血压为收缩压≥140 和舒张压＜90。

29 高血压控制的目标值　目前一般主张高血压控制的目标值应＜140/90mmHg。糖尿病、慢性肾脏病、心力衰竭或病情稳定的冠心病合并高血压的患者，血压控制的目标值＜130/80mmHg。对于老年收缩期高血压患者，收缩压控制在 150mmHg 以下，如果能够耐受可降至 140mmHg 以下。

30 肥厚型心肌病　最常见的心律失常是心房颤动，发生率达 20%。

31 病毒性心肌炎　多数患者发病前 1 ~ 3 周有病毒感染的前驱症状。

32 正常二尖瓣口面积为 4 ~ 6cm^2，瓣口面积减小至 1.5 ~ 2.0cm^2 属于轻度狭窄，1.0 ~ 1.5cm^2 属于中度狭窄，＜ 1.0cm^2 属于重度狭窄。

33 梗阻性肥厚型心脏病　超声心动图显示左心室壁不对称肥厚，室间隔明显增厚，与左室后壁之比≥1.3。

34 我国 90% 的食管癌为鳞状细胞癌，少数为腺癌。

35 巨大溃疡是指直径＞2cm 的溃疡。

36 对有胃溃疡的中老年患者，当溃疡迁延不愈时应多点活检，并在正规治疗 6～8 周后复查胃镜，直到溃疡完全愈合。

37 对下列胃癌的高危患者应定期胃镜随访：①慢性萎缩性胃炎伴肠化或异型增生者；②良性溃疡经正规治疗 2 个月无效；③胃切除术后 10 年以上者。

38 对高度怀疑肠结核的病例，如抗结核治疗数周内（2～6 周）症状明显改善，2～3 个月后肠镜检查病变明显改善或好转，可作出肠结核的临床诊断。

39 溃疡性结肠炎的临床严重程度　轻度为腹泻＜4 次 /d，便血轻或无，无发热，贫血无或轻，红细胞沉降率正常；重度为腹泻＞6 次 /d，有明显的黏液脓血便，体温＞37.5℃，脉搏＞90 次 /min，血红蛋白＜100g/L，红细胞沉降率＞30mm/h；中度介于轻度与重度之间。

40 克罗恩病缓解期维持治疗用药时间可至 3 年以上。手术治疗的预防性用药推荐在术后 2 周开始，持续时间不少于 3 年。

41 单个癌结节＜3cm 或相邻 2 个癌结节的直径之和＜3cm 者称为小肝癌。

42 甲胎蛋白（AFP）是诊断肝细胞癌的特异性标志物，阳性率约为 70%。在排除妊娠和生殖腺胚胎瘤的基础上，AFP＞400ng/ml 为诊断肝癌的条件之一。对 AFP 逐渐升高不降或＞200μg/L，持续 8 周，应结合影像学及肝功能变化进行综合分析或动态观察。

43 选择性肝动脉造影　对于直径为 1～2cm 的小肝癌，肝动脉造影可以更精确地作出诊断，正确率＞90%。

44 肝硬化腹水患者的入液量应约为尿量加 1 000ml，以免血液稀释、血钠过低而加重昏迷。

45 胰腺假性囊肿多在 SAP 病程 4 周左右出现。一般假性囊肿＜5cm 时，6 周内约 50% 可自行吸收。

46 成人每天消化道出血＞5ml，粪便隐血试验即出现阳性；每天出血量超过 50ml 可出现黑粪；胃内积血量＞250ml 可引起呕血。一次出血量＜400ml 时多不引起全身症状；出血量＞400ml 可出现头昏、心急、乏力等症状；短时间内出血量＞1 000ml 可出现休克表现。

47 内镜检查多主张在出血后的 24～48 小时进行，称为急诊胃镜和结肠镜检查。

48 消化道出血输注浓缩红细胞的指征　①收缩压＜90mmHg，或较基础收缩压降低幅度＞30mmHg；②心率增快（＞120次/min）；③血红蛋白＜70g/L或血细胞比容＜25%。输血量以血红蛋白达到70g/L左右为宜。

49 当平均动脉压在80～160mmHg波动时，由于肾血流量的自身调节机制，肾小球毛细血管血压和GFR可保持相对恒定。

50 当尿蛋白超过150mg/d时，尿蛋白定性可呈阳性，称为蛋白尿。

51 离心后尿沉渣镜检每高倍镜视野红细胞超过3个为显微镜下血尿，1L尿中含1ml血即呈现肉眼血尿。

52 急性肾小球肾炎通常于前驱感染后1～3周（平均为10天）起病。

53 于链球菌感染后1～3周发生血尿、蛋白尿、水肿、高血压，甚至少尿及肾功能不全等急性肾炎综合征，伴血清C3下降，病情在8周内逐渐减轻到完全恢复正常者即可临床诊断为急性肾小球肾炎。

54 慢性肾小球肾炎的治疗　①高血压控制目标：力争将血压控制在理想水平（＜130/80mmHg）；②尿蛋白治疗目标：争取减少至＜1g/d；③伴肾功能不全的患者应限制蛋白质及磷的摄入量，应采用优质低蛋白饮食[＜0.6g/（kg·d）]。

55 肾病综合征的诊断标准　①尿蛋白＞3.5g/d；②血浆白蛋白＜30g/d；③水肿；④血脂升高。其中①和②两项为诊断所必需的。

56 ①微小病变型肾病：占儿童原发性肾病综合征的80%～90%，成人原发综合征的10%～20%；②局灶节段性肾小球硬化：该病理类型占我国原发性肾病综合征的5%～10%；③膜性肾病：约占我国原发性肾病综合征的20%；④系膜增生性肾小球肾炎：本组疾病在我国发病率高，约占原发性肾病综合征的30%；⑤系膜毛细血管性肾小球肾炎：占我国原发性肾病综合征的10%～20%。

57 肾病综合征的治疗　一般治疗中给予正常量0.8～1.0g/（kg·d）的优质蛋白（富含必需氨基酸的动物蛋白）饮食。热量要保证充分，每天每千克体重不应少于126～147kJ（30～35kcal）。水肿时应低盐（＜3g/d）饮食。

58 无症状细菌尿　20～40岁女性的无症状细菌尿的发病率低于5%，而老年女性及男性的发病率为40%～50%。

59 导尿相关性尿路感染是指留置导尿管或先前48小时内留置导尿管

者发生的感染。

60 尿沉渣镜检白细胞＞5个/HP称为白细胞尿，对尿路感染的诊断意义较大；部分尿感患者有镜下血尿，尿沉渣镜检红细胞多为3～10个/HP，称为均一性红细胞尿。

61 对于反复发作的尿路感染或急性尿路感染治疗7～10天无效的女性应行IVP。

62 急性膀胱炎治疗的短疗程法　连用3天，约90%的患者可治愈；停服抗生素7天后需进行尿细菌定量培养，如果仍有真性细菌尿，应继续给予2周的抗生素治疗。

63 肾盂肾炎的治疗　首次发生的急性肾盂肾炎的致病菌80%为大肠埃希菌，首选对革兰氏阴性杆菌有效的药物，72小时显效者无须换药，否则应按照药敏试验结果更换抗生素。病情较轻者可在门诊口服药物治疗，疗程为10～14天。治疗14天后，通常90%可自愈，如尿菌仍阳性，应参考药敏试验结果选用有效的抗生素继续治疗4～6周。

64 再发性尿路感染　①重新感染：治疗后症状消失，尿菌阴性，但在停药2周后再次出现真性细菌尿，菌株与上次不同，称为重新感染；②复发：治疗后症状消失，再出现菌尿，菌种与上次相同（菌种相同且为同一血清型），称为复发，多发生于停药2周内。

65 妊娠期尿路感染　孕妇的急性膀胱炎的治疗时间一般为3～7天。

66 尿路感染疗效（治愈）评定　症状消失，尿菌阴性，疗程结束后2～6周复查尿菌仍阴性。

67 慢性肾衰竭的分级（见内科学相关章节）。

68 慢性肾衰竭的早期防治对策和措施　①及时、有效地控制高血压，目前认为CKD患者的血压控制目标需在130/80mmHg以下；②ACEI和ARB的独特作用；③严格控制血糖，使糖尿病患者的空腹血糖控制在5.0～7.2mmol/L（睡前血糖在6.1～8.3mmol/L）、糖化血红蛋白（HbA1c）＜7%，可延缓慢性肾脏病的进展；④将蛋白尿控制在＜0.5g/24h。

69 在海平面地区，Hb低于下述水平诊断为贫血：6个月～6岁的儿童110g/L，6～14岁的儿童120g/L，成年男性130g/L，成年女性120g/L，孕妇110g/L。

70 贫血的严重程度划分　极重度＜30g/L，重度为30～59g/L，中度为60～90g/L，轻度＞90g/L。

71 口服铁剂有效的表现先是外周血网织红细胞增多，高峰在开始服药后 5 ~ 10 天，2 周后血红蛋白浓度上升，一般 2 个月左右恢复正常。铁剂治疗应在血红蛋白恢复正常后至少持续 4 ~ 6 个月，待铁蛋白正常后停药。

72 AA 的诊断标准　①全血细胞减少，网织红细胞百分数＜0.01，淋巴细胞比例增高；②一般无肝脾大；③骨髓多部位增生减低（＜正常 50%）或重度减低（＜正常 25%），造血细胞减少，非造血细胞比例增高，骨髓小粒空虚（有条件者进行骨髓活检可见造血组织均匀减少）；④除外引起全血细胞减少的其他疾病，如 PNH 等。

73 再生障碍性贫血造血干细胞移植　对 40 岁以下、无感染及其他并发症、有合适供体的 SAA 患者可考虑。

74 AA 的疗效标准　①基本治愈，即贫血和出血症状消失，血红蛋白男性达 120g/L、女性达 110g/L，白细胞达 4×10^9/L，血小板达 100×10^9/L，随访 1 年以上未复发。②缓解，即贫血和出血症状消失，血红蛋白男性达 120g/L、女性达 100g/L，白细胞达 3.5×10^9/L 左右，血小板也有一定程度的增加，随访 3 个月病情稳定或继续进步。③明显进步，即贫血和出血症状明显好转，不输血，血红蛋白较治疗前 1 个月内的常见值增长 30g/L 以上，并能维持 3 个月。判定以上 3 项疗效标准者，均应 3 个月内不输血。④无效，即经充分治疗后，症状、血常规未达明显进步。

75 完全缓解（CR）标准　白血病的症状和体征消失，外周血的中性粒细胞绝对值≥1.5×10^9/L，血小板≥100×10^9/L，白细胞分类中无白血病细胞；骨髓中原始粒 1 型 + 2 型（原单 + 幼单或原淋 + 幼淋）≤5%，M3 型原粒 + 早幼粒≤5%，无 Auer 小体，红细胞及巨核细胞系正常；无髓外白血病。

76 CLL 患者出现下列情况之一说明疾病高度活动，应开始治疗：①体重减少≥10%、极度疲劳、发热（38℃）＞2 周、盗汗；②进行性肝大或脾区疼痛；③淋巴结进行性肿大或直径＞10cm；④进行性外周血淋巴细胞增多，2 个月内增加＞50% 或倍增时间＜6 个月；⑤出现自身免疫性血细胞减少，糖皮质激素治疗无效；⑥骨髓进行性衰竭、贫血和 / 或血小板减少进行性加重。

77 弥漫大 B 细胞淋巴瘤是非霍奇金淋巴瘤中最常见的一种类型，占 35% ~ 40%。

78 55 岁以下、重要脏器功能正常、缓解期短、难治易复发的侵袭性淋巴瘤、4 个 CHOP 方案能使淋巴结缩小超过 3/4 者，可行大剂量联合化疗后进行自体或异基因造血干细胞移植。

79 ITP 的分型与分期 ①新诊断的 ITP：是指确诊 3 个月以内的 ITP 患者；②持续性 ITP：是指确诊 3～12 个月，血小板持续减少的 ITP 患者；③慢性 ITP：是指血小板减少持续超过 12 个月的 ITP 患者；④重症 ITP：是指血小板＜10×10^9/L，且就诊时存在需要治疗的出血症状或常规治疗中发生新的出血症状，需要用其他升高血小板的药物治疗或增加现有治疗药物的剂量；⑤难治性 ITP：是指满足以下所有 3 个条件的患者，包括脾切除后无效或者复发、仍需要治疗以降低出血风险、除外其他引起血小板减少症的原因，就诊断为 ITP。

80 出血严重者应注意休息。血小板＜20×10^9/L 者应严格卧床，避免外伤。

81 Graves 眼病（GO）又称为甲状腺相关性眼病或浸润性突眼。25%～30% 的 GD 患者伴有不同程度的 GO。单眼受累的病例占 GO 的 10%～20%。甲状腺功能亢进症与 GO 的发生顺序关系是 43% 两者同时发生。44% 的甲状腺功能亢进症先于突眼发生。5% 的 GO 患者以眼病为主，称为甲状腺功能正常型 GO。

82 ATD 治疗无效或者过敏的妊娠期患者，手术需要在妊娠 T2 期（4～6 个月）进行。

83 90% 的嗜铬细胞瘤来源于肾上腺髓质；90% 的嗜铬细胞瘤是良性肿瘤；90% 的嗜铬细胞瘤是散发性；90% 的嗜铬细胞瘤是可以治愈的；嗜铬细胞瘤分泌的儿茶酚胺中，去甲肾上腺素占 90%。

84 嗜铬细胞瘤切除后，血液多能恢复正常，但在手术后第 1 周血压仍可偏高，同时尿、血儿茶酚胺也可偏高。原因可能为手术后的应激状态，或是患者原来体内储存的儿茶酚胺较多。因此，在手术后 1 个月左右，根据血压状态和血、尿儿茶酚胺，方能获得准确的治疗效果。

85 糖化血红蛋白 由于红细胞在血液循环中的寿命约为 120 天，因此糖化血红蛋白反映患者近 8～12 周的平均血糖水平。

86 由于白蛋白在血中的半衰期为 19 天，故果糖胺（FA）反映患者近 2～3 周的平均血糖水平。

87 FPG 3.9～6.0mmol/L 为正常；6.1～6.9mmol/L 为 IFG；≥7.0mmol/L 应考虑糖尿病。

88 OGTT　2h PG＜7.7mmol/L 为正常糖耐量；7.8～11.1mmol/L 为 IGT；≥11.1mmol/L 应考虑糖尿病。

89 青年人中的成年发病型糖尿病（MODY）：①有 3 代或 3 代以上家族发病史，且符合常染色体显性遗传规律；②发病年龄＜25 岁；③无酮症倾向，至少 5 年内不需用胰岛素治疗。

90 糖尿病患者的运动治疗　血糖为 14～16mmol/L，明显的低血糖症或者血糖波动较大，有糖尿病急性并发症和严重的心、脑、眼、肾等慢性并发症者暂不适宜运动。

91 糖尿病患者的病情监测　患者初诊时都应常规检查，开始治疗时每 3 个月监测 1 次，血糖达标后每年也应至少监测 2 次。也可用糖化血清白蛋白来评价近 2～3 周的血糖控制情况。

92 急性期血糖控制良好与预后有密切关系，但应注意避免发生低血糖，对老年、合并急性心肌梗死或脑卒中的患者尤其要小心，目前建议危重患者的血糖维持在 7.8～10.0mmol/L 较合适。糖尿病患者如需施行择期大手术，应至少在手术前 3 天即开始使用或改用胰岛素治疗。

93 糖尿病酮症酸中毒　血糖增高，一般为 16.7～33.3mmol/L，有时可达 55.5mmol/L 以上。血酮体升高＞1.0mmol/L 为高血酮，＞3.0mmol/L 提示可有酸中毒。

94 如血糖＞11mmol/L 伴酮尿和酮血症，血 pH＜7.3 及 / 或血碳酸氢根＜15mmol/L，可诊断为 DKA。

95 DKA 的严重程度　pH＜7.3 或碳酸氢根＜15mmol/L 为轻度；pH＜7.2 或碳酸氢根＜10mmol/L 为中度；pH＜7.1 或碳酸氢根＜5mmol/L 则为严重的酸中毒。

96 高血糖高渗状态（HHS）的实验室检查　血糖达到或超过 33.3mmol/L（一般为 33.3～66.8mmol/L），有效血浆渗透压达到或超过 320mOsm/L（一般为 320～430mOsm/L）可诊断本病。

第五部分　外科学数值记忆考点

1 手术区的皮肤消毒范围要包括手术切口周围 15cm 的区域。

2 经高压蒸汽灭菌的物品一般可保留 14 天。

3 肌肉组织的含水量较多（75%～80%），而脂肪细胞则不含水分。

4 轻度缺钠者的血钠浓度在 135mmol/L 以下，中度缺钠者的血钠浓度在 130mmol/L 以下，重度缺钠者的血钠浓度在 120mmol/L 以下。

5 输注高渗盐水时应严格控制滴速，每小时不应超过 100 ~ 150ml。

6 轻度缺水者的缺水量为体重的 2% ~ 4%，中度缺水者的缺水量为体重的 4% ~ 6%，重度缺水者的缺水量超过体重的 6%。

7 正常的血钾浓度为 3.5 ~ 5.5mmol/L。

8 血钙浓度为 2.25 ~ 2.75mmol/L。

9 对血浆 HCO_3^- ＜10mmol/L 的重症酸中毒患者，应立即输液和用碱剂进行治疗。

10 输血　Hb＞100g/L，不需要输血；Hb＜70g/L，可输入浓缩红细胞；Hb 为 70 ~ 100g/L 时，应根据患者的具体情况决定是否输血。

11 输血后血袋应保留 1 天，以便必要时化验检查。

12 发热反应多发生在输血开始后的 15 分钟 ~ 2 小时，症状持续 30 分钟 ~ 2 小时后逐渐缓解。

13 延迟性溶血反应多发生在输血后的 7 ~ 14 天。

14 预存式自体输血　对无感染且血细胞比容（HCT）≥30% 的患者，可根据所需的预存血量，从择期手术前的 1 个月开始采血，每 3 ~ 4 天 1 次，每次 300 ~ 400ml，直到术前 3 天为止。

15 胸、腹腔开放性损伤超过 4 小时以上者，被认为是自体输血的禁忌证。

16 休克指数为 0.5 多提示无休克；＞1.0 ~ 1.5 提示有休克；＞2.0 为严重休克。

17 CVP 正常为 5 ~ 10cmH_2O；PCWP 正常为 6 ~ 15mmHg。

18 DIC 的诊断　①血小板计数低于 80×10^9/L；②凝血酶原时间比对照组延长 3 秒以上；③血浆纤维蛋白低于 1.5g/L 或呈进行性降低；④ 3P 试验阳性；⑤血涂片中的破碎红细胞超过 2% 等。

19 休克的体位为头和躯干抬高 20° ~ 30°，下肢抬高 15° ~ 20°。

20 失血性休克　通常在迅速失血超过全身总血量的 20% 时即出现休克。

21 肠道准备　一般认为，择期手术患者无论选择何种麻醉方法，术前都应禁食易消化的固体食物或非人类乳至少 6 小时；而禁食油炸食物、富含脂肪或肉类的食物至少 8 小时；新生儿、婴幼儿禁母乳至少 4 小时，易消化的固体食物、非人类乳或婴儿配方至少 6 小时。

22 低氧血症　吸空气时 SpO_2 ＜90%，PaO_2 ＜60mmHg，或吸纯氧时 PaO_2 ＜90mmHg 即可诊断为低氧血症。

23 腰麻后头痛常出现于麻醉后 2～7 天，腰麻后脑神经麻痹一般在麻醉后 1 周发病。

24 胸外心脏按压的部位在胸骨中下 1/3 交界处或两乳头连线中点的胸骨上，心脏按压与人工呼吸的比值为 30：2。

25 围手术期处理、术前准备之胃肠道准备　从术前 8～12 小时开始禁食，术前 4 小时开始禁止饮水；涉及胃肠道手术者，术前 1～2 天开始进流质饮食。对一般性手术，在术前 1 天酌情行肥皂水灌肠；如果施行的是结肠或直肠手术，酌情在术前 1 天及手术当天清晨行清洁灌肠或结肠灌洗，并于术前 2～3 天开始进流食、口服肠道抑菌药，以减少术后并发感染的机会。

26 术前的特殊准备　如果血浆白蛋白测定值＜30g/L 或转铁蛋白＜0.15g/L，则需术前行肠内或肠外营养支持。近期有脑卒中史者，择期手术应至少推迟 2 周，最好 6 周。患者的血压在 160/100mmHg 以下，可不必做特殊准备；血压过高者（＞180/100mmHg），术前应选用合适的抗高血压药。急性呼吸系统感染者，择期手术应推迟至治愈后 1～2 周。

27 术前 7 天停用阿司匹林，术前 2～3 天停用非甾体抗炎药，术前 10 天停用抗血小板药噻氯匹定和氯吡格雷。当血小板＜ 50×10^9/L 时，建议输注血小板；大手术或涉及血管部位的手术，应保持血小板达 75×10^9/L；神经系统手术，血小板临界点≥ 100×10^9/L。

28 各种引流管（片）的拔除时间　乳胶片在术后 1～2 天拔除；烟卷 3 天后拔除；T 型管 14 天后拔除；胃肠减压管待肛门恢复排气后拔除。

29 术后处理的胃肠道　胃蠕动恢复较慢，右半结肠需 48 小时，左半结肠 72 小时。

30 胃和空肠手术后，上消化道推进功能恢复需要 2～3 天。

31 手术缝线的拆除时间　一般头、面、颈部在术后 4～5 天拆线，下腹部、会阴部在术后 6～7 天拆线，胸部、上腹部、背部、臀部手术 7～9 天拆线，四肢手术 10～12 天拆线（近关节处可适当延长），减张缝线 14 天拆线。电刀切口应推迟 1～2 天拆线。

32 预防术后尿潴留　导尿时尿液量超过 500ml 者应留置导尿管 1～2

天，有利于膀胱逼尿肌收缩力恢复。有器质性病变如骶前神经损伤、前列腺肥大等，也需要留置导尿管 4 ~ 5 天。

33 基础能量消耗所占的比例最大，为 60% ~ 70%。

34 血浆白蛋白的半衰期为 18 天。

35 总淋巴细胞计数＜1.8×10^9/L 提示营养不良。

36 关于外科感染，病程在 3 周之内为急性感染，超过 2 个月为慢性感染，介于两者之间为亚急性感染。

37 破伤风梭菌感染的潜伏期通常为 7 天左右，个别患者可在伤后 1 ~ 2 天发病，病程一般为 3 ~ 4 周。

38 气性坏疽 创伤后并发此症的时间最早为伤后 8 ~ 10 小时，最迟为 5 ~ 6 天，通常在伤后 1 ~ 4 天。对怀疑有气性坏疽的伤口，可用 3% 过氧化氢或 1 : 1 000 高锰酸钾等溶液冲洗、湿敷。

39 开放性创伤者应注射破伤风抗毒素治疗，在伤后 12 小时内应用仍可起到预防作用。

40 一般伤口处理 清创时间越早越好，伤后 6 ~ 8 小时清创一般都可达到一期愈合。如果伤口污染较重或处理时间已超过伤后 8 ~ 12 小时，但尚未发生明显感染，皮肤的缝线暂不结扎，伤口内留置盐水纱条引流；24 ~ 48 小时后伤口仍无明显感染者，可将缝线结扎使创缘对合。面部伤口为减少瘢痕，伤后 12 小时或更长时间都要争取一期缝合。

41 估算烧伤面积（特别记忆） 一般成年女性的臀部和双足各占 6%；儿童头大、下肢小，可按照下列公式估算，即头颈部面积=［9+（12– 年龄）］%，双下肢面积=［46–（12– 年龄）］%。

42 轻度烧伤：二度烧伤面积 10% 以下。中度烧伤：二度烧伤面积 11% ~ 30% 或有三度烧伤，但面积不足 10%。重度烧伤：烧伤总面积 31% ~ 50%；或三度烧伤面积 11% ~ 20%；或二、三度烧伤面积虽不到上述百分比，但已发生休克等并发症，或存在较重的吸入性损伤、复合伤等。特重烧伤：烧伤总面积 50% 以上或三度烧伤 20% 以上。

43 深二度烧伤若无感染等并发症，通常愈合时间为 3 ~ 4 周；浅二度烧伤如不感染，1 ~ 2 周愈合。

44 烧伤后的体液渗出期 渗出速度一般以伤后 6 ~ 12 小时最快，持续 24 ~ 36 小时，严重烧伤可延至 48 小时以上。

45 烧伤休克 一般需 6 ~ 12 小时达高峰，持续 36 ~ 48 小时。

46 常见局部麻醉药的剂量　①普鲁卡因≤1 000mg；②丁卡因≤40mg（表面麻醉），≤80mg（神经阻滞）；③利多卡因≤100mg（表面麻醉），≤400mg（神经阻滞）；④布比卡因≤150mg；⑤罗哌卡因≤150mg。

47 基础代谢率测定　基础代谢率＝（脉率＋脉压）–111，正常为±10%；增高至+20%～30%为轻度甲状腺功能亢进症，+30%～60%为中度，+60%以上为重度。

48 甲状腺次全切除手术通常需切除腺体的80%～90%。

49 儿童甲状腺结节有50%的概率是恶性的。

50 预防甲状腺肿的碘化食盐的常用剂量为每10～20kg食盐中均匀地加入碘化钾或碘化钠1.0g。

51 急性乳腺炎以初产妇多见，往往发生在产后3～4周。

52 对局限性乳腺囊性增生病，应在月经干净后5天内复查。

53 乳腺导管内乳头状瘤一般属良性，恶变率为6%～8%。

54 一般而言，少量血胸量≤0.5L，0.5～1.0L为中量，＞1.0L为大量血胸。

55 有关脾破裂，发病率占腹部损伤的40%～50%，真性破裂约占脾破裂的85%。成人脾切除术后，暴发性感染的发病率一般认为不超过1%。

56 在正常情况下，腹腔内有75～100ml黄色澄清液体起润滑作用。

57 正常人的腹压接近大气压，为5～7mmHg。腹压≥12mmHg为腹腔高压，腹压≥20mmHg伴有与腹腔高压有关的器官功能衰竭为腹腔间隔室综合征。

58 胃周围淋巴结分为16组4群。

59 空腹胃容量为50ml，容受性舒张时可达到1 000ml。

60 胃的慢波频率为3次/min。

61 消化性溃疡的胃大部切除术应切除胃远端2/3～3/4。

62 胃癌的胃大部切除术，根治性的应切除胃的3/4～4/5。

63 术后胃轻瘫常发生在术后2～3天。

64 胃引流管一般放置1～2周。

65 早期倾倒综合征的一般发生时间为进食后半小时；晚期倾倒综合征一般发生在进食后2～4小时。

66 残胃癌的发生时间为胃大部切除术后5年。

67 小胃癌：癌灶直径＜10mm；微小胃癌：癌灶直径＜5mm。

68 胃窦癌通常浸润在幽门下 3cm。

69 进展期胃癌的淋巴结转移率为 70% 左右。

70 早期胃癌术后的 5 年生存率为 90% 以上。

71 胃癌切除范围为距肿瘤肉眼边距 5cm 以上。

72 最常见的胃良性肿瘤是胃腺瘤和腺瘤性息肉，占 40%。

73 病变在回盲部的肠结核占 85%。

74 肠伤寒穿孔 80% 发生在距离回盲瓣 50cm 以内。

75 肠伤寒多发性穿孔占 10% ~ 20%。

76 急性出血性肠炎 1/3 以上的患者发病前有不洁饮食史或上呼吸道感染史。

77 克罗恩病的手术切除病变部位包括近远侧肉眼观正常肠管 2cm；克罗恩病的术后复发率在 50% 以上。

78 肠梗阻的 X 线检查，4 ~ 6 小时后可显示出肠腔内气体影。

79 粘连性肠梗阻的发生率占肠梗阻的 40% ~ 60%。

80 切除小肠的 50% 以上可引起吸收不良。

81 短肠综合征，残存小肠＜75cm，或回盲瓣丧失、残存小肠＜100cm 可产生严重症状。

82 小肠肿瘤约占肠道肿瘤的 2%，其中恶性肿瘤占 3/4。

83 阑尾的长度为 2 ~ 20cm，一般为 6 ~ 8cm；直径为 0.5 ~ 0.7cm。

84 麦克伯尼点（简称麦氏点）为脐与髂前上棘连线中外 1/3。

85 阑尾位于回盲瓣下方 2 ~ 3cm。

86 急性阑尾炎 6 ~ 8 小时会出现转移性右下腹痛。

87 阑尾炎术后的切口感染多见于 2 ~ 3 天。

88 阑尾脓肿给予非手术治疗，治愈后 3 个月行择期手术。

89 阑尾残株炎可见于阑尾残端保留过长，超过 1cm。

90 新生儿阑尾炎的穿孔率高达 80%。

91 肛管上自齿状线、下至肛门缘，长 1.5 ~ 2cm。

92 内痔的好发部位为截石位 3、7 和 11 点（膝胸位 1、5 和 9 点）；肛裂好发于肛管后正中部（即截石位 6 点）。

93 直肠癌的直肠指诊检出率约为 70%。

94 乙状结肠占肠扭转的 65% ~ 80%，其次为盲肠和横结肠。

95 直结肠息肉多为腺瘤，直径＞2cm 者约半数癌变。

96 中、下段直肠息肉切除时切缘距离腺瘤 1cm 以上。

97 色素沉着－息肉综合征（Peutz-Jeghers 综合征）以小肠多见，占 64%。

98 家族性肠息肉病 5 号染色体长臂上 APC 基因突变。

99 结肠癌的 TNM 分期，N_1 为 1～3 个区域淋巴结转移，4 个及 4 个以上为 N_2。

100 右半结肠切除术切除包括 15～20cm 的回肠末段。

101 直肠癌的发生率比结肠癌高，约占 60%。

102 低位直肠癌所占的比例为直肠癌的 60%～75%。

103 青年人＜30 岁，直肠癌占 10%～15%。

104 根治性切除术后，中低位直肠癌的生存率为 40% 左右。

105 溃疡性直肠癌占 50% 以上。

106 直肠腺癌、管状腺癌和乳头状腺癌占 75%～85%。

107 黏液腺癌占直肠腺癌的 10%～20%。

108 直肠癌手术时有 10%～15% 发生血行肝转移。

109 直肠癌的症状出现概率为便血 80%～90%，便频 60%～70%，便细 40%，黏液便 35%，肛门痛 20%，里急后重 20%，便秘 10%。

110 直肠癌的准确诊断率为 95% 以上。

111 粪便隐血试验筛查无症状阳性者的癌肿发现率在 1% 以上。

112 中国直肠癌患者的 60%～70% 为低位癌。

113 直肠癌的 5%～10% 为多发癌。

114 低位直肠癌距齿状线 5cm 以内；中位直肠癌距齿状线 5～10cm；高位直肠癌距齿状线 10cm 以上。

115 经腹会阴联合根治术的切除范围包括肛周 3～5cm 的皮肤。

116 Dixon 手术适用于距齿状线 5cm 以上的直肠癌，远端切缘距离癌肿下缘 2cm 以上。

117 先天性巨结肠的发病率为 1∶5 000，男女比例为 4∶1。

118 小肠结肠炎占先天性巨结肠死亡原因中的 60%。

119 肝的血液供应 25%～30% 来自肝动脉，70%～75% 来自门静脉。肝动脉供给肝需氧量的 40%～60%。

120 肝脏每天分泌胆汁 600～1 000ml。

121 手术中常温下一次阻断入肝血流以不超过 15～20min 为宜。

122 超声诊断肝脓肿的阳性率可达到 96% 以上，为首选。

123 肝棘球蚴病在临床上最常见，约占 75%；其次为肺棘球蚴病，约占 15%，又称为肝包虫病。

124 肝癌按肿瘤大小分型。传统：小肝癌直径≤5cm，大肝癌直径＞5cm；新分类：微小肝癌直径≤2cm，小肝癌直径＞2cm 且≤5cm，大肝癌直径＞5cm 且≤10cm，巨大肝癌直径＞10cm。

125 病理组织学分型中，肝细胞癌约占 91.5%。

126 肝癌的血清标志物检测，AFP ≥400μg/L，但是 30% 的患者 AFP 不升高，此时应检测 AFP 异质体。

127 超声诊断肝癌，诊断的符合率可达到 90%，且经验丰富者能发现直径为 1.0cm 左右的微小癌。

128 CT 诊断肝癌的符合率达到 90% 以上。

129 选择性肝动脉造影诊断的正确率达到 95% 左右，分辨率低限为 0.5cm。

130 肝癌切除术后的 5 年生存率为 30%～50%，微小肝癌上切除术后的 5 年生存率高达 90%，小肝癌为 75%。

131 单发外生性大肝癌或者巨大肝癌，肿瘤破坏的肝组织＜30%，肿瘤包膜完整，周围界限清楚，可做根治性肝切除。

132 复发性肝癌再切除术后的 5 年生存率可达 53.2%。

133 各种转移性肿瘤中，转移性肝癌占 40%，其中一半以上为来自消化系统的原发性肿瘤。

134 转移性肝癌手术切除后的 5 年生存率为 25%～46%，肝移植手术的 5 年生存率为 69%。

135 小的、无症状的肝海绵状血管瘤不需要治疗，可每隔 3～6 个月做超声检查。

136 肝囊肿的含液量可多至 500ml 以上。

137 门静脉的正常压力为 13～24cmH_2O，门静脉压力＞25cmH_2O 时即可诊断为门静脉高压，但门静脉高压时压力大都增至 30～50cmH_2O。

138 门静脉 20% 的血液来自脾。

139 正常的全肝血流量为每分钟 1 500ml，门静脉血占 60%～80%，平均为 75%，门静脉血流量为每分钟 1 100ml。

140 肝动脉血占全肝血流量的 20%～40%，平均为 25%，每分钟约为 350ml。

141 约 20% 的门静脉高压患者并发门静脉高压性胃病，并且占门静脉高压上消化道出血的 5%～20%。

142 食管－胃底曲张静脉破裂，三腔管压迫止血一般放置 24 小时，不宜持续超过 3～5 天，每隔 12 小时应将气囊排空 10～20 分钟。

143 胆囊容积为 40～60ml，但是 24 小时可容纳 500ml 胆汁。

144 胆固醇在胆固醇结石中的含量超过 70%，在纯胆固醇结石中超过 90%，在胆色素结石中的含量低于 40%，80% 的胆囊结石属于胆固醇结石。

145 急性胆囊炎 85% 的患者白细胞升高，1/2 的患者血清胆红素升高，1/3 的患者血清淀粉酶升高；超声对其诊断的准确率为 85%～95%。

146 急性胆囊炎发病 48～72 小时可行急诊手术。

147 急性梗阻性化脓性胆管炎 25%～30% 合并厌氧菌感染。

148 原发性硬化性胆管炎 60%～72% 伴有溃疡性结肠炎。

149 胆囊穿孔，十二指肠瘘占 70%，胆囊结肠瘘占 15%。

150 全身总血量约为体重的 8%。若一次失血超过全身总血量的 20%，并引起休克的症状和体征，称为上消化道大出血。

151 消化道溃疡导致的上消化道大出血占 40%～50%，其中 3/4 是十二指肠溃疡。

152 门静脉高压导致的出血占 20%～25%。

153 应激性溃疡或者糜烂性胃炎导致的消化道大出血约占 20%。

154 肝硬化门静脉高压患者 20%～30% 的大出血可能是门静脉高压性胃病引起的。

155 按照病理改变过程，急性胰腺炎分为水肿型和出血坏死型。前者占 80%～90%，后者的病死率高达 10%～30%。

156 急性胰腺炎伴有多种致病危险因素，国内以胆道疾病为主，占 50% 以上，称为胆源性胰腺炎。

157 急性胰腺炎的血清淀粉酶于发病数小时开始升高，24 小时达到高峰，4～5 天逐渐降至正常；尿淀粉酶 24 小时开始升高，48 小时达到高峰，下降缓慢，1～2 周降至正常。血清淀粉酶超过 500U/dl 有诊断价值。

158 血清脂肪酶正常为 23～300U/L，明显升高也具有特异性。

159 C 反应蛋白于发病 48 小时＞150mg/ml 提示病情危重。

160 慢性胰腺炎 1/3 的患者有胰岛素依赖型糖尿病，1/4 有脂肪泻。

161 90% 的胰腺癌为导管腺癌。

162 胰头癌占胰腺癌的 70% ~ 80%。

163 胃泌素瘤可分为散发性和多发性内分泌肿瘤Ⅰ型，前者约占 80%。60% ~ 70% 的胃泌素瘤为恶性。60% 的胃泌素瘤患者伴出血、穿孔、幽门梗阻等并发症。

164 Buerger 试验　抬高肢体（下肢 70° ~ 80°，上肢直举过头），持续 60 秒。如存在肢体动脉供血不足，则出现麻木、疼痛、皮肤苍白或蜡黄；下垂肢体后，皮肤颜色恢复时间由正常的 10 ~ 20 秒延长到 45 秒以上，且颜色不均，呈斑片状。

165 静脉系统占全身血量的 64%。在下肢，浅静脉占回心血量的 10% ~ 15%，深静脉占 85% ~ 90%。

166 正常人的 24 小时尿量为 1 000 ~ 2 000ml，尿量＜100ml/24h 为无尿，尿量＜400ml/24h 为少尿，多尿是指尿量可达 3 000 ~ 5 000ml/24h。

167 肉眼血尿　通常 1 000ml 尿液中含有 1ml 血液。

168 镜下血尿　新鲜尿离心后尿沉渣镜检每高倍镜视野红细胞＞3 个。

169 白细胞尿　新鲜尿离心后尿沉渣镜检每高倍镜视野白细胞＞5 个。

170 肾部分裂伤给予非手术治疗，绝对卧床休息 2 ~ 4 周。

171 经导尿管注入无菌生理盐水 200 ~ 300ml，片刻吸出，若液体进出量差异很大，提示膀胱破裂。

172 前尿道损伤合并尿外渗，做耻骨上膀胱造瘘，3 个月后再修补尿道。

173 细菌引起的尿路感染、男性生殖系统感染，以革兰氏阴性菌感染为主者 60% ~ 80% 为大肠埃希菌，革兰氏阳性菌感染者占 20%。

174 尿标本采集后应在 2 小时内处理，避免污染和杂菌生长。

175 上尿路感染的全身性治疗需要维持每天尿量在 1.5L 以上。

176 肾结核常发生于 20 ~ 40 岁的青壮年，男性较女性多见。约 90% 为单侧性。

177 肾结核男性患者有 50% ~ 70% 合并生殖系统结核。

178 尿结核分枝杆菌培养时间较长，但是阳性率可达 90%。

179 凡药物治疗 6 ~ 9 个月无效，肾结核破坏严重者，应在药物治疗的配合下行手术治疗。

180 肾积水容量超过 1 000ml 或小儿超过 24 小时尿液总量称为巨大肾积水。

181 尿路结石以输尿管下 1/3 处最多见。

182 肾细胞癌又称为肾腺癌，简称肾癌。占肾恶性肿瘤的 85% 左右。

183 透明细胞癌占肾癌的 70% ~ 80%。

184 肾母细胞瘤约 20% 的患者有血尿，约 90% 的患者出现无症状的腹部肿块。

185 膀胱癌的 95% 以上为上皮性肿瘤，其中尿路上皮移行细胞乳头状癌超过 90%。

186 血尿是膀胱癌最常见和最早出现的症状，约 85% 的患者表现为间歇性肉眼血尿。

187 肾上腺皮质腺瘤约占原发性醛固酮增多症的 80%。

188 肾上腺嗜铬细胞瘤约占嗜铬细胞瘤的 90%，其中 10% 为双侧性。

189 骨折出血量大可达 2 000ml 以上；血肿吸收可有低热，一般不超过 38℃。

190 肱骨中下 1/3 交界处骨折易损伤桡神经。

191 骨筋膜室压力＞30mmHg 应该及时切开手术减压。

192 骨折后 2 周内血肿机化形成肉芽。

193 骨折 2 ~ 6 周，骨内、外膜处开始形成骨样组织 - 纤维连接期。

194 骨折达到临床愈合，新生儿 2 周坚固愈合，成人一般 3 个月，老年人更长。

195 开放性骨折伤后 6 ~ 8 小时清创，创口绝大多数可以一期愈合。关于手外伤清创术的处理原则，力争在 6 ~ 8 小时进行。

196 开放性骨折清创需要切除创缘皮肤 1 ~ 2mm。

197 全髋关节脱位中，后脱位占 85% ~ 90%。

198 髋关节后脱位可合并坐骨神经损伤，发生率约为 10%。

199 股骨颈长轴线与股骨干纵轴线之间形成颈干角，为 110° ~ 140°，平均为 127°。

200 股骨颈的内收骨折是指远端骨折线与两侧髂前上棘连线＞50°。

201 股骨颈的外展骨折是指远端骨折线与两侧髂前上棘连线＜30°。

202 若大腿外旋畸形达到 90°，应怀疑有转子间骨折。

203 股骨干下 1/3 骨折可能损伤腘动脉、腘静脉、胫神经、腓总神经。

204 急性血源性化脓性骨髓炎经抗生素治疗 48 ~ 72 小时仍然不能控制局部症状时，需要进行手术。

205 化脓性关节炎常见的致病菌为金黄色葡萄球菌，占 85% 左右。

206 骨关节结核以脊柱结核最多见，约占 50%；膝关节结核、髋关节结核约占 15%。

207 在发展中国家，脊柱结核 30 岁以下的患者约占 80%。

208 脊柱结核中截瘫的发生率在 10% 左右。

209 强直性脊柱炎的 HLA-B27 阳性率高达 88% ~ 96%，好发于 16 ~ 30 岁的青壮年，男性占 90%。

210 类风湿关节炎的类风湿因子阳性率占 60% ~ 95%，与 HLA-DR4 相关。

211 类风湿关节炎 95% 以上的患者出现晨僵。

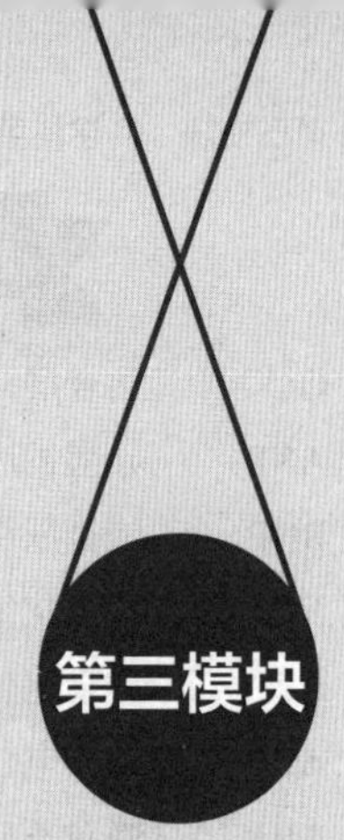

各学科英文名词速记

第一部分　生理学的英文名词

GC　鸟苷酸环化酶
ANP　心房钠尿肽
BNP　脑钠尿肽
NO　一氧化氮
RP　静息电位
AP　动作电位
ARP　绝对不应期
RRP　相对不应期
ERP　有效不应期
EPP　终板电位
MEPP　微终板电位
TnT　肌钙蛋白 T
TnI　肌钙蛋白 I
TnC　肌钙蛋白 C
IP_3　三磷酸肌醇
RYR　雷诺丁（Ryanodine）受体
ESR　红细胞沉降率
EPO　促红细胞生成素
HIF-1　低氧诱导因子 -1
GP　糖蛋白
vWF　血浆 von Willebrand 因子
5-HT　5- 羟色胺
TXA_2　血栓素 A_2
TPO　血小板生成素
CT　凝血时间
t-PA　组织型纤溶酶原激活物
TFPI　组织因子途径抑制物
PAI-1　纤溶酶原激活物抑制物 -1
CICR　钙诱导钙释放
TTX　河豚毒素
NE　去甲肾上腺素
E　肾上腺素
ADH　抗利尿激素
EDRF　内皮舒血管因子
EDCF　内皮缩血管因子
ET　内皮素
PG　前列腺素
CNP　C 型利尿钠肽
ADM　肾上腺髓质素
Frank-Starling 机制　心室舒张末期容积在一定范围内增大可增强心室收缩力
SP　表面活性物质结合蛋白
TV　潮气量
IRV　补吸气量
ERV　补呼气量
RV　余气量
IC　深吸气量
FCR　功能余气量
VC　肺活量
FVC　用力肺活量
FEV_1　第 1 秒用力呼气容积
TLC　肺总量
V_A/Q　通气 / 血流比值
Hb　血红蛋白
Bohr effect　波尔效应
2, 3-DPG　2, 3- 二磷酸甘油酸
Haldane effect　何尔登效应
BER　基本电节律

ICC Cajal 细胞
GIP 肠抑胃肽
APUD 细胞 是指广泛分布在全身各部位的一些内分泌细胞和细胞群，这些细胞内含有胺或具有摄取胺的前体，具有进行脱羧反应的能力，将具有这种特性（或能力）的细胞称为 APUD 细胞
CCK 缩胆囊素
VIP 血管活性肠肽
LES 食管下括约肌
CA 碳酸酐酶
SS 生长抑素
GRP 促胃液素释放肽
MMC 移行性复合运动
CaBP 钙结合蛋白
CP 磷酸肌醇
UCP 解偶联蛋白
RQ 呼吸商
NPRQ 非蛋白呼吸商
PO/AH 下丘脑视前区 / 下丘脑前部
RBE 肾血流量
GFR 肾小球滤过率
FF 滤过分数
RPF 肾血浆流量
AQP 水孔蛋白
VP 血管升压素
CGRP 降钙素基因相关肽
PAH 对氨基马尿酸
CM 耳蜗微音器电位
NGF 神经生长因子
EPSP 兴奋性突触后电位
IPSP 抑制性突触后电位
DA 多巴胺
GABA γ- 氨基丁酸
NPY 神经肽 Y
CRH 促肾上腺皮质激素释放激素
HRP 下丘脑调节肽
GH 生长激素
PRL 催乳素
MSH 促黑素
TSH 促甲状腺激素
ACTH 促肾上腺皮质激素
FSH 卵泡刺激素
IGF 胰岛素样生长因子
OT 催产素
TG 甲状腺球蛋白
TPO 甲状腺过氧化物酶
Wolff-Chaikoff effect 碘阻滞效应
PTH 甲状旁腺激素
CT 降钙素
IRS 胰岛素受体底物
GLUT 葡萄糖转运体
GLP-1 胰高血糖素样肽 -1
MC 盐皮质激素
GC 糖皮质激素
ICSH 间质细胞刺激素
TGF 转化生长因子
hCG 人绒毛膜促性腺激素

第二部分 分子生物学的英文名词

1 Chargaff 法则 ①腺嘌呤与胸腺嘧啶的摩尔数相等，而鸟嘌呤与胞嘧啶的摩尔数相等；②不同生物种属的 DNA 碱基组成不同；③同一个体的不同器官、不同组织的 DNA 具有相同的碱基组成。

2 T_m 解链温度。是指在解链过程中，紫外吸光度的变化 ΔA 达到最大变化值的一半时所对应的温度。

3 K_m 米氏常数 为酶的特征性常数。

4 Cori 循环 乳酸循环。

5 XP 着色性干皮病，发病机制与 DNA 修复缺陷相关。

6 Pribnow 框 –10 区序列 TATAAT。

7 TATA 框 /Hogness 框 起始点上游多数有共同的 TATA 序列。

8 脆性 X 综合征 与 DNA 相关的精神痴呆。

9 Kallmann 综合征 因促性腺激素分泌不足而引起性腺发育不良、性腺功能低下、嗅觉功能减退或丧失。

10 MAO 单胺氧化酶。

11 Southern blot：DNA 印迹；Northern blot：RNA 印迹；Western blot：蛋白质（protein）印迹（记忆方法：我 W 怕 P 傻 S 的 D 男 N 人 R）。

12 PCR 聚合酶链反应。

第三部分 病理学的英文名词

1 胚胎干细胞（embryonic stem cell，ESC） 是指起源于着床前胚胎内细胞群的全能干细胞，具有向 3 个胚层分化的能力，可以分化为成体所有类型的成熟细胞。

2 成体干细胞（adult stem cell，ASC） 是指存在于各组织器官中的具有自我更新和一定分化潜能的不成熟细胞。

3 诱导性多能干细胞（induced pluripotent stem cell，iPSC） 是通过体外基因转染技术将已分化的成体细胞重编程所获得的一类干细胞。

4 风湿病 ① Aschoff 细胞（风湿细胞）：巨噬细胞吞噬纤维素样坏死形成，多位于心肌间质小血管旁，横切面似枭眼状，纵切面呈毛虫状，可融合形成 Aschoff 巨细胞；② Aschoff 小体：为风湿病增生期的特征性病理表现，组成包括 Aschoff 细胞、纤维素样坏死、淋巴细胞、浆细胞。

5 McCallum 斑　见于风湿性心内膜炎，常位于左房后壁，病变致瓣膜口狭窄或关闭不全，受血流反流冲击较重，引起内膜灶状增厚。

6 Libman-Sacks 血栓性心内膜炎　特指系统性红斑狼疮引起的非细菌性疣赘性心内膜炎。

7 巴雷特（Barrett）食管　食管与胃交界的齿状线数厘米以上出现单层柱状上皮化生，鳞状上皮被柱状上皮覆盖。

8 Virchow 淋巴结　晚期胃肠道肿瘤易经胸导管转移至左锁骨上淋巴结。

9 Krukenberg 瘤　为胃癌种植转移至卵巢，在双侧卵巢形成转移性黏液癌。

10 RS 细胞　是霍奇金淋巴瘤具有诊断意义的细胞，双核面对面排列，又称为镜影细胞。

11 AIDS　获得性免疫缺陷综合征，又称为艾滋病。

12 肺出血－肾炎综合征（Goodpasture 综合征）　为Ⅰ型急进性肾小球肾炎的病因。

13 Wilms 瘤　即肾母细胞瘤。后肾胚基组织，多发生于儿童，为腹部肿块。

14 卵巢颗粒细胞瘤　镜下癌细胞可见 Call-Exner 小体。

15 Schiller-Duval 小体　卵黄囊瘤镜下可见 Schiller-Duval 小体。

16 Paget 病（湿疹样癌）　①肉眼可见乳头和乳晕渗出及浅表性溃疡，呈湿疹样改变；②镜下可见导管内癌（伴或不伴间质浸润）同时伴有乳头和乳晕内合并异型、细胞质透明的肿瘤细胞。

第四部分　内科学的英文名词

1 Pancoast 综合征　是指由于位于肺尖和肺上沟的肺肿瘤导致臂丛神经和颈交感神经受累，临床上以霍纳（Horner）综合征及肩部和上肢疼痛等为表现。

2 Horner 综合征（霍纳综合征）　肺尖肿瘤或颈部肿块压迫侵犯颈交感神经，表现为同侧瞳孔缩小、眼睑下垂、眼球内陷充血及同侧面部无汗。

3 Caplan 综合征 类风湿关节炎合并肺尘埃沉着病，肺内有多个圆形结节。

4 副肿瘤综合征 又称为肺癌的肺外表现。有些肺癌患者可出现一些少见的症状与体征，这些症状与体征表现于胸部以外的脏器，不是肿瘤的直接作用引起的，可出现于肺癌发现的前后。

5 Goodpasture 综合征（肺出血 – 肾炎综合征） 肺弥漫性出血、肺内纤维素沉积、新月体性肾小球肾炎。

6 Beck 三联征 血压下降或休克、颈静脉显著扩张、心音低钝或遥远。临床以急性心脏压塞多见。

7 X 综合征 是指患者具有心绞痛或类似于心绞痛的胸痛。运动平板试验出现 ST 段下移而冠状动脉造影无异常现象。

8 Barrett 食管（巴雷特食管） 是指食管黏膜因反复的慢性刺激，食管与胃交界处的齿状线 2cm 以上的食管黏膜鳞状上皮被化生的柱状上皮替代。易发生癌变。其发生的溃疡称为 Barret 溃疡。

9 GERD 胃、十二指肠的内容物反流入食管导致食管黏膜炎症，产生烧心、反酸的症状，称为胃食管反流病。

10 Zollinger-Ellison 综合征（佐林格 – 埃利森综合征） 胃泌素瘤是胰腺的非 B 细胞瘤，可分泌大量的促胃液素刺激壁细胞增殖而引起大量的胃酸分泌。临床上表现为多发性消化性溃疡，不但常见部位，非常见部位也易发生溃疡伴腹泻，溃疡难治，易出血、穿孔。血中的促胃液素大量增多。

11 Krukenberg 瘤 胃癌细胞从浆膜层脱落，种植转移到卵巢，两侧卵巢肿大，临床上常有阴道出血和腹水。

12 Virchow 淋巴结 胃癌经淋巴途径转移至左锁骨上淋巴结，表现为淋巴结肿大、质硬、不易移动。

13 Mallory-Weiss 综合征（马洛里 – 魏斯综合征） 由于剧烈干咳、呕吐和其他导致腹压突然增高的情况造成的胃贲门 – 食管远端黏膜及黏膜下层撕裂，并发大量出血。

14 Hepatorenal 综合征（肝肾综合征） 失代偿性肝硬化患者发生的功能性肾衰竭，主要由于肾脏的有效循环血容量不足等因素所致。肾脏无病理性改变，表现为自发性少尿或无尿、氮质血症、稀释性低钠血症和低尿钠。

15 Verner-Morrison 综合征（弗纳－莫里森综合征） 胰性假性霍乱；血管活性肠肽瘤。是由于 VIP 瘤产生大量的 VIP 而引起的疾病，表现为以低钾血症、无胃酸、水样腹泻为特征。

16 Gilbert 综合征　家族性非溶血性黄疸，属于一种较常见的遗传性非结合胆红素血症。临床表现特点为长期间歇性轻度黄疸，多无明显的症状。

17 Ewart 征：心包积液；Rotch 征：急性心包炎；Kussmaul 征：缩窄性心包炎腔静脉回流受阻，深吸气时颈静脉怒张明显，见于缩窄性心包炎；Osler 结节：为指和趾垫出现的豌豆大的红色或紫色痛性结节，较常见于亚急性感染性心内膜炎；Roth 斑：为视网膜的卵圆形出血斑，其中心呈白色，多见于亚急性感染性心内膜炎；Janeway 损害：为手掌和足底处出现的直径为 1～4mm 的无痛性出血红斑，主要见于急性感染性心内膜炎；Graham Steell 杂音：二尖瓣狭窄伴肺动脉高压、肺动脉扩张；Austin Flint 杂音：主动脉关闭不全伴重度反流。

18 Somogyi 反应（索莫吉反应） 即在夜间曾有低血糖，在睡眠中未被察觉，但导致体内的胰岛素拮抗激素分泌增加，继而发生低血糖后的反跳性高血糖。

19 甲状腺功能亢进症的单纯性突眼四征　① Stellwag 征：瞬目减少；② Graefe 征：眼球下转时上睑不能相应下垂；③ Mobius 征：目标由远及近；④ Joffroy 征：上视时无额纹。

20 Ham 试验（酸溶血试验）阳性：PNH（阵发性睡眠性血红蛋白尿症）；Coombs 试验（抗球蛋白试验）阳性：温抗体型自身免疫性溶血性贫血。

21 Cushing 综合征（库欣综合征）：各种病因造成肾上腺分泌过多的糖皮质激素（主要是皮质醇）所致病症的总称；Cushing（库欣）病：在库欣（Cushing）综合征的病因中，约 70% 是由于垂体 ACTH 分泌亢进所致，称为库欣（Cushing）病；Meador 综合征：不依赖 ACTH 的双侧肾上腺小结节性增生；Carney 综合征：是指 Meador 综合征伴皮肤、乳腺、心房黏液瘤、睾丸肿瘤、垂体生长激素瘤。

22 Velcro 啰音（爆裂音） 两肺底可闻及吸气末细小的干性爆裂音，多见于特发性肺纤维化。

23 Hamman 征　左侧少量气胸或纵隔气肿时，有时可在左心缘处听到与心跳一致的气泡破裂音。

24 Graham Steell 杂音　二尖瓣狭窄时可于胸骨左缘第 2 肋间闻及递减型高调叹气样舒张早期杂音。

25 Austin Flint 杂音　见于严重的主动脉瓣关闭不全并左室增大。

26 Kerley B 线　是在肺野外侧清晰可见的水平线状影（慢性肺淤血的特征性表现）。

27 Retzius 静脉曲张　是指腹膜后门静脉与下腔静脉之间的许多小分支增多曲张，可缓解门静脉高压。

28 Plummer-Vinson 综合征　缺铁性吞咽困难综合征。

29 Wegener 肉芽肿病（韦氏肉芽肿病）　鞍鼻、肺迁移性浸润影或空洞。

30 Libman-Sack 心内膜炎（疣状心内膜炎）　见于系统性红斑狼疮患者，病理表现为瓣膜赘生物，常见于二尖瓣后叶的心室侧。

31 PE 三联征（肺栓塞三联征）　即同时出现呼吸困难、胸痛及咯血，但仅见于约 20% 的患者。肺血栓栓塞症的溶栓治疗时间窗一般定为 14 天以内。

32 D-dimer（肺栓塞的血浆 D- 二聚体）　若其含量低于 500μg/L，有重要的排除诊断价值。

33 高危 PTE（高危肺血栓栓塞症）　以休克和低血压为主要表现，即体循环动脉收缩压＜90mmHg 或较基础值下降幅度≥40mmHg，持续 15 分钟以上。

34 primary syndrome（原发综合征）　原发病灶（结核分枝杆菌作用于肺组织出现的炎症反应）和肿大的支气管淋巴结合称为原发综合征。

35 Grey-Turner 征：两侧胁腹部的皮肤呈暗灰蓝色；Cullen 征：脐周围的皮肤青紫。

36 superior vena cava obstruction syndrome（上腔静脉阻塞综合征）由于上腔静脉被转移性淋巴结压迫或右上肺原发性肺癌侵犯，或腔静脉内癌栓阻塞静脉回流引起。

37 CTEPH　慢性血栓栓塞性肺动脉高压。是指急性 PTE 后肺动脉内血栓未完全溶解，或 PTE 反复发生，出现血栓机化、肺血管管腔狭窄甚至闭塞，导致肺血管阻力增加、肺动脉压力进行性增高、右心室肥厚甚至右心衰竭。

38 upper airway resistance syndrome（上气道阻力综合征） 上气道阻力增加，PSG检查反复出现α醒觉波，夜间微醒觉＞10次/h，睡眠连续中断，有疲倦及白天嗜睡，可有或无明显的鼾声，无呼吸暂停和低氧血症。

39 SIRS（全身炎症反应综合征） 是指机体对不同原因的严重损伤所产生的全身炎症反应，并至少具有以下临床表现中的两项，包括①体温＞38℃或＜36℃；②心率＞90次/min；③呼吸急促、频率＞20次/min，或过度通气、$PaCO_2$＜32mmHg；④血白细胞计数＞12×10^9/L或＜4×10^9/L，或未成熟的中性粒细胞比例＞10%。

40 SSS　病态窦房结综合征。是由窦房结病变导致功能减退，产生多种心律失常的综合表现。

41 Adams-Stokes综合征　当一度、二度房室传导阻滞突然进展为完全性房室传导阻滞时，因心室率过慢导致脑缺血，患者可出现暂时性意识丧失，甚至抽搐。

42 心肌梗死后综合征　于MI后数周至数月内出现，可反复发生，表现为心包炎、胸膜炎或肺炎，有发热、胸痛等症状。

43 Fanconi综合征　遗传性或获得性近端肾小管复合性功能缺陷疾病，存在近端肾小管多项转运功能缺陷。

44 Alport综合征　是一种主要表现为血尿、肾功能进行性减退、感觉神经性耳聋和眼部异常的遗传性肾小球疾病。

45 Graves眼病（浸润性眼征） 眼球突出度超过参考值上限3mm以上，胀痛，眼睑肿胀，结膜充血，眼球活动受限、固定，眼睑闭合不全，角膜炎。

46 antiphospholipid antibody syndrome（抗磷脂抗体综合征） 血栓形成、血小板减少、习惯性自发性流产。

47 Libman-Sacks心内膜炎（系统性红斑狼疮并疣状心内膜炎） 二尖瓣后叶的心室侧，且并不引起心脏杂音性质的改变。

48 Eisenmenger syndrome（艾森门格综合征） 先天性室间隔缺损持续存在，肺动脉高压进行性发展，原来的左向右分流变成右向左分流，从无青紫发展至有青紫时，即称为艾森门格综合征。

49 Post-cardiac arrest syndrome（心搏骤停后综合征） 患者在经历全身缺血性损伤后，将进入更加复杂的缺血再灌注损伤阶段，是复苏后死亡的主要原因。

50 Marfan 综合征　为遗传性结缔组织病。通常累及骨、关节、眼、心脏和血管，典型者四肢细长、韧带和关节过伸、晶状体脱位和升主动脉呈梭形瘤样扩张。

51 Schmidt 综合征　原发性甲状腺功能减退症伴特发性肾上腺皮质功能减退和 1 型糖尿病者，属于自身免疫性内分泌腺体综合征的一种。

52 Liddle 综合征　为一常染色体显性遗传疾病，患者高血压、肾素抑制，但醛固酮较低，并常伴低钾血症，用螺内酯无效，表明病因非盐皮质激素过多所致。

53 低 T_3 综合征　甲状腺功能正常的病态综合征，是指非甲状腺疾病原因引起的伴有低 T_3 的综合征。

54 Caplan 综合征　肺尘埃沉着病患者合并 RA 时易出现大量肺结节，称为类风湿肺尘埃沉着病。

55 Felty 综合征　是指 RA 患者伴有脾大、中性粒细胞减少，有的甚至有贫血和血小板减少。

56 Kent 束　连接心房和心室之间的旁道称为房氏旁道，又称为 Kent 束。

57 milking effect（挤奶现象）一段冠状动脉走行于心肌内，这束心肌纤维称为心肌桥，走行于心肌桥下的冠状动脉称为壁冠状动脉。冠状动脉造影显示该节段血管管腔收缩期受挤压，舒张期恢复正常，称为挤奶现象。

58 周围血管征　动脉收缩压增高，舒张压降低，脉压增大，可出现周围血管征，如点头征（De Musset 征）、水冲（water-hammer）脉、股动脉枪击音（Traube 征）和毛细血管搏动征，听诊器压迫股动脉可闻及双期杂音（Duroziez 双重音）。

59 CTPV（门静脉海绵样变）是指肝门部或肝内门静脉分支部分或完全慢性阻塞后，门静脉主干狭窄、萎缩甚至消失，在门静脉周围形成细小迂曲的网状血管，其形成与脾切除、EVL、门静脉炎、门静脉血栓形成、红细胞增多、肿瘤侵犯等有关。

第五部分　外科学的英文名词

1 De Quervain 甲状腺炎　又称为亚急性甲状腺炎或巨细胞性甲状腺炎。常继发于病毒性上呼吸道感染，是颈前肿块和甲状腺疼痛的常见原因。

2 Hashimoto 甲状腺炎　又称为慢性淋巴细胞性甲状腺炎或桥本甲状腺炎。是一种自身免疫病，也是甲状腺功能减退最常见的原因。

3 乳腺解剖概要中介绍的 Cooper 韧带　腺叶、小叶和腺泡间有结缔组织间隔，腺叶间还有与皮肤垂直的纤维束，上连浅筋膜浅层，下连浅筋膜深层，称为 Cooper 韧带。

4 腹股沟区解剖概要中介绍的 Cooper 韧带　又称为耻骨梳韧带。腔隙韧带向外侧延续的部分附着于耻骨梳。

5 Pancoast 瘤　又称为肺上沟瘤。侵入纵隔和压迫位于胸廓入口的器官或组织。

6 Horner 综合征　又称为霍纳综合征。同侧上眼睑下垂、瞳孔缩小、眼球内陷、面部无汗等交感神经综合征。

7 Richter 疝　又称为肠壁疝。腹外疝有时嵌顿的内容物仅为部分肠壁，系膜侧肠壁及其系膜并未进入疝囊，肠腔并未完全梗阻。

8 Littre 疝　如嵌顿的小肠是小肠憩室（通常是 Meckel 憩室）。

9 Hesselbach 三角　又称为海氏三角或直疝三角。其外侧边是腹壁下动脉，内侧边是腹直肌外侧缘，底边是腹股沟韧带。

10 Gimbernat 韧带　又称为陷窝韧带。腹股沟韧带内侧端的一小部分纤维又向后、向下转折。

11 Interfoveolar 韧带　又称为凹间韧带。腹股沟深环内侧的腹横筋膜组织增厚。

12 Winslow 孔　又称为网膜孔。

13 Treitz 韧带　又称为十二指肠悬韧带。是区分十二指肠和空肠的标志。

14 Treitz 肌　肛垫中的结缔组织及与平滑肌纤维相混合的纤维肌性组织。

15 Krukenberg 瘤　女性患者胃癌可形成卵巢转移性肿瘤。

16 Peyer 集合淋巴结　多位于回肠。

17 McBurney 点　是阑尾的体表投影，在脐与右髂前上棘连线中外 1/3 交界处。

18 Murphy 征　胆囊的压痛。

19 Blumberg 征　又称为反跳痛。是壁腹膜受到炎症刺激出现的防卫性反应，提示阑尾炎症加重。

20 Rovsing 征　又称为结肠充气试验。患者取仰卧位，用右手压迫左下腹，再用左手挤压近侧结肠，结肠内的气体可传至盲肠和阑尾，引起右下腹疼痛者为阳性。

21 Psoas 征　又称为腰大肌试验。患者取左侧卧位，使右大腿后伸，引起右下腹疼痛者为阳性。说明阑尾位于腰大肌前方、盲肠后位或腹膜后位。

22 Obturator 征　又称为闭孔内肌试验。患者取仰卧位，使右髋和右大腿屈曲，然后被动向内旋转，引起右下腹疼痛者为阳性。提示阑尾靠近闭孔内肌。

23 Crohn disease　又称为克罗恩病。是一种肠道炎性疾病，多见于回肠末端。

24 Peutz-Jeghers 综合征　又称为色素沉着－息肉综合征。青少年多见，有家族史，以小肠最为多见，在口唇及其周围、口腔黏膜、手掌、足趾上有色素沉着。

25 Gardner 综合征　又称为肠息肉病合并多发性骨瘤和多发性软组织瘤。与遗传有关，多在 30 ~ 40 岁出现，癌变倾向明显。

26 Goodsall 规律　在肛门中间画一横线，若外口在线后方，瘘管常是弯形，且内口常在肛管后正中处；若外口在线前方，瘘管常是直形，内口常在附近的肛窦上。

27 Glisson 纤维鞘　在肝实质内，其包裹着门静脉、肝动脉和肝胆管的管道。

28 Disse 间隙　存在于肝细胞膜与肝血窦壁之间。

29 Budd-Chiari 综合征　又称为巴德－基亚里综合征或布－加综合征。是指由肝静脉或其开口以上的下腔静脉阻塞引起的以门静脉高压或合并下腔静脉高压为特征的一组疾病。

30 Vater 壶腹　又称为法特壶腹。是指 80% ~ 90% 的人的胆总管与主胰管在肠壁内汇合，膨大形成胆胰壶腹。

31 Oddi 括约肌　壶腹周围的括约肌。

32 Hartmann 袋　颈上部呈囊性扩大，胆囊结石常滞留于此处。

33 Hartmann 手术　经腹直肠癌切除，近端造口，远端封闭手术。

34 Heister 瓣　胆囊起始部的内壁黏膜形成螺旋状皱襞。

35 Calot 三角　又称为胆囊三角。是胆囊管、肝总管、肝下缘所构成的三角区。

36 Mirizzi 综合征　胆囊管与肝总管伴行过长或者胆囊管与肝总管汇合位置过低，持续嵌顿于胆囊颈部的和较大的胆囊管结石压迫肝总管，引起肝总管狭窄。

37 Charcot 三联征　腹痛、寒战高热、黄疸。又称为查科三联征，为急性胆管炎和肝外胆管结石的典型表现。

38 Reynolds 五联征　除 Charcot 三联征外，还有休克、中枢神经系统抑制的表现。

39 Wirsung 管　又称为主胰管。横贯胰腺全长。

40 Santorini 管　又称为副胰管。开口于十二指肠副乳头。

41 Grey-Turner（格雷－特纳）征　急性胰腺炎时，在腰部、脊肋部和下腹部皮肤出现大片青紫色瘀斑；若青紫色瘀斑出现在脐周，称为 Cullen 征。

42 Whipple 三联征　空腹或运动后出现低血糖症状；症状发生时血糖低于 2.2mmol/L；进食或静脉注射葡萄糖可迅速缓解症状。

43 Whipple 手术　胰十二指肠切除术。

44 Zollinger-Ellison（佐林格－埃利森）综合征　又称为胃泌素瘤。属于胰腺内分泌肿瘤，主要临床表现为难治性消化性溃疡和腹泻。

45 Verner-Morrison（弗纳－莫里森）综合征　又称为血管活性肠肽瘤。主要临床表现为水样性腹泻、低钾、低胃酸。

46 Hodgkin 淋巴瘤　又称为霍奇金淋巴瘤。是淋巴瘤的一种。

47 Buerger 病　又称为血栓闭塞性脉管炎。是血管的炎性、节段性和反复发作的慢性闭塞性疾病。

48 Takayasu 病　又称为多发性大动脉炎、无脉症、高安病。是主动脉及其分支的慢性、多发性、非特异性炎症，造成罹患动脉狭窄或闭塞。

49 Ehlers-Danlos 综合征　又称为先天性结缔组织发育不全综合征。是指有皮肤和血管脆弱、皮肤弹性过强、关节活动过大的三大主要症状的一组遗传疾病。

50 Homans 征阳性　做踝关节过度背屈试验可致小腿剧痛。

51 Branham 征　是指压瘘口检查。

52 Peyronie 病　阴茎海绵体硬结症。

53 Wilms 瘤　又称为肾胚胎瘤或肾母细胞瘤。是小儿最常见的恶性肿瘤。

54 Volkman 缺血性肌挛缩　较短时间或程度严重的不完全性缺血，恢复血液供应后大部分肌肉坏死，形成挛缩畸形。

55 Dugas 征阳性　即将患侧肘部紧贴胸壁时，手掌搭不到健侧肩部；或手掌搭在健侧肩部时，肘部无法贴近胸壁。

56 Monteggia 骨折　又称为孟氏骨折。是指尺骨上 1/3 骨折合并桡骨头脱位。

57 Galeazzi 骨折　又称为盖氏骨折。是指桡骨下 1/3 骨折合并尺骨头脱位。

58 Colles 骨折　又称为伸直型骨折。多为腕关节处于背伸位，手掌着地，前臂旋前时受伤。

59 Smith 骨折　又称为屈曲型骨折。常由于跌倒时，腕关节屈曲，手背着地受伤引起。

60 Barton 骨折　又称为桡骨远端关节面骨折伴腕关节脱位，是桡骨远端骨折的一种特殊类型。在腕背伸，前臂旋前位跌倒，手掌着地时，暴力通过腕骨传导，撞击桡骨关节背侧发生骨折，腕关节也随之而向背侧移位。

61 Froment 征　尺神经运动功能障碍为第 3、第 4 蚓状肌麻痹所致的环指、小指爪形手畸形，骨间肌和拇收肌麻痹所致。

62 Allen 试验　是判断尺动脉、桡动脉吻合通畅的有效方法之一。

63 Bryant 三角　在平卧位，由髂前上棘向水平画垂线，再由大转子与髂前上棘的垂线画水平线。

64 Nelaton 线　在侧卧位并半屈髋，由髂前上棘与坐骨结节之间画线。

65 O’Donoghue 三联征　前交叉韧带断裂可以同时合并内侧副韧带与内侧半月板损伤。

66 Lachman 试验　患者屈膝 20°～30°，检查者一手握住股骨远端，另一手握住胫骨近端，对胫骨近端施加向前的应力，可感觉到胫骨的向前移动，并评定终点的软硬度，与对侧膝关节进行比较。

67 McMurray 试验 患者仰卧，患膝完全屈曲，检查者一手放在关节间隙处进行触诊，另一手握住足跟后，在对膝关节联合施加外旋和外翻应力的同时，逐渐伸直膝关节，出现疼痛提示外侧半月板撕裂。

68 Apley 试验 又称为研磨试验。患者俯卧，膝关节屈成 90°，检查者将小腿用力下压，并且做内旋和外旋运动，使股骨与胫骨关节面之间发生摩擦，若外旋产生疼痛，则提示为内侧半月板损伤。

69 Pilon 骨折 常为高处跌落时胫骨下端受距骨垂直方向的压力，导致塌陷型骨折。根据受伤时踝及足所处的位置不同，压缩的重点部位可在胫骨下端的前缘、中部及后缘。

70 Bohler 角 又称为跟骨结节关节角。由跟骨结节与跟骨后关节突连线与跟骨前结节最高点 – 后关节突连线形成的夹角。

71 Schwann 细胞 组成施万鞘，是神经再生的通道。

72 Tinel 征 又称为叩击试验。局部按压或叩击神经干，局部出现针刺性疼痛，并有麻痛感向该神经支配区放射为阳性，表示为神经损伤的部位；若从神经修复处向远端沿神经干叩击，阳性则是神经恢复的标志。

73 Guyon 管 豌豆骨与钩骨之间的腕尺骨。

74 Phalen 征 又称为屈腕试验。屈肘，前臂上举，双腕同时屈曲 90°，1 分钟内患侧即会诱发出正中神经刺激症状。

75 Eaton 试验 检查者一手扶患侧颈部，另一手握患腕，向相反的方向牵拉，此时因臂丛神经被牵张，刺激已受压的神经根而出现放射痛。

76 Spurling 征 压头试验。患者端坐，头后仰并偏向患侧，术者用手掌在其头顶加压，出现颈痛并向患手放射。

77 Osgood-Schlatter 病 又称为胫骨结节骨软骨炎。胫骨结节是髌韧带的附着点，约 16 岁时该骨骺与胫骨上端骨骺融合，18 岁时胫骨结节与胫骨上端骨融为一整体，故 18 岁以前此处易受损而产生骨骺炎，甚至缺血性坏死。

78 Legg-Calve-Perthes 病 又称为股骨头骨骺骨软骨病。是儿童全身骨软骨病中发病率较高且致残程度较重的一种骨软骨病。

79 Thomas 征 跛行、患肢肌萎缩、内收肌痉挛。

80 Finkelstein 试验 握拳尺偏腕关节时，桡骨茎突处出现疼痛。

81 Mills 征　又称为伸肌腱牵拉试验。伸肘，握拳，屈腕，然后前臂旋前，此时肘外侧出现疼痛者为阳性。

82 Schmorl 结节　是指髓核经上、下软骨板的发育性或后天性裂隙突入椎体松质骨内。

83 Brodie 脓肿　又称为布罗迪脓肿。如细菌毒力较小或机体抵抗力较强，脓肿被包围在骨质内，呈局限性骨内脓肿。

84 Garre 骨髓炎　又称为慢性硬化性骨髓炎。病变部位的骨质有较广泛的增生，使髓腔消失，循环较差，发生坚实性弥散硬化性骨髓炎。

85 Bechterew 病　强直性脊柱炎中，个别患者的症状始自颈椎，逐渐向下波及胸椎和腰椎。

86 Codman 三角　恶性骨肿瘤的病灶多不规则，呈虫蚀样或筛孔样，密度不均，界限不清，若骨膜被肿瘤顶起，骨膜下产生新骨，呈现出三角形的骨膜反应阴影。

87 Ortolani 试验：又称为弹入试验；Barlow 试验：又称为弹出试验。

88 Trendelenburg 征　又称为单足站立试验。在正常情况下，用单足站立时，臀中、小肌收缩，对侧骨盆抬起才能保持身体平衡。如果站立侧患有髋关节脱位时，因臀中、小肌松弛，对侧骨盆不但不能抬起，反而下降。

89 Cobb 角　是指先天性脊柱侧凸患者上端椎上缘的垂线与下端椎下缘的垂线的交角。

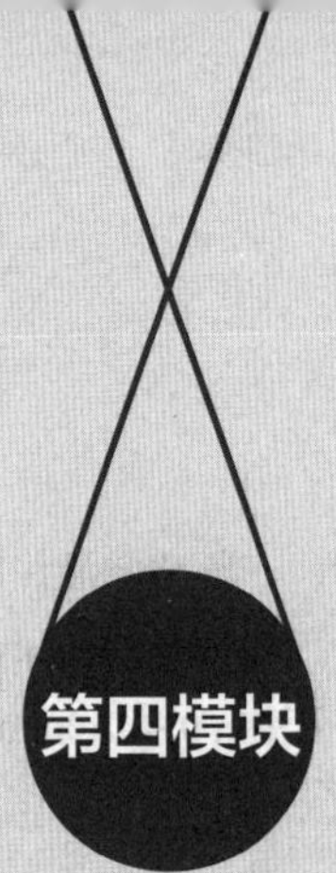

核心必考点“狂背”

第一部分　生理学

第一章　绪论

肾动脉灌注压在 80 ~ 180mmHg 波动时，肾血流量基本保持稳定，从而保证肾的泌尿活动在一定范围内不受动脉血压改变的影响；当平均动脉压在 60 ~ 140mmHg 波动时，维持脑血流量恒定。

第二章　细胞的基本功能

1 经单纯扩散的物质有水、乙醇、甘油、各种气体、尿素、类固醇激素。单纯扩散的记忆方法:“喝酒有气粪嘞”！“酒”—水和乙醇;“有”—甘油;“气”—各种气体;“粪”—尿素;“嘞”—类固醇激素。

2 钠钾泵（Na^+, K^+-ATP 酶）是一种镶嵌在可兴奋细胞上的蛋白质，分布于所有细胞的细胞膜上。其生理意义如下：①钠泵活动造成的细胞内高 K^+ 为细胞质内的许多代谢反应所必需的；②维持细胞内渗透压和细胞容积；③建立 Na^+ 和 K^+ 的跨膜浓度梯度是细胞发生电活动的基础；④钠泵活动的生电效应（3 个 Na^+ 泵出，2 个 K^+ 泵入）可直接使膜内的电位负值增大；⑤钠泵活动建立的 Na^+ 跨膜浓度梯度可为继发性主动转运提供势能储备。

3 由于钠泵的活动，可使细胞内的 K^+ 浓度约为细胞外液内的 30 倍，而细胞外液内的 Na^+ 浓度约为细胞质内的 10 倍。心肌细胞外的 Na^+ 浓度增加时 Na^+-Ca^{2+} 交换增加，细胞内的 Ca^{2+} 浓度降低。

4 被转运的分子或离子都向同一方向运动，其载体称为同向转运体。如葡萄糖在小肠黏膜上皮的主动吸收和在近端肾小管上皮的重吸收就是由钠 – 葡萄糖同向转运体和钠泵的偶联活动完成的。Na^+-K^+-$2Cl^-$ 同向转运、氨基酸在小肠黏膜上皮的吸收、甲状腺上皮细胞的聚碘（Na^+-I^-）等都属于继发性主动转运的同向转运。

5 在安静状态下，跨膜电位梯度和 K^+ 浓度梯度相反。如安静状态下，细胞外的 K^+ 浓度升高将使 EK 负值减小，导致静息电位相应减小；反之，细胞外的 K^+ 浓度减低时，可引起 Na^+ 内流的驱动力增加，钠钾泵向细胞外转运 Na^+ 减少，膜电位负值增加（因为细胞膜静息电位等于平衡电位），膜的 K^+ 电导减小，K^+ 平衡电位负值减小。

6 动作电位的特性　①"全或无"特性：动作电位可因刺激过弱而不产生（无），而一旦产生幅值就达到最大（全）；②不衰减可传播性：动作电位产生后，并不停留在受刺激处的局部细胞膜，而是沿膜迅速向四周传播，直至传遍整个细胞，且其幅度和波形在传播过程中始终保持不变；③脉冲式发放：连续刺激所产生的多个动作电位总有一定的间隔而不会融合，即有不应期，不能总和。

第三章　血液

1 溶液渗透压的高低取决于溶液中溶质颗粒数目的多少，而与溶质的种类和颗粒的大小无关。血浆渗透压约为25mmHg。血浆渗透浓度约为300mmol/L，即300mOsm/（kg · H_2O），接近7个大气压，它由血浆晶体渗透压和血浆胶体渗透压组成，主要取决于晶体渗透压，即来自 Na^+ 和 Cl^-。机体细胞内液与组织液通常具有相同的总渗透压。

2 红细胞沉降率（ESR）用红细胞在血浆中第1小时末下沉的距离来表示。正常成年男性的ESR为0～15mm/h，女性为0～20mm/h。ESR越大，说明红细胞的悬浮稳定性越小。ESR快慢与红细胞无关，与血浆的成分变化有关。发生叠连后，红细胞团块的总表面积与总体积之比减小，摩擦力相对减小而红细胞沉降率加快。

3 血小板释放功能　血小板受刺激后将储存在致密体、α颗粒或溶酶体内的物质排出的现象称为释放。其释放的主要活性物质有ADP、5-羟色胺（5-HT）、Ca^{2+}、β-血小板球蛋白、纤维蛋白原、血栓素 A_2（TXA_2）等。ADP和 TXA_2 可促进血小板聚集，发生不可逆性聚集；5-HT和 TXA_2 可促进血管收缩，血小板释放的凝血成分PF3可加速凝血。

4 血小板中含有收缩蛋白，可发生收缩反应，使血块回缩，并析出血清。

5 凝血因子的特点　①除FⅢ在内皮细胞内合成、FⅤ在内皮细胞和血小板内合成外，大部分凝血因子在肝脏合成；②凝血因子除FⅣ（Ca^{2+}）外，均为蛋白质；③除因子FⅢ外，其他凝血因子都存在于新鲜血浆中；④其中FⅡ、FⅦ、FⅨ、FⅩ的生成需要维生素K的参与，故它们又称为维生素K依赖性凝血因子；⑤在凝血过程中被消耗掉的凝血因子有FⅤ和FⅧ，其中最不稳定的是FⅤ（易变因子），其次是FⅧ。正常情况下，所有因子都处于无活性的状态。

6 肝素　主要由肥大细胞和嗜碱性粒细胞产生，在体内外均能发挥作用，主要是通过增强抗凝血酶的活性而发挥间接的抗凝作用。此外，肝素还可刺激血管内皮细胞释放 TFPI。

7 血清与血浆的区别在于前者缺乏 FⅠ和 FⅡ、FⅤ、FⅧ、FⅩ等凝血因子，但也增添少量凝血过程中由血小板释放的物质。

8 纤溶可分为纤溶酶原的激活与纤维蛋白（或纤维蛋白原）的降解两个基本阶段。纤维蛋白和纤维蛋白原可被纤溶酶分解为许多可溶性小肽，称为纤维蛋白降解产物。纤维蛋白降解产物通常不再发生凝固，其中部分小肽还具有抗凝作用。纤溶酶原激活物主要有组织型纤溶酶原激活物和尿激酶型纤溶酶原激活物。此外，FⅫa、激肽释放酶等也可激活纤溶酶原。

第四章　血液循环

1 心肌细胞的有效不应期（ERP，绝对不应期 + 局部反应期）很长，相当于整个收缩期加舒张早期，因此心肌细胞不会发生强直收缩。

2 心室肌细胞 2 期（平台期或缓慢复极化期）的生理意义　①由 K^+ 外流和 Ca^{2+} 内流（L 型钙通道）引起；② 2 期是心室肌细胞区别于神经或骨骼肌细胞动作电位的主要特征；③ 2 期是心室肌动作电位持续时间较长的主要原因；④ 2 期是心室肌不应期长，不会产生强直收缩的原因。

3 窦房结细胞的 4 期不稳定，能够自动去极化（最大的特点），速率最快，约 0.1V/s，自律性最高。

4 影响心肌细胞自律性的因素　① 4 期自动去极化速度（最重要）；②最大复极电位水平；③阈电位水平。

5 常见的特异性阻滞剂　钠通道阻滞剂：河鲀毒素；I_f 通道（Na^+ 负载）阻滞剂：铯（Cs）；钾通道阻滞剂：四乙胺；L 型钙通道阻滞剂：Mn^{2+}、维拉帕米；T 型钙通道阻滞剂：Ni^{2+}；钠泵抑制剂：哇巴因；质子泵抑制剂：奥美拉唑（PPI）；碳酸酐酶抑制剂：乙酰唑胺。

6 影响心排血量的因素　①前负荷（异长调节）：心室舒张末期压力或心室舒张末期容积。静脉回心血量越多，心室舒张末期容量越大，心肌纤维被拉长。根据 Frank-Starling 机制，心肌纤维的初长度越长，心肌收缩的力量越强，因而每搏输出量越多。②后负荷（等长调节 + 异长调节）：大动脉血压是心室收缩时所遇到的后负荷。在心肌初长度、收缩能力和心率都不变的情况下，大动脉血压↑—等容收缩期室内压峰值↑—等容收缩期↑，射血期↓—射血期心室肌缩短的程度和速度↓—射血速度↓—每搏输出量↓。

7 每搏输出量增加时，心缩期射入主动脉的血量增多，动脉管壁所承受的压强也增大，故收缩压明显升高（收缩压和舒张压都升高，但主要是舒张压）。由于动脉血压升高，血流速度随之加快，在心舒期末存留在大动脉中的血量增加不多，舒张压的升高相对较小，故脉压增大。

8 心率加快时，心室舒张期明显缩短，因此在心室舒张期从大动脉流向外周的血量减少，存留在主动脉内的血量增多，致使舒张压明显升高。由于舒张期末主动脉内存留的血量增多，致使心室收缩期主动脉内的血量增多，收缩压也相应升高，但由于血压升高使血流速度加快，在心室收缩期有较多的血液流向外周，使收缩压升高程度较小，故脉压减小。当心率减慢时，舒张压下降较收缩压下降更显著，因而脉压增大。

9 心脏收缩力↑，射血分数↑，心舒期室内压↓，大静脉抽吸力↑，静脉回心血量↑。

10 血管舒缩活动　后微动脉和毛细血管前括约肌不断发生5～10次/min的交替性收缩和舒张。由局部代谢产物积累的浓度决定，如低O_2、CO_2、H^+、腺苷（最主要）、ATP、K^+。

11 组织液生成的影响因素　①毛细血管血压↑，组织液生成↑（如静脉回流受阻）；②血浆胶体渗透压↓，组织液生成↑（如低蛋白血症）；③毛细血管通透性增加，组织液生成↑（如炎症、过敏反应）；④淋巴液回流受阻，组织液生成↑（如丝虫病、肿瘤阻塞淋巴管）。

12 血管紧张素Ⅱ（Ang Ⅱ）的生理作用主要表现在升压、扩容　①使全身微动脉、静脉收缩，血压升高，回心血量增多；②增加交感缩血管纤维的递质释放量；③使交感缩血管中枢紧张性加强，促进神经垂体释放血管升压素和催产素；④刺激肾上腺皮质合成和释放醛固酮；⑤引起或增强渴觉，导致饮水行为。

13 冠状动脉循环的生理特点　①血压较高，血流量大；②摄氧率高，氧耗量大；③血流量受心肌收缩的影响显著。等容收缩期可出现断流和逆流；快速射血期，主动脉血压↑、冠状动脉压↑，血流量↑；减慢射血期后，血流量↓；舒张期后，冠状血流阻力↓，血流量↑↑。

第五章 呼吸

1 肺泡表面活性物质的生理功能 ①降低肺泡液－气界面的表面张力，增大肺顺应性；②维持肺泡的稳定性，防止肺不张；③减少肺组织液生成，防止肺水肿；④降低吸气阻力，减少吸气做功。

2 肺泡表面活性物质缺乏症 ①新生儿肺透明膜病；②肺炎、肺血栓等疾病时发生肺不张；③在肺充血、肺组织纤维化或肺泡表面活性物质减少时肺的弹性阻力增加、顺应性降低，患者表现为吸气困难；④在肺气肿时肺弹性成分被大量破坏、顺应性增大，患者表现为呼气困难。

3 功能余气量（FRC）是指平静呼气末尚存留于肺内的气量，是余气量和补呼气量之和，正常约 2 500ml。功能余气量的生理意义是缓冲呼吸过程中肺泡气氧和二氧化碳分压的过度变化，有利于气体交换。肺气肿患者的功能余气量增多，而肺实质病变患者的功能余气量减少。

4 肺泡通气量 是指每分钟吸入肺泡的新鲜空气量，等于（潮气量—无效腔气量）× 呼吸频率，约 5.6L/min。如果潮气量为 500ml，无效腔为 150ml，则每次吸入肺泡的新鲜空气量为 350ml。若功能余气量为 2 500ml，则每次呼吸仅使肺泡内的气体更新 1/7 左右。

5 疾病对 FEV_1/FVC 和 FVC 的影响 ①在哮喘等阻塞性肺疾病中，FEV_1 的降低比 FVC 更明显（FVC 基本不变或轻度降低），因而 FEV_1/FVC 变小，要呼出相当于 FVC 的气体量往往需要较长的时间，此外余气量增大；②在肺纤维化等限制性肺疾病中，FEV_1、FVC 均下降，但 FFV_1/FVC 仍可基本正常，此外余气量减少。

6 因 CO_2 和 O_2 在血浆中的溶解度分别为 51.5 及 2.14，CO_2 的溶解度为 O_2 的 24 倍；CO_2 的分子量为 44，O_2 的分子量为 32，故 CO_2 的扩散系数为 O_2 的 20 倍。

7 通气 / 血流比值是指每分钟肺泡通气量与每分钟肺血流量的比值，正常为 0.84。如果 V_A/Q 增大，就意味着通气过剩，血流相对不足，部分肺泡气体未能与血液气体充分交换，致使肺泡无效腔增大；反之，V_A/Q 下降，则意味着通气不足，血流相对过多，部分血液流经通气不良的肺泡，混合静脉血中的气体不能得到充分更新，犹如发生功能性动静脉短路。肺尖部的通气 / 血流比值最大，可高达 3.3；而肺底部的通气 / 血流比值最小，可低至 0.63。无论 V_A/Q 增大或减小，都不利于气体交换。

8 Hb 结合 O_2 的量 ①氧容量：100ml 血液中血红蛋白所能结合的最

大 O_2 量。②氧含量：100ml 血液中血红蛋白实际结合的 O_2 量。③血氧饱和度：血红蛋白氧含量和氧容量的百分比，正常为 97%。④发绀：当血液中的 Hb 含量达 5g/100ml 以上时，皮肤、黏膜呈暗紫色，这种现象称为发绀。出现发绀常表示缺氧，但也有例外。红细胞增多（如高原性红细胞增多症）时，Hb 含量可达 5g/100ml（血液）以上而出现发绀，但机体并不缺氧；相反，严重贫血或 CO 中毒时，机体有缺氧，但并不出现发绀。

9 血液中物理溶解的 CO_2 约占 CO_2 总运输量的 5%，而化学结合的约占 95%。溶解于血浆中的 CO_2 绝大部分扩散进入红细胞，在红细胞内以碳酸氢盐（88%）和氨基甲酰血红蛋白（7%）的形式运输。

10 使氧解离曲线右移的因素有 PCO_2 升高，pH 下降，温度升高，2，3-DPG 浓度升高；意义：Hb 对 O_2 的亲和力下降，有利于 HbO_2 中 O_2 的释放。

11 波尔效应：pH 降低或 PCO_2 升高时，Hb 对 O_2 的亲和力降低，反之 Hb 对 O_2 的亲和力增加；何尔登效应：O_2 与 Hb 结合可促使 CO_2 释放，而去氧 Hb 则容易与 CO_2 结合。

第六章　消化和吸收

1 壁细胞分泌盐酸和内因子；主细胞分泌胃蛋白酶原；G 细胞分泌促胃液素和 ACTH 样物质；D 细胞分泌生长抑素；肠嗜铬样细胞（ECL）能合成和释放组胺。

2 胃蛋白酶原主要由主细胞合成和分泌，在 HCl 的作用下转变为有活性的胃蛋白酶。已激活的胃蛋白酶对胃蛋白酶原也有激活作用，即自我激活。其最适 pH 为 1.8～3.5，当 pH＞5.0 时可完全失活。

3 促胃液素是由胃窦部和上段小肠黏膜 G 细胞分泌的一种肽类激素。迷走神经兴奋时释放 GRP，可促进促胃液素的分泌。其作用主要：①刺激胃酸和胃蛋白酶原分泌；②刺激 ECL 细胞分泌组胺，间接促进壁细胞分泌胃酸；③促进消化道黏膜生长和刺激胃、肠、胰的蛋白质合成，即营养作用；④加强胃肠运动和胆囊收缩，促进胰液、胆汁分泌。生长抑素、促胰液素、胰高血糖素、肠抑胃肽和血管活性肠肽对促胃液素的分泌都有抑制作用。胃酸对促胃液素的分泌具有负反馈调节。

4 胆盐通过肝肠循环重新回到肝脏，对肝细胞分泌胆汁具有很强的促进作用，对胆囊的运动无明显影响，其主要作用是促进脂肪的消化和吸收。

第七章　能量代谢和体温

1 仅测定一定时间内的氧耗量，根据统计资料查出基础状态下的氧热价，以测定的氧耗量与此氧热价相乘，即可求得这段时间内的产热量。

2 人体的主要产热器官是肝脏和骨骼肌。在安静时，肝脏是主要产热器官；在运动时，骨骼肌是主要产热器官。在新生儿，还有棕色脂肪组织参与非战栗产热，在褐色脂肪组织细胞的线粒体内膜中存在解偶联蛋白（UCP）。

3 体温调定点学说认为，体温的调节类似于恒温器的调节，PO/AH神经元的活动可决定体温调定点水平，如37℃；如某种原因使调定点向高温侧移动，则出现发热。

第八章　尿的生成和排出

1 滤过膜由毛细血管内皮细胞（70～90nm）、基膜（2～8nm）和肾小囊脏层足细胞的足突（4～11nm）构成，其通透性不仅取决于滤过膜孔的大小，还取决于滤过膜所带的电荷，带负电荷的物质不易通过。一般有效半径＜2.0nm的中性物质可自由滤过，有效半径＞4.2nm的物质则不能滤过。

2 近端小管重吸收的超滤液中约含70%的Na^+、Cl^-和水。其中约2/3经跨细胞转运途径主动重吸收，主要发生在近端小管的前半段；约1/3经细胞旁途径被动重吸收，主要发生在近端小管的后半段。在近端小管的前半段，Na^+进入上皮细胞的过程与H^+的分泌及葡萄糖、氨基酸的转运相偶联。在近端小管的后半段，上皮细胞顶端膜中存在Na^+-H^+交换体和Cl^--HCO_3^-交换体，其转运结果使Na^+和Cl^-进入细胞内，H^+和HCO_3^-进入小管液，HCO_3^-可以CO_2的形式重新进入细胞。水的重吸收是被动的，伴随Na^+、HCO_3^-、葡萄糖和Cl^-等物质的重吸收，在渗透压的作用下进入细胞间隙和毛细血管。近端小管对物质的重吸收是等渗性重吸收，小管液为等渗液。

3 滤过的HCO_3^-几乎全部被肾小管和集合管重吸收，其中80%由近端小管重吸收。近端小管重吸收HCO_3^-是以CO_2的形式进行的，故HCO_3^-的重吸收优先于Cl^-的重吸收。碳酸酐酶在HCO_3^-的重吸收过程中起重要作用，用碳酸酐酶抑制剂如乙酰唑胺可抑制H^+的分泌，进而影响HCO_3^-的重吸收。

4 原尿中的葡萄糖浓度与血浆相同，但在终尿中几乎不含葡萄糖，说明葡萄糖被全部重吸收。葡萄糖重吸收的部位仅位于近端小管，特别是近端小管的前半段。葡萄糖的重吸收是一种继发性主动转运（钠－葡萄糖同向转运体）。不出现糖尿的最高血糖浓度（一般为 180mg/100ml）称为肾糖阈。

5 小管液中的 K^+ 有 65%～70% 在近端小管重吸收，25%～30% 在髓袢重吸收，远端小管和集合管既能重吸收 K^+ 也能分泌 K^+，并可接受多种因素的调节。远端小管和集合管约 90% 的上皮细胞是主细胞，可分泌 K^+，而闰细胞可重吸收 K^+，肾对 K^+ 的排出量主要取决于远端小管和集合管主细胞的 K^+ 分泌量。醛固酮可以促进远曲小管通过 Na^+-K^+ 交换的形式促进 K^+ 的分泌。

6 尿液浓缩是由于小管液中的水被继续吸收而溶质仍留在小管液中所造成的。肾对水的重吸收动力来自肾髓质部肾小管和集合管内外的渗透梯度。肾髓质的渗透浓度梯度是尿浓缩的必备条件。

7 肾髓质高渗的形成机制　①外髓部高渗的形成：只由 NaCl 决定；②内髓部高渗的形成：由 NaCl 和尿素共同决定；③呋塞米的作用机制：抑制外髓部袢升支粗段的 Na^+-$2Cl^-$ 同向转运，降低外髓组织的渗透浓度；④ ADH 的作用机制：增加内髓部集合管对尿素的渗透性，增高内髓部的渗透浓度；⑤尿素的再循环：由升支细段入小管液，并随小管液重新进入内髓集合管，最后扩散进入内髓组织间液。

8 大量饮清水后，血浆晶体渗透压降低，则 VP 合成、分泌减少，远曲小管和集合管对水的重吸收减少，引起尿液稀释、尿量增多。这种由于大量饮清水引起尿量增多的现象称为水利尿。相反，大量出汗、严重呕吐或腹泻等情况可引起机体失水多于溶质丧失，使体液晶体渗透压升高，可刺激血管升压素分泌，通过肾小管和集合管增加对水的重吸收使尿量减少、尿液浓缩。

9 当体内细胞外液量和 / 或循环血量不足时，或动脉血压明显下降时，交感神经兴奋，肾上腺髓质（儿茶酚胺）释放增多，肾血流量减少均可通过以上各种机制（包括肾内机制、神经和体液机制）刺激肾素释放，通过 RAAS 活动的加强，使细胞外液量和 / 或循环血量及动脉血压得以恢复正常，所以这一调节属于负反馈调节。

10 糖尿病患者由于血糖浓度升高而使超滤液中的葡萄糖量超过近端

小管对糖的最大转运率，造成小管液溶质浓度升高，结果使水和 NaCl 的重吸收减少，尿量增加。糖尿病患者出现多尿，临床上应用甘露醇、山梨醇利尿等都是通过增加小管液溶质的浓度（小管液渗透压升高）来实现的，这种情况称为渗透性利尿。

第九章　感觉器官

1 当眼看远物时，睫状肌松弛，悬韧带紧张，晶状体受牵引、变扁平，物像后移，从而成像在视网膜上；当眼看近物时，睫状肌收缩，悬韧带松弛，晶状体向前和向后凸出，物像前移，从而成像在视网膜上。

2 晶状体的最大调节能力可用眼能看清物体的最近距离来表示，这个距离称为近点。近点距眼的距离可作为判断眼的调节能力大小的指标，近点距眼越近，说明晶状体的弹性越好，即眼的调节能力越强。随着年龄增长，晶状体的弹性逐渐减弱，导致眼的调节能力降低，称为老视。

3 瞳孔的大小由于入射光量的强弱而变化称为瞳孔对光反射。其意义在于使视网膜不致因光量过强而受到损害，也不会因光线过弱而影响视觉。瞳孔对光反射的效应是双侧性的，光照一侧眼的视网膜时，双侧眼的瞳孔均缩小，故又称为互感性对光反射。瞳孔对光反射的中枢位于中脑。

4 声波由鼓膜经听骨链到达卵圆窗膜时，其振动的压强增大，而振幅稍减小，这就是中耳的增压作用。当咽鼓管因炎症阻塞后，鼓室空气被吸收，将导致鼓膜内陷，产生耳鸣，影响听力。

第十章　神经系统

1 当突触前神经元有冲动传到末梢时，突触前膜发生去极化，当去极化达到一定水平时，前膜上的电压门控钙通道开放，细胞外的 Ca^{2+} 进入末梢轴浆内，导致轴浆内 Ca^{2+} 浓度的瞬时升高，由此触发突触囊泡的出胞，引起末梢递质的量子式释放。

2 在外周，NE 对 α 受体的作用较强，对 β 受体的作用较弱。一般而言，NE 与 α 受体（主要是 α_1 受体）结合后产生的平滑肌效应主要是兴奋性的，包括血管、子宫、虹膜辐射状肌等的收缩，但也有抑制性的，如小肠舒张（为 α_2 受体）；NE 与 β 受体（主要是 β_2 受体）结合后产生的平滑肌效应则为抑制性的，包括血管、子宫、小肠、支气管等的舒张，但与心肌 β_1 受体结合所产生的效应却是兴奋性的。β_3 受体主要分布于脂肪组织，与脂肪分解有关。在外周作为内分泌激素的NE也通过α受体和β受体发挥作用，与NE不同的是，它对这两类受体的作用都很强。

3 在发生脊髓休克以后，一些以脊髓为基本中枢的反射可逐渐恢复，其恢复的速度与动物进化程度有关，因为不同动物的脊髓反射对高位中枢的依赖程度不同。较简单的和较原始的反射先恢复，如屈肌反射、腱反射等；较复杂的反射恢复则较慢；并有一定的排便与排尿能力。离断面水平以下的知觉和随意运动能力将永久性丧失。

4 牵张反射是指骨骼肌受外力牵拉时引起受牵拉的同一肌肉收缩的反射活动。牵张反射有腱反射和肌紧张两种类型。

5 腱反射和肌紧张的感受器是肌梭。肌梭外有一结缔组织囊，囊内所含的肌纤维称为梭内肌纤维，囊外的一般肌纤维则称为梭外肌纤维。肌梭与梭外肌纤维呈并联关系，与梭内肌纤维呈串联关系。肌梭的传入神经纤维有Ⅰa类和Ⅱ类纤维。α运动神经元发出传出纤维支配梭外肌纤维，γ运动神经元发出传出纤维支配梭内肌纤维。γ传出纤维放电增加可增加肌梭的敏感性。

6 交感神经系统的活动一般比较广泛，在环境急剧变化的条件下可以动员机体许多器官的潜在力量，促使机体适应环境的急变；副交感神经系统的活动相对比较局限，其意义主要在于保护机体、休整恢复、促进消化、积蓄能量及加强排泄和生殖功能等。

7 摄食中枢在下丘脑外侧区；饱中枢在下丘脑腹内侧核。杏仁核也参与摄食行为的调节。破坏杏仁核，可因摄食过多而肥胖；电刺激杏仁核的基底外侧核群可抑制摄食活动。

8 刺激动物的中脑网状结构能唤醒动物，脑电波呈现去同步化快波。在中脑头端切断网状结构后，动物出现昏睡现象，脑电波呈同步化慢波，这说明脑干网状结构具有上行唤醒作用，因此称为网状结构上行激动系统（属于非特异性投射系统）。

第十一章　内分泌

1 甲状腺激素较特殊，其脂溶性强，并直接与细胞核内的受体结合产生调节作用。

2 腺垂体是体内最重要的内分泌腺。腺垂体可分泌7种激素，其中促甲状腺激素（TSH）、促肾上腺皮质激素（ACTH）、卵泡刺激素（FSH）

与黄体生成素（LH）均有各自的靶腺，分别构成下丘脑－垂体－甲状腺轴、下丘脑－垂体－肾上腺皮质轴和下丘脑－垂体－性腺轴。TSH、ACTH、FSH和LH均可释放到血液分布至全身，直接作用于各自的靶腺而发挥作用，故常将这些激素称为促激素。而生长激素（GH）、催乳素（PRL）与促黑素（MSH）直接作用于靶组织和靶细胞，起到调节物质代谢、个体生长、乳腺发育与泌乳及黑色素代谢等作用。

3 GH促进蛋白质代谢，总效应是合成大于分解，特别是促进肝外组织的蛋白质合成；GH可促进氨基酸进入细胞，增强DNA、RNA合成，减少尿氮，呈正氮平衡。同时，GH可使机体的能量来源由糖代谢向脂肪代谢转移，有助于促进生长发育和组织修复。GH可激活激素敏感性脂肪酶，促进脂肪分解，并使组织特别是肢体的脂肪量减少。GH还可抑制外周组织摄取和利用葡萄糖，减少葡萄糖消耗，升高血糖水平。GH分泌过多时，可因血糖升高而引起糖尿，造成垂体性糖尿病。

4 甲状旁腺分泌的甲状旁腺激素（PTH）、甲状腺C细胞分泌的降钙素（CT）及骨化三醇（1, 25-二羟维生素D_3）是共同调节机体钙、磷与骨代谢稳态的3种基础激素，习称钙调节激素。其实，雌激素、生长激素、胰岛素及甲状腺激素等也参与钙、磷代谢的调节。

5 当血中的糖皮质激素浓度升高时，可反馈性地抑制下丘脑CRH神经元和腺垂体ACTH神经元，使CRH释放减少、ACTH合成及释放受到抑制，这种反馈称为长反馈；ACTH还可反馈性地抑制CRH神经元的活动，称为短反馈。

6 醛固酮可促进肾远端小管和集合管对Na^+和水的重吸收及对K^+的排泄。此外，醛固酮也能增强血管平滑肌对儿茶酚胺的敏感性，其作用甚至强于GC。

7 促胃液素、促胰液素、缩胆囊素和肠抑胃肽等均能促进胰岛素分泌（肠－胰岛素轴）。

8 胰岛A（α）细胞分泌的胰高血糖素和D（δ）细胞分泌的生长抑素可分别刺激和抑制B（β）细胞分泌胰岛素。胰高血糖素引起的血糖升高又可进一步引起胰岛素释放。

第十二章　生殖

1 雌激素高峰对下丘脑GnRH神经元起正反馈作用，导致LH峰的出现，并引起排卵。排卵后，黄体在 LH 的作用下分泌孕激素和雌激素，形成雌激素的第 2 个高峰及孕激素的分泌高峰，使子宫内膜增生。雌激素和孕激素又对下丘脑和腺垂体发挥负反馈作用，使 FSH、LH 一直处于低水平。如果未能受精，黄体开始退化，雌激素、孕激素水平下降，进入月经期，开始下一个子宫周期的活动。

2　人绒毛膜促性腺激素（hCG）具有类 LH 的效应，刺激母体的月经黄体变为妊娠黄体，并继续分泌雌二醇和黄体酮。

第二部分　分子生物学

第一章　生物大分子的结构和功能

1　氨基酸的分类　①含 2 个氨基的氨基酸，如赖氨酸（Lys）；②含 2 个羧基的氨基酸，如谷氨酸、天冬氨酸；③亚氨基酸，如脯氨酸、羟脯氨酸（脯氨酸合成后经修饰而成）；④天然蛋白质中不存在的氨基酸，如同型半胱氨酸、鸟氨酸；⑤不出现在蛋白质中的氨基酸，如瓜氨酸。

2　常见的模体结构　锌指结构（由 1 个 α 螺旋和 2 个反平行的 β 折叠组成）、钙结合蛋白［α 螺旋 – 环（β 转角）–α 螺旋］、亮氨酸拉链。

3　蛋白质变性后，其溶解度降低、黏度增加、结晶能力消失、生物活性丧失，易被蛋白酶水解。

4　RNA 与 DNA 彻底水解后的产物碱基不同、核糖不同。黄嘌呤为嘌呤核苷酸分解代谢的中间产物，故不存在于 RNA 与 DNA 中。

5　具有左手螺旋的 DNA 结构为 Z 型 DNA。

6　疏水的碱基垂直于螺旋轴，居于双螺旋内侧，与对侧碱基形成氢键配对（互补配对形式：A＝T，G≡C）。

7　DNA 双螺旋结构记忆为双链、平行、配对、互补、反向。

8　与 DNA 相似，RNA 也是多个核苷酸分子通过 3′，5′- 磷酸二酯键连接形成的线性大分子。

9　核蛋白体由 rRNA 与蛋白质构成。

10　T_m 值是指核酸分子内双链解开 50% 时的温度，也称为解链温度。T_m 值的影响因素：DNA 的 T_m 值与其 DNA 长短及碱基中的 GC 含量有关。DNA 分子中的 GC 含量越高，T_m 值越高；DNA 分子越长，T_m 值越大；离子强度越高，T_m 值越高。

11 乳酸脱氢酶有 5 种类型，其中 LDH1 主要存在于心肌；LDH2 主要存在于红细胞；LDH3 主要存在于胰腺；LDH4 主要存在于肝、骨骼肌、肺、脾；LDH5 主要存在于骨骼肌和肝。

12 底物浓度对酶促反应速度的影响符合米氏方程，即 $V=(V_{max}[S])/(K_m+[S])$。K_m 的特点：① K_m 值在数值上等于酶促反应速度达到最大反应速度的 1/2 时的底物浓度。② K_m 值是酶的特征性常数，只与酶的结构、底物的结构和反应环境（如温度、pH、离子强度）有关，与酶的浓度无关。③ K_m 表示酶蛋白分子与底物的亲和力。K_m 值越小，表示酶对底物的亲和力越大，不需要很高的底物浓度就可达到最大反应速度；反之亦然。④各种酶的 K_m 值是不同的，同一种酶对于不同的底物有不同的 K_m 值。

13 血糖浓度低时，脑仍可摄取葡萄糖而肝不能，是因为脑己糖激酶的 K_m 值低。

第二章　基因信息的传递

1 不参与 DNA 损伤的切除修复过程的酶为限制性内切核酸酶、DNA 聚合酶Ⅲ。

2 DNA 甲基化是在碱基上发生甲基修饰，并没有改变碱基类型，因此不会影响 DNA 的分子结构（没有发生突变）。

3 起始密码子为 AUG，在多肽链中也编码蛋氨酸。在某些原核生物中，GUG 和 UUG 也可充当起始密码子。UAA、UAG、UGA 不编码任何氨基酸，只作为肽链合成的终止信号，称为终止密码子。

4 乳糖操纵子的结构　大肠埃希菌的乳糖操纵子含有 Z、Y 和 A 3 个结构基因，分别编码 β- 半乳糖苷酶、通透酶和乙酰转移酶，此外还有 1 个操纵序列 O、1 个启动序列 P 及 1 个调节基因 I。I 基因编码一种阻遏蛋白，后者与 O 序列结合，操纵子受阻遏而处于关闭状态。在启动序列 P 上游还有 1 个分解代谢物基因激活蛋白（CAP）结合位点。由 P 序列、O 序列和 CAP 结合位点共同构成乳糖操纵子的调控区。

第三章　生化专题

1 第二信使　环腺苷酸（cAMP）、环鸟苷酸（cGMP）、二酰甘油（DAG，甘油二酯）、三磷酸肌醇（IP_3）、4, 5- 三磷酸（PIP_3）、Ca^{2+} 等可以作为外源性信息在细胞内的信号转导分子。

2 蛋白激酶和蛋白磷酸酶可调控信号传递　①蛋白激酶和蛋白磷酸酶催化蛋白质的可逆性磷酸化修饰，对下游分子的活性进行调节；②蛋白质丝氨酸 / 苏氨酸激酶和蛋白质酪氨酸激酶是主要的蛋白激酶；③蛋白磷酸酶衰减或终止蛋白激酶诱导的效应。

3 介导 G 蛋白偶联受体信号转导的异三聚体 G 蛋白　这是一类与 G 蛋白偶联受体结合的 G 蛋白，以 αβγ 三聚体的形式存在于细胞质膜内侧，其中的 α 亚基具有与受体结合并受其活化调节及与下游效应分子相互影响的作用，且具有 GTP 酶的活性。βγ 亚基在细胞内形成紧密结合的二聚体，只有在蛋白质变性的条件下方可解离，因此可以认为它们是功能上的单体。霍乱毒素可使 G 蛋白处于持久激活的状态。

4 cAMP-PKA 通路以靶细胞内的 cAMP 浓度改变和 PKA 激活为主要特征，是激素调节物质代谢的主要途径。其信号转导的主要途径为受体 + 配体—G 蛋白—腺苷酸环化酶（AC）激活—cAMP 浓度升高—激活蛋白激酶 A（PKA）—使许多蛋白质特定的组氨酸残基或苏氨酸残基磷酸化，调节细胞内代谢。

5 Ras-MAPK 途径是表皮生长因子受体的主要信号通路。细胞质膜上的受体型 PTK 如胰岛素受体、表皮生长因子受体及某些癌基因（erb-B、kit、fms 等）编码的受体属于酶联受体，产生受体型 PTK-Ras-MAPK 途径，与细胞生长、增殖和分化有关。

6 肝的蛋白质合成及分解代谢均非常活跃。①除 γ- 球蛋白外，几乎所有血浆蛋白均来自肝；②肝合成与分泌血浆清蛋白的速度最快；③肝是体内除支链氨基酸以外的所有氨基酸分解和转变的重要场所；④肝可解氨毒，使血氨转变为尿素。

7 印迹技术的类别及应用　① DNA 印迹技术（Southern blotting）：用于基因组 DNA、重组质粒和噬菌体的分析；② RNA 印迹技术（Northern blotting）：用于 RNA 的定性与定量分析；③蛋白质印迹技术（Western blotting）：用于蛋白质的定性与定量及相互作用研究；④其他：斑点印迹、原位杂交、DNA 微阵列、DNA 芯片技术。

第三部分 病理学

第一章 细胞、组织的损伤

1 萎缩的病理变化 ①光镜下可见实质细胞体积缩小，数量减少，间质增生，细胞质浓缩，可见脂褐素；②电镜下可见细胞器退化、减少，自噬泡增多。注：细胞核不发生固缩。

2 化生是一种分化成熟的细胞类型被另一种分化成熟的细胞类型取代的过程，是通过改变类型来抵御外界不利环境的一种适应能力。化生并不是由原来的成熟细胞直接转变所致，而是该处具有分裂增殖和多向分化能力的幼稚未分化细胞、储备细胞等干细胞发生转分化的结果。除永久性细胞之外的细胞（神经纤维）均可以发生化生。

3 肝脂肪变性的发生机制 ①肝细胞胞质内的脂肪酸增多；②甘油三酯合成过多；③脂蛋白、载脂蛋白减少使脂肪输出受阻（注：缺氧、四氯化碳中毒、饥饿、败血症也可导致肝脂肪变性）。

4 缺血、缺氧、中毒（四氯化碳中毒）、高脂饮食或营养不良时，脂肪堆积于肝细胞内，从而发生脂肪变性。

5 慢性酒精中毒或严重贫血（缺氧）时，常累及左心室内膜下和乳头肌部位，脂肪变心肌呈黄色，正常心肌呈暗红色，称为虎斑心（心肌纤维间出现脂肪沉积为心肌脂肪浸润，并非心肌细胞脂肪变性）。

6 湿性坏疽见于与外界相通的内脏如肺、肠、子宫、阑尾及胆囊等，也可发生于动脉阻塞及静脉回流受阻的四肢。

7 坏死的结局包括溶解吸收；分离排出（糜烂、溃疡、窦道、瘘管、空洞）；机化与包裹；钙化。坏死灶由肉芽组织取代称为机化。

8 凝固性坏死（最常见） 蛋白质变性凝固且溶酶体酶水解作用较弱时，坏死区呈灰黄色、干燥、质实状态，称为凝固性坏死。镜下早期可见坏死组织的细胞微结构消失，但组织结构的轮廓仍保存。凝固性坏死好发于心、肝、肾、脾等实质性器官。

9 纤维素样坏死 旧称纤维素样变性，是结缔组织及小血管壁（心肌间质、肾小球、小动脉）常见的坏死形式。病变部位形成细丝状、颗粒状或小条块状无结构物质，与纤维组织的染色性质相似。与抗原－抗体复合物引发的胶原纤维肿胀崩解、结缔组织免疫球蛋白沉积或血液纤维蛋白渗出变性有关，见于某些超敏反应性疾病如风湿病、结节性多动脉炎、新月体性肾小球肾炎、系统性红斑狼疮，以及急进性高血压、胃溃疡等。骨骼肌肌纤维不发生纤维素样坏死。

10 凋亡也称为程序性细胞死亡、固缩性坏死。是一种形态和生化特征都有别于坏死的细胞主动性死亡方式，它的发生与细胞自身的基因调节有关。它的形态特点是细胞膜完整，细胞皱缩，细胞质致密，核染色质边集，细胞核裂解，细胞质芽突脱落形成的凋亡小体。多发生在单个或数个细胞，不引起炎症反应，也不诱发增殖修复。可发生在生理状态下，也可见于某些病理情况（如嗜酸性小体）。

第二章 修复与代偿

1 内皮细胞增殖形成的实性细胞索及扩张的毛细血管对着创面垂直生长，并以小动脉为轴心，在周围形成袢状弯曲的毛细血管网，在此种毛细血管周围有许多新生的成纤维细胞，此外有大量的渗出液及炎症细胞。炎症细胞常以巨噬细胞为主，也有多少不等的中性粒细胞及淋巴细胞。肉芽组织中一些成纤维细胞的细胞质中含有细肌丝，此种细胞除有成纤维细胞的功能外，尚有平滑肌收缩功能，因此称为肌成纤维细胞。

2 骨组织属于稳定细胞，但再生能力较强，为完全再生；软骨细胞的再生修复能力较弱。

3 肉芽组织由新生薄壁的毛细血管（内皮细胞）、增生的成纤维细胞构成，并伴有炎症细胞浸润。

第三章 局部血液循环障碍

1 肺淤血性硬化时质地变硬、呈棕褐色，称为肺褐色硬变。

2 血小板活化主要表现为黏附反应、释放反应（释放纤维蛋白原、纤维连接蛋白）、黏集反应（血小板内的凝血酶敏感蛋白能够促进血小板与血小板之间的聚集）。

3 贫血性梗死发生于组织结构致密、侧支循环不充分的实质性器官，如脾、肾、心、脑组织。梗死灶呈白色，故又称为白色梗死。脑贫血性梗死最常见的原因是脑动脉血栓形成。

4 肺组织结构疏松，双重血液循环，梗死初起时在组织间隙内可容纳多量漏出的血液；当组织坏死吸收水分而膨胀时，也不能将漏出的血液挤出梗死灶外，因而肺梗死为出血性梗死。肺出血性梗死切片中可见含铁血黄素、肺组织坏死、肺泡内大量红细胞。

5 出血性梗死的发生条件包括严重淤血、组织疏松、双重血供如肺和肠。

6 血栓形成的三个要素为血管内皮损伤、血流状态改变（如血管内血流缓慢和血流轴流消失）和血液凝固性增加（如血小板增加）。心肌梗死后可形成室壁瘤，常形成涡流（血流状态改变）；同时由于该处心室内膜粗糙（血管内皮损伤），极易形成附壁血栓。

第四章　炎症

1 血管壁通透性增加是导致炎症局部液体和蛋白渗出血管的重要原因。影响通透性的因素：①内皮细胞收缩（主要因素），间隙加宽，内皮细胞的吞噬小泡增多。②内皮细胞损伤，包括直接的内皮细胞损伤和白细胞介导的内皮细胞损伤。烧伤和化脓菌感染等严重的损伤刺激可直接损伤内皮细胞，使之坏死脱落，这种损伤引起的血管通透性增加明显并且发生迅速，可持续几小时至几天；内皮细胞变性坏死，甚至基底膜受损。③穿胞作用增强。④新生毛细血管壁的高通透性，新生毛细血管增加。

2 白细胞的渗出和吞噬作用是炎症防御反应最重要的一环。白细胞通过一系列复杂的游出过程（边集、黏着、游出和化学趋化作用）到达炎症病灶，在局部发挥防御作用（吞噬、免疫），当然也有一定的组织损伤作用。白细胞渗出是炎症反应最重要的特征。在炎症反应中，由于血流动力学的改变，中性粒细胞和其他白细胞靠边、附壁，并借阿米巴运动伸出伪足，通过内皮细胞的间隙游出血管，在趋化因子的作用下到达炎症部位。在这一过程中，中性粒细胞游出血管是一种主动活动，而内皮细胞收缩并不起主导作用。炎症时，内皮细胞与白细胞黏着主要是由于细胞表面黏着的分子数量、亲和性增加。炎症时，经被动过程从血管中到血管外组织的细胞是红细胞。淋巴细胞、单核细胞、嗜酸性粒细胞和中性粒细胞等炎症细胞都是经过主动过程游出血管壁的。

3 在炎症时，血管通透性增加的机制为内皮细胞收缩（速发的短暂性反应）、内皮细胞损伤（速发的持续性反应）、内皮细胞的穿胞作用增强、新生毛细血管的高通透性。

4 变质性炎多见于急性炎症，如乙型病毒性肝炎、乙型病毒性脑炎、阿米巴病。

5 慢性肉芽肿性炎（特异性增生性炎）是一种特殊性增生性炎，以肉芽肿形成为特征。炎症局部形成主要是由巨噬细胞及其衍生物（上皮样细胞和多核巨细胞）增生构成界限清楚的结节状病灶。伤寒小结、子宫内膜结核和硅沉着病结节均属于肉芽肿性炎。结核病是典型的Ⅳ型超敏反应。

第五章　肿瘤

1 *p53* 基因是抑癌基因，*p53* 基因定位于 17 号染色体上，野生型 *p53* 基因抑制细胞生长，突变型 *p53* 基因见于多数恶性肿瘤。*p53* 在细胞内时刻监控着染色体 DNA 的完整性，一旦 DNA 遭到损害，*p53* 使细胞停滞于 G_1 期；如果复制失败，*p53* 即启动凋亡过程诱导细胞自杀。

2 某些疾病虽然本身不是恶性肿瘤，但具有发展为恶性肿瘤的潜能，称为癌前病变。常见的癌前病变：①遗传性，如多发性结肠、直肠息肉状腺瘤；②获得性，如大肠腺瘤、乳腺导管上皮非典型增生、慢性胃炎与肠上皮化生、溃疡性结肠炎、皮肤慢性溃疡、黏膜白斑。家族性腺瘤性息肉病几乎均会发生癌变。

3 血管瘤属于间叶组织的良性肿瘤，无被膜，界限不清，呈浸润性生长，但不发生转移；带状瘤是纤维组织发生的瘤样病变，其细胞分化良好，但在组织中呈浸润性生长，常发生在腹壁。

4 肿瘤性增生的腺上皮细胞不同程度地失去分化成熟的能力，分裂能力加强，能相对无止境地生长，具有相对自主性，局部形成异常肿块，虽具有分泌功能，但失去代偿功能。

5 血行转移　癌细胞侵入血管后，可随血流到达远处器官，形成转移瘤（为同一类型的肿瘤）。如直肠癌转移到肝。

6 黄曲霉毒素以霉变的花生、玉米及谷类含量最多，致癌性强，加热不易分解，主要诱发肝细胞癌，可使抑癌基因 *p53* 发生点突变而失去活性。

7 胃癌转移到腹腔及盆腔为种植转移；卵巢转移性肿瘤（Krukenberg 瘤）由胃的印戒细胞癌（黏液将核挤向一侧）转移而来。

第六章　免疫病理

1 原发性肾小球肾炎的各种组织学类型在狼疮性肾炎时均可出现，

以系膜增生性、局灶性、膜性和弥漫增生性常见，晚期可发展为硬化性肾小球肾炎。其中弥漫增生性狼疮性肾炎中内皮下大量免疫复合物沉积是SLE急性期的特征性病变。苏木素小体的出现有明确的诊断意义。

2 风湿病是一种与A组乙型溶血性链球菌感染有关的超敏反应性疾病。最有诊断意义的病变是Aschoff小体，以心脏病变最严重。风湿热主要病变发生于结缔组织的胶原纤维，全身各器官可受累。风湿性心肌炎、皮下结节、风湿性动脉炎病变中均可出现Aschoff小体。

3 艾滋病所致的恶性肿瘤中约30%的患者可发生卡波西（Kaposi）肉瘤，其他常见的伴发肿瘤为淋巴瘤。

第七章　心血管系统疾病

1 风湿性心内膜炎的发生与A组溶血性链球菌感染有关。由致病性强的化脓菌引起的是急性感染性心内膜炎；由致病性弱的草绿色链球菌引起的是亚急性感染性心内膜炎；与系统性红斑狼疮有关的是非细菌性疣赘性心内膜炎（Libman-Sacks心内膜炎）。

2 风湿小体（Aschoff body）即阿绍夫小体，由纤维素样坏死、成团的风湿细胞及伴随的淋巴细胞和浆细胞共同构成特征性肉芽肿。为风湿病的特征性病变，并提示有风湿活动。风湿细胞也称为阿绍夫细胞，是由增生的巨噬细胞吞噬纤维素样坏死转变而来的。此期持续2～3个月。

3 对称性固缩肾见于高血压肾病（原发性）、慢性肾小球肾炎（继发性）、动脉粥样硬化（AS）等；不对称性固缩肾见于慢性肾盂肾炎。

4 细小动脉硬化是高血压的主要病变特征，表现为细小动脉玻璃样变性。最易累及肾的入球动脉和视网膜动脉。

5 冠状动脉粥样硬化及冠状动脉粥样硬化性心脏病（CHD）是冠状动脉疾病中最常见的，好发于左冠状动脉前降支。斑块性病变多发生于血管心壁侧，常伴发冠状动脉痉挛。

6 主动脉粥样硬化病变多发生于主动脉后壁和其分支开口处，发生在腹主动脉的病变最严重。主动脉粥样硬化可以引起粥样斑块性溃疡并发生附壁血栓，也可形成主动脉瘤。

第八章　呼吸系统疾病

1 腺泡中央型肺气肿　最常见，多见于中老年吸烟者或有慢性支气管炎病史者。位于肺腺泡中央区的呼吸性细支气管呈囊状扩张，肺泡管、肺泡囊的变化不明显。

2 全腺泡型肺气肿　常见于青壮年、先天性 α_1-AT 缺乏症患者。病变特点是呼吸性细支气管、肺泡管、肺泡囊和肺泡都扩张，含气小囊腔布满肺腺泡内。肺泡间隔破坏严重时，气肿囊腔融合形成直径超过 1cm 的较大囊泡，称为囊泡性肺气肿。

3 大叶性肺炎　是主要由肺炎链球菌感染引起的以肺泡内弥漫性纤维素渗出为主的急性炎症，累及肺大叶的大部或全部。

4 大叶性肺炎的并发症　①肺肉质变：因为中性粒细胞缺少，释放的蛋白酶不足，渗出物不能被完全清除吸收时，则由肉芽组织加以机化，病变部位的肺组织变为褐色肉样纤维组织，称为肺肉质变；②胸膜肥厚和粘连：大叶性肺炎累及局部胸膜，伴发纤维性胸膜炎；③肺脓肿及脓胸：多见于金黄色葡萄球菌引起的大叶性肺炎；④败血症及脓毒败血症：见于严重感染时，细菌侵入血流繁殖并产生毒素所致；⑤感染性休克：感染引起严重的毒血症时可以发生休克，称为中毒性肺炎或休克型肺炎，病死率较高。

5 小叶性肺炎　又称为支气管肺炎。主要由化脓菌如葡萄球菌、链球菌、铜绿假单胞菌和大肠埃希菌等感染引起。病变起始于细支气管，以肺小叶为单位，呈灶状分布的急性化脓性炎症。主要发生在小儿和年老体弱者。患者营养不良、恶病质、慢性心力衰竭、麻醉、手术后等使机体抵抗力下降，呼吸系统的防御功能受损，细菌得以侵入、繁殖，发挥致病作用，引起小叶性肺炎。

6 大叶性肺炎和小叶性肺炎都属于肺泡性肺炎，病毒感染和支原体感染都属于间质性肺炎。

7 病毒性肺炎的特点　①病毒包涵体出现在上皮细胞胞核内，如腺病毒、单纯疱疹病毒、巨细胞病毒感染；②病毒包涵体出现在细胞质内，如呼吸道合胞病毒感染；③病毒包涵体出现在细胞核及细胞质内，如麻疹肺炎。

第九章　消化系统疾病

1 慢性萎缩性胃炎的炎症改变不明显，主要以胃黏膜固有腺体萎缩和常伴有肠上皮化生为特征，固有层内多量淋巴细胞、浆细胞浸润。

2 胃溃疡的直径多在 2cm 以内，一般为一个圆形或椭圆形溃疡，溃疡边缘整齐，状如刀切，底部可穿越黏膜下层、肌层甚至浆膜层，由肉芽组织和瘢痕组织取代。镜下可见溃疡底部由内向外分为四层：①最表层由少量炎性渗出物（白细胞、纤维素等）覆盖；②其下为一层坏死组织；③再下则见较新鲜的肉芽组织层；④最下层由肉芽组织移行为陈旧性瘢痕组织，瘢痕底部小动脉因炎症刺激常有增殖性动脉内膜炎，使小动脉管壁增厚、管腔狭窄或有血栓形成，因而可造成局部血供不足，妨碍组织再生，使溃疡不易愈合。

3 肝细胞溶解性坏死多由气球样变发展而来，是最常见的坏死类型，属于液化性坏死。可分为①点状坏死：为单个或数个肝细胞的坏死，见于急性普通型肝炎；②碎片状坏死：为肝小叶周边界板肝细胞的坏死和崩解，见于慢性肝炎；③桥接坏死：是指中央静脉与汇管区之间、2个汇管区之间或2个中央静脉之间出现的互相连接的坏死带，常见于中度与重度慢性肝炎，是慢性肝炎的特征性病变，可导致肝小叶重建，为肝硬化形成的主要机制；④大片坏死：是指几乎累及整个肝小叶的大范围的肝细胞坏死，常见于重型肝炎。

4 乙型肝炎的病理变化特点　毛玻璃样肝细胞是乙型肝炎的一种特殊的形态学特征。毛玻璃样肝细胞是指肝细胞胞质内含有HBsAg，免疫酶标显示HBsAg反应阳性。光镜下细胞质内充满嗜酸性细颗粒状物，不透明，似毛玻璃样。电镜下细胞质光面内质网增生（HBsAg颗粒积存）。

5 急性肝炎：点状坏死；轻度慢性肝炎：点状坏死，轻度碎片状坏死；中度慢性肝炎：桥接坏死，中度碎片状坏死；重度慢性肝炎：大范围桥接坏死，重度碎片状坏死；急性重型肝炎：大片坏死；亚急性重型肝炎：大片坏死；慢性持续性肝炎：点状坏死；慢性活动性肝炎：灶状坏死，碎片状坏死。

6 门脉性肝硬化的病变特点　①肉眼观可见早、中期肝体积缩小不明显；晚期肝硬度增加，表面呈颗粒状或小结节状。②镜下可见正常的肝小叶被破坏，广泛增生的纤维组织将肝小叶分割成大小不一的假小叶（特征性变化）。小叶内肝细胞排列紊乱，可有变性、坏死及再生的肝细胞，中央静脉常缺如、偏位或者2个以上。

7 肝硬化的病理特点　①肝细胞坏死；②纤维组织增生；③假小叶形成（假小叶是广泛增生的纤维组织包绕的肝细胞结节，中央静脉缺如或偏位）；④少量淋巴细胞和单核细胞浸润。

8 早期食管癌的临床症状不明显，可借助钡剂造影和食管细胞学诊断。病变局限，多为原位癌或黏膜内癌。也可侵犯黏膜下层，但未侵犯肌层，无淋巴结转移。

9 早期胃癌是指侵犯黏膜层和黏膜下层的癌变，而无论有无淋巴结转移。

10 大肠息肉　①与癌变无关的非瘤性息肉，如幼年性息肉、增生性息肉和炎性息肉；②与癌变关系密切的疾病，如肠息肉状腺瘤、增生性息肉病、幼年性息肉病、绒毛状腺瘤、慢性血吸虫病、慢性溃疡性结肠炎。

第十章　淋巴造血系统疾病

1 伯基特淋巴瘤为来源于滤泡生发中心的高度侵袭性 B 细胞淋巴瘤，是非洲儿童最常见的恶性肿瘤。发病的高峰年龄在 4 ~ 7 岁，最常累及颌部。所有患者的绝大多数肿瘤细胞内含有 EB 病毒基因，化疗效果较好，与 EB 病毒感染有关。

2 伯基特淋巴瘤的病理变化包括淋巴结的结构被破坏，中等大小、相对单一形态的淋巴细胞弥漫性浸润。瘤细胞间散在分布着吞噬核碎片的巨噬细胞，构成所谓的满天星现象。

3 蕈样霉菌病为好发于皮肤的 T 细胞淋巴瘤，临床属于惰性。

第十一章　泌尿系统疾病

1 各种肾脏病变的肉眼观　①大红肾：急性肾小球肾炎；②蚤咬肾：急性肾小球肾炎；③大白肾：膜性肾小球肾炎（膜性肾病）；④原发性颗粒性固缩肾：高血压肾病；⑤继发性颗粒性固缩肾：慢性肾小球肾炎；⑥瘢痕肾：慢性肾盂肾炎。

2 IgA 肾病的组织学改变差异很大，最常见的是系膜增生性病变、局灶性节段性增生，少数病例可有较多的新月体形成。

第十二章　生殖系统疾病

1 子宫内膜腺癌是由子宫内膜上皮细胞发生的恶性肿瘤。多见于绝经期和绝经期后的妇女，以 55 ~ 65 岁为发病高峰。与子宫内膜增生和雌激素长期持续作用有关，非典型增生最容易发展成为子宫内膜癌，而关系不密切的是增生性子宫内膜。子宫乳头状浆液性癌常有 *p53* 基因过度表达。

2 侵蚀性葡萄胎和良性葡萄胎的主要区别是水泡状绒毛侵入子宫肌层，绒毛不会在栓塞部位继续生长并可自然消退，和转移有明显的区别。镜下，滋养层细胞的增殖程度和异型性比良性葡萄胎显著。常见出血性坏死，其中可查见水泡状绒毛或坏死的绒毛，有无绒毛结构是本病与绒毛膜上皮癌的主要区别。可见阴道蓝紫色结节，绒毛膜上皮瘤也可见。

3 绒毛膜癌是源自妊娠绒毛滋养层上皮的高度侵袭性恶性肿瘤。绝大多数与妊娠有关，约50%继发于葡萄胎。20岁以下和40岁以上的女性为高危人群。癌结节呈单个或多个，常侵入深肌层，甚而穿透管壁达浆膜外。由于明显的出血性坏死、组织坏死，癌结节质软、呈暗红色或紫蓝色。不可见胎盘绒毛。

4 病理学中可见的小体结构汇总　①砂粒体：浆液性囊性癌、甲状腺乳头状癌；②Call-Exner小体：颗粒细胞瘤；③S-D小体：卵黄囊瘤；④细胞外嗜酸性小体：卵黄囊瘤；⑤淀粉小体：前列腺增生；⑥嗜酸性棒状小体：血吸虫虫卵结节。

5 导管内原位癌发生于中、小导管，癌细胞局限于扩张的导管内，管壁基底膜完整。导管内原位癌远比小叶原位癌多见，据其组织类型可分为粉刺癌及非粉刺型导管内原位癌。

6 粉刺癌有50%以上位于乳腺中央部。大体切面可见扩张的导管内含灰黄色的软膏样坏死物质，因挤压时可由导管内溢出，像粉刺一样因而得名。肿瘤细胞体积较大，多形性，有丰富的嗜酸性细胞质，核不规则，核仁明显，细胞排列常呈实心团块。中央有大的坏死灶是其特征。坏死区常见粗大的钙化灶，导管周围常出现间质纤维化及慢性炎症细胞浸润。肿瘤局部切除容易复发。

7 浸润性导管癌是乳腺癌中最常见的一种类型，约占乳腺癌的70%。其肿瘤的大小、形状、硬度、边界等变化很大，主要取决于癌细胞主质与纤维性间质成分的多少和比例。

8 乳腺髓样癌的形态特点是边界清楚，癌细胞体积较大，有较多的淋巴细胞浸润；病理组织学特点是大片癌细胞巢伴淋巴细胞浸润。

9 几种常见肿瘤的转移途径汇总　①宫颈癌最常见淋巴道转移，首先转移至子宫旁淋巴结；②前列腺癌经淋巴道转移，首先转移至闭孔淋巴结；③乳腺癌最常见淋巴道转移，首先转移至同侧腋窝淋巴结；④绒毛膜癌极易经血行转移，最常转移至肺。

第十三章　内分泌系统疾病

甲状腺癌的病理特点：①早期易发生颈淋巴结转移的是乳头状癌；②最早期易发生血行转移的是滤泡癌；③早期即可发生浸润和转移的是未分化癌；④未分化癌的组织构型多样，如小细胞型、梭形细胞型、巨细胞型和混合细胞型。

第十四章　传染病及寄生虫病

1 结核病的基本病理变化为变质、渗出、增生。其特征性病理变化为结核结节，其成分有上皮样细胞、朗汉斯巨细胞、淋巴细胞、成纤维细胞。干酪样坏死对病理诊断结核病有一定意义。干酪样坏死的形态特征为镜下不见原有的组织结构轮廓。肉眼观可见坏死灶微黄、细腻。

2 急性全身粟粒型结核病可由原发性肺结核引起。为结核分枝杆菌在短时间内 1 次或反复多次大量侵入肺静脉分支，经左心至大循环，播散到全身各器官引起。肉眼观可见各器官内均匀密布大小一致、呈灰白色、圆形、界限清楚的小结节。

3 继发性肺结核一般不以淋巴结转移、血行转移为主，常经气道播散。但肺尖部最常受累，多从右肺尖开始，病程长，时好时坏，新、旧病变交错。

4 肠结核是结核分枝杆菌侵入肠壁淋巴组织，肠壁淋巴管环肠管行走，病变沿淋巴管扩散。因此典型的肠结核溃疡多呈环形、环形腰带状，其长轴与肠腔长轴垂直。常导致肠腔狭窄。

5 伤寒的炎症类型属于急性增生性炎症，以吞噬细胞增殖为特征。特征性伤寒细胞是由巨噬细胞（单核细胞）吞噬伤寒杆菌和受损的淋巴细胞、红细胞及坏死细胞碎屑形成的，以吞噬红细胞的作用最显著，此细胞具有病理诊断意义。

6 梅毒的分期　①一期梅毒表现为性器官黏膜有水疱，破溃形成溃疡，称为硬下疳；②二期是血行播散，引起全身梅毒疹和全身非特异性淋巴结肿大；③树胶样肿见于梅毒三期，常造成梅毒性主动脉炎（特征性炎症细胞——浆细胞），最终导致主动脉瓣关闭不全。

第四部分 内科学

第一章 呼吸系统疾病

1 肺气肿是指肺部终末细支气管远端气腔出现异常持久的扩张，并伴有肺泡壁和细支气管破坏，而无明显的肺纤维化。慢性阻塞性肺疾病的特征性病理生理变化是持续气流受限致肺通气功能障碍，导致肺泡通气量下降。

2 慢性支气管炎并发肺气肿时，早期病变局限于细小气道，仅闭合容积增大，反映肺组织的弹性阻力及小气道阻力的动态肺顺应性降低。随着病情进展，肺组织的弹性日益减退，肺泡持续扩大、回缩障碍，则余气量（RV）及余气量占肺总量的百分比（RV/TLC）增高，反映肺组织弹性的静态顺应性增加。

3 第1秒用力呼气容积占用力肺活量的百分比（FEV_1/FVC）是评价气流受限的一项敏感的指标。吸入支气管扩张药后 $FEV_1/FVC < 70\%$ 为确定存在持续气流受限的界限。第1秒用力呼气容积占预计值的百分比（$FEV_1\%$ 预计值）是评估COPD严重程度的良好指标。

4 慢性肺源性心脏病最首要的治疗方法是积极控制感染。

5 支气管哮喘的机械通气治疗指征包括呼吸肌疲劳、$PaCO_2 \geqslant 45mmHg$、意识改变（需进行有创机械通气）。

6 肺泡通气量减少会引起 PaO_2 下降和 $PaCO_2$ 上升，从而引起缺氧和 CO_2 潴留，这是Ⅱ型呼吸衰竭的主要发病机制。

7 慢性高碳酸血症患者的呼吸中枢的化学感受器对 CO_2 的反应性差，呼吸主要靠低氧血症对颈动脉体、主动脉体化学感受器的刺激来维持。若吸入高浓度的氧，使血氧迅速上升，解除低氧对外周化学感受器的刺激性，便会抑制患者的呼吸，造成通气状况进一步恶化，CO_2 上升，严重时陷入 CO_2 麻醉状态。

8 肺炎链球菌不产生毒素，不引起组织坏死或形成空洞。其致病性是由于高分子多糖体的荚膜对组织的侵袭作用，首先引起肺泡壁水肿，出现白细胞与红细胞渗出，之后含菌的渗出液经Cohn孔向肺的中央部分扩展，甚至累及几个肺段或整个肺叶。

9 大叶性肺炎（肺炎球菌性肺炎）患者的口角及鼻周有单纯疱疹。

10 肺炎克雷伯菌肺炎的典型病例咳出由血液和黏液混合的砖红色胶冻样痰，为本病的重要特征。及早使用有效的抗生素是本病治愈的关键，首选氨基糖苷类抗生素（如庆大霉素）。

11 特发性肺纤维化 90% 的患者可在双肺基底部闻及吸气末细小的 Velcro 啰音，约半数患者可见杵状指（趾）。

12 HRCT 已成为诊断特发性肺纤维化的确诊方法。典型表现：①病变呈网格改变、蜂窝改变伴或不伴牵拉支气管扩张；②病变以胸膜下、基底部分布为主。

13 胸腔穿刺抽气适用于小量气胸（＜20%）、呼吸困难较轻、心肺功能尚好的闭合性气胸。通常选择患侧胸部锁骨中线第 2 肋间为穿刺点，局限性气胸则要选择相应的穿刺部位。一次抽气量不宜超过 1 000ml，每天或隔天抽气 1 次。

14 急性呼吸窘迫综合征（ARDS）的主要病理生理改变是肺容积减少、肺顺应性降低和严重的通气 / 血流比值失调，尤其是以肺内分流为顽固性缺氧最主要的机制。临床表现为呼吸窘迫、顽固性低氧血症和呼吸衰竭。肺部的影像学表现为双肺渗出性病变。

第二章　循环系统疾病

1 左心衰竭有程度不同的呼吸困难　①劳力性呼吸困难，是左心衰竭最早出现的症状；②端坐呼吸；③夜间阵发性呼吸困难，即患者已入睡后突然因憋气而惊醒，被迫采取坐位，呼吸深快，重者可有哮鸣音，称为心源性哮喘。

2 利尿药是心力衰竭的治疗中最常用的药物。通过排钠、排水减轻心脏的容量负荷，但其剂量与效应并不呈线性关系，对缓解淤血症状、减轻水肿有十分显著的效果。

3 洋地黄的使用禁忌证　①预激综合征伴心房颤动；②高度房室传导阻滞；③病态窦房结综合征；④肥厚型心肌病（主要是舒张不良，增加心肌收缩性，使原有的血流动力学障碍更为加重）；⑤心包缩窄所致的心力衰竭；⑥急性心肌梗死 24 小时内。

4 预激综合征的首选药为腺苷或维拉帕米静脉注射，也可选用普罗帕酮或胺碘酮。洋地黄缩短旁路不应期使心室率加快，因此不应单独用于曾经发作心房颤动或心房扑动的患者。

5 预激综合征患者发作心房扑动与心房颤动时伴有晕厥或低血压，应立即电复律。维拉帕米能加快预激综合征并心房颤动患者的心室率，甚至发生心室颤动，故禁用。

6 严重肺动脉高压时，由于肺动脉及其瓣环扩张，导致相对性肺动脉瓣关闭不全，因而在胸骨左缘第2肋间可闻及递减型高调叹气样舒张早期杂音（即Graham Steell杂音）。

7 心房颤动为二尖瓣狭窄最常见的心律失常，也是相对早期的常见并发症，可能为患者就诊的首发症状。

8 周围血管征 动脉收缩压增高，舒张压降低，脉压增大。包括点头征（De Musset征）、颈动脉和桡动脉闻及水冲脉、股动脉枪击音（Traube征）和毛细血管搏动征，听诊器压迫股动脉可闻及双期杂音（Duroziez双重音）。

9 β受体拮抗剂可拮抗能使冠状动脉扩张的β受体，或使α受体相对激动，诱发冠状动脉痉挛，使变异型心绞痛加重。

10 钙通道阻滞剂为血管痉挛性心绞痛的首选药，能有效降低心绞痛的发生率。

11 少数患者病情急骤发展，舒张压持续≥130mmHg，并有头痛，视物模糊，眼底出血、渗出和视神经乳头水肿，肾损害突出，持续蛋白尿、血尿与管型尿，称为恶性高血压。

12 扩张型心肌病的心电图为可见多种心电图异常，如心房颤动。其他尚有ST-T段改变、低电压、R波减低，少数可见病理性Q波，需除外心肌梗死。

13 肥厚型心肌病流出道梗阻的患者可于胸骨左缘第3～4肋间闻及较粗糙的喷射性收缩期杂音。增加心肌收缩力或减轻心脏后负荷的措施，如含服硝酸甘油、应用正性肌力药、做Valsalva动作或取站立位等均可使杂音增强；相反，凡减弱心肌收缩力或增加心脏后负荷的因素，如使用β受体拮抗剂、取蹲位等均可使杂音减弱。

14 超声心动图是肥厚型心肌病临床最主要的诊断手段。心室不对称肥厚而无心室腔增大为其特征，舒张期室间隔厚度达15mm或与后壁厚度之比≥1.3。伴有流出道梗阻的患者可见室间隔流出道部分向左心室内突出、二尖瓣前叶在收缩期前移（SAM）、左心室顺应性降低致舒张功能障碍等。

15 针对流出道梗阻的药物主要有β受体拮抗剂和非二氢吡啶类钙通

道阻滞剂。对于胸闷不适的患者在使用硝酸酯类药物（扩张静脉，使回心血量减少）时需要注意除外流出道梗阻，以免使用后加重。

16 心肌炎多数于发病前 1 ~ 3 周有感冒样症状，或恶心、呕吐等消化道症状。然后出现心悸、胸痛、呼吸困难、水肿，甚至 Adams-Stokes 综合征。心率可增快且与体温不相称。

17 急性心包炎最具诊断价值的体征为心包摩擦音，呈抓刮样粗糙的高频音，多于心前区，以胸骨左缘第 3、第 4 肋间最为明显；坐位时身体前俯、深吸气或将听诊器胸件加压更容易听到。

18 心包积液的体征　①心脏叩诊浊音界向两侧增大；②心尖冲动微弱，位于心浊音界左缘的内侧或不能扪及；③心音低而遥远；④在左肩胛骨下可出现浊音和支气管呼吸音及语颤增强，称为尤尔特（Ewart）征；⑤脉搏可正常、减弱或出现奇脉；⑥大量积液可累及静脉回流，出现颈静脉怒张、肝大、皮下水肿。

19 感染性心内膜炎的周围体征　①瘀点，以锁骨以上皮肤、口腔黏膜和睑结膜常见，病程长者较多见；②指（趾）甲下裂片状出血；③ Roth 斑，为视网膜的卵圆形出血斑，其中心呈白色，多见于亚急性感染；④ Osler 结节，为指（趾）垫出现的豌豆大的红色或紫色痛性结节，较常见于亚急性者；⑤ Janeway 损害，为手掌和足底处出现的直径为 1 ~ 4mm 的出血红斑，主要见于急性者；⑥杵状指和趾。

20 血培养是诊断菌血症和感染性心内膜炎最重要的方法。在近期未接受过抗生素治疗的患者血培养阳性率可高达 95% 以上，其中 90% 以上的患者的阳性结果获自入院后第 1 天采取的标本。

第三章　消化系统疾病

1 胃食管反流病的典型症状　烧心和反流是最常见的症状，且具有特征性。常在餐后 1 小时出现，卧位、弯腰或腹压增高时可加重。部分患者的烧心和反流症状可在夜间入睡时发生。

2 胃食管反流病的非典型症状　①胸痛：由反流物刺激食管引起，疼痛发生在胸骨后；严重时为剧烈刺痛，可放射至后背、胸部、肩部、颈部、耳后，有时酷似心绞痛。②吞咽困难或胸骨后异物感。

3 胃食管反流病的抑酸治疗是目前治疗本病的主要措施。对初次接受治疗的患者或有食管炎的患者宜以 PPI 治疗，以求迅速控制症状、治愈食管炎。

4 阿司匹林、吲哚美辛等非甾体抗炎药引起的药物性急性胃炎其机制可能是抑制前列腺素的合成，降低胃黏膜的抗损伤作用。

5 溃疡性结肠炎的肠外表现　①随肠炎控制或结肠切除后可以缓解或恢复，如外周关节炎、结节性红斑、坏死性脓皮病、前葡萄膜炎、巩膜外层炎和复发性口腔溃疡等；②与溃疡性结肠炎共存，但与溃疡性结肠炎本身的病情变化无关，如骶髂关节炎、强直性脊柱炎、原发性硬化性胆管炎及少见的淀粉样变性、急性发热性嗜中性皮肤病等。

6 中毒性巨结肠多发生在暴发性或重症溃疡性结肠炎患者。结肠蠕动消失，肠内容物与气体大量积聚，引起急性结肠扩张，一般以横结肠最严重。常因低钾、钡灌肠、使用抗胆碱药或阿片类制剂而诱发。出现鼓肠、腹部压痛、肠鸣音消失。腹部 X 线平片可见结肠扩大、结肠袋形消失。本并发症的预后很差，易引起急性肠穿孔。

7 克罗恩病的结肠镜检查　结肠镜做全结肠及回肠末段检查，病变呈节段性、非对称性分布，见阿弗他溃疡或纵行溃疡、鹅卵石样改变，肠腔狭窄或肠壁僵硬，炎性息肉，病变之间的黏膜外观正常。本病的典型病理组织学改变是非干酪样肉芽肿。

8 腹泻型 IBS（肠易激综合征）常排便较急，粪便呈糊状或稀水样，每天 3～5 次，少数严重发作期可达 10 余次，可带有黏液，但无脓血。部分患者腹泻与便秘交替发生。由于腹泻不在睡眠中发作，因此对睡眠无影响。

9 肝肾综合征的诊断标准　①肝硬化合并腹水；②急进型（Ⅰ型）血清肌酐浓度在 2 周内升至 2 倍基线值或＞226μmol/L，缓进型（Ⅱ型）血清肌酐＞133μmol/L；③停用利尿药 2 天以上并经白蛋白扩容后血清肌酐值没有改善（＞133μmol/L）；④排除休克；⑤目前或近期没有应用肾毒性药物或血管扩张药治疗；⑥排除肾实质性疾病，如尿蛋白＞500mg/d，显微镜下观察血尿＞50 个红细胞或超声探及肾实质性病变。

10 肝性脑病的治疗

（1）及早识别及去除 HE 发作的诱因：①慎用镇静药及损伤肝功能的药物；②纠正电解质和酸碱平衡紊乱；③止血和清除肠道积血，上消化道出血和肠道积血增加氨的产生，是肝性脑病的重要诱因；④预防和控制感染。

（2）营养支持治疗：限制蛋白质饮食的同时，应尽量保证热量的供应和各种维生素的补充。

（3）减少肠内氮源性毒物的生成与吸收：①清洁肠道，用生理盐水或弱酸灌肠，禁用肥皂水灌肠；②乳果糖或乳梨醇；③口服抗生素，抑制肠道产尿素酶的细菌，减少氨的生成。

（4）促进体内氨的代谢：①常用 L- 鸟氨酸 -L- 门冬氨酸，能促进体内的尿素循环（鸟氨酸循环）或促进氨的消耗而降低血氨；②谷氨酸钠或谷氨酸钾、精氨酸等药物有降血氨作用，临床应用广泛。

（5）调节神经递质：①GABA/BZ 复合受体拮抗剂。②减少或拮抗假性神经递质。支链氨基酸制剂的机制为可竞争性地抑制芳香族氨基酸进入大脑，减少假性神经递质的形成。

11 血液净化一般用于血液中的毒物浓度明显增高、中毒严重、昏迷时间长、有并发症和经积极支持治疗病情仍日趋恶化者。①血液透析：用于清除血液中分子量较小和非脂溶性的毒物（如苯巴比妥、水杨酸类、甲醇、茶碱、乙二醇和锂等）。短效巴比妥类、格鲁米特（导眠能）和 OPI 因具有脂溶性，一般不进行血液透析。氯酸盐或重铬酸盐中毒能引起急性肾衰竭，首选血液透析。一般中毒 12 小时内进行血液透析效果好。②血液灌流：能清除血液中的巴比妥类（短效、长效）和百草枯等，是目前最常用的中毒抢救措施。

12 内镜直视下注射硬化剂或组织黏合剂至曲张的静脉（前者用于食管曲张静脉、后者用于胃底曲张静脉），不但能达到止血的目的，而且可有效防止早期再出血，是目前治疗食管 – 胃底静脉曲张破裂出血的重要手段。

第四章　泌尿系统疾病

1 急性肾小球肾炎的病变类型为毛细血管内增生性肾小球肾炎。光镜下主要表现为弥漫性毛细血管内皮细胞及系膜细胞增殖。电镜检查可见肾小球上皮细胞下有驼峰样大块电子致密沉积物沉积。免疫病理检查可见 IgG 及 C3 呈粗颗粒状沿毛细血管壁和系膜区沉积。

2 无症状性血尿或蛋白尿也称为隐匿型肾小球肾炎。是患者无水肿、高血压及肾损害，而仅表现为肾小球源性血尿或蛋白尿的一组肾小球病。

3 肾病综合征的诊断标准　①尿蛋白＞3.5g/d；②血浆白蛋白＜30g/L；③水肿；④血脂升高。其中①和②两项为诊断所必需的。临床上对于肾病综合征的诊断包括三个方面，即明确是否为肾病综合征；确认病因及病理分型，最好能进行肾活检；判断有无并发症。

4 急性肾衰竭采用透析疗法的适应证　血肌酐每天升高＞176.8μmol/L（或血肌酐浓度＞442μmol/L）；血尿素氮每天升高＞8.9mmol/L（或血尿素氮浓度＞21.4mmol/L）；血钾每天升高＞1mmol/L（或血钾浓度＞6.5mmol/L）；严重的酸中毒（CO_2CP ＜13mmol/L，pH ＜7.15）；利尿药难以控制的水超负荷；药物治疗难以控制的高血压；出现尿毒症的严重并发症。

5 慢性肾衰竭的骨骼病变　肾性骨营养不良（即肾性骨病）相当常见，包括高转化性骨病、低转化性骨病（包括骨软化症和骨再生不良）和混合性骨病，以高转化性骨病最多见。

第五章　血液系统疾病

1 组织缺铁的表现包括精神行为异常，如烦躁、易怒、注意力不集中、异食癖；体力、耐力下降；易感染；儿童生长发育迟缓、智力低下；口腔炎、舌炎、舌乳头萎缩、口角炎、缺铁性吞咽困难综合征，称为普卢默－文森（Plummer-Vinson）综合征；毛发干枯、脱落；皮肤干燥、皱缩；指（趾）甲缺乏光泽、脆薄易裂，重者指（趾）甲变平，甚至凹下呈勺状（匙状甲）。

2 缺铁性贫血的铁代谢　血清铁（SI）＜8.95μmol/L，总铁结合力＞64.44μmol/L；转铁蛋白饱和度＜15%，sTfR 浓度＞8mg/L；血清铁蛋白＜12μg/L；铁粒幼红细胞＜15%。

3 补铁治疗首选口服铁剂，餐后服用胃肠道反应小且易耐受。治疗性铁剂有无机铁和有机铁两类，无机铁以硫酸亚铁为代表，有机铁则包括右旋糖酐铁、葡萄糖酸亚铁、山梨醇铁、富马酸亚铁、琥珀酸亚铁和多糖铁复合物等。无机铁的不良反应较有机铁明显。

4 进食谷类、乳类和茶等会抑制铁剂的吸收，鱼、肉类、维生素 C 可加强铁剂的吸收。

5 口服铁剂后，先是外周血网织红细胞增多，高峰在开始服药后的 5 ~ 10 天，2 周后血红蛋白浓度上升，一般 2 个月左右恢复正常。铁剂治疗在血红蛋白恢复正常后至少持续 4 ~ 6 个月，待铁蛋白正常后停药。若口服铁剂不能耐受或吸收障碍，可用右旋糖酐铁肌内注射。

6 AA（再生性障碍性贫血）的诊断标准　①全血细胞减少，网织红细胞百分数＜0.01，淋巴细胞比例增高。②一般无肝脾大和淋巴结肿大。③骨髓多部位增生减低，造血细胞减少，非造血细胞比例增高，骨髓小粒空虚；有条件者做骨髓活检，可见造血组织均匀减少。④除外引起全血细胞减少的其他疾病。⑤一般抗贫血治疗无效。

7 无效性红细胞生成或原位溶血是指骨髓内的幼红细胞在释入血液循环之前已在骨髓内破坏，可伴有黄疸，其本质是一种血管外溶血。常见于巨幼细胞贫血、骨髓增生异常综合征等。

8 APL（急性早幼粒细胞白血病）易并发凝血功能异常而出现全身广泛出血。

9 霍奇金淋巴瘤多见于青年，儿童少见。首发症状通常是无痛性颈部或锁骨上淋巴结进行性肿大（占 60% ~ 80%）。经典型 HL 中混合细胞型最常见。5% ~ 16% 的 HL 患者发生带状疱疹。饮酒后引起的淋巴结疼痛是 HL 所特有的。可有局部及全身皮肤瘙痒，多为年轻女性。瘙痒可为 HL 的唯一全身症状。30% ~ 40% 的 HL 患者以原因不明的持续发热为起病症状，一般年龄稍大，男性较多，常有腹膜后淋巴结累及。周期性发热（Pel-Ebstein 热）约见于 1/6 的患者，可有局部及全身皮肤瘙痒，多为年轻女性。

10 非霍奇金淋巴瘤累及胃肠道的部位以回肠为多，结肠很少受累。

第六章　内分泌系统和代谢性疾病

1 Graves 病的心血管系统表现包括心悸气短、心动过速、第一心音亢进；收缩压升高、舒张压降低，脉压增大。合并甲状腺功能亢进性心脏病时出现心动过速、心律失常、心脏增大和心力衰竭，以心房颤动等房性心律失常多见。

2 Graves 眼病活动期的指标　①球后疼痛超过 4 周；②眼运动时疼痛＞4 周；③眼睑充血；④结膜充血；⑤眼睑肿胀；⑥复视（球结膜水肿）；⑦泪阜肿胀；⑧突眼度增加＞2mm；⑨任一方向的眼球运动减少 5° 以上；⑩视力下降≥1 行。以上每项指标各计 1 分，总积分≥3 分即为 GO（Graves 眼病）活动。

3 ATD（抗甲状腺药）在治疗过程中出现甲状腺功能减退或甲状腺明显增大时请酌情加用左甲状腺素，同时减少 ATD 的剂量。

4 妊娠期甲状腺功能亢进症的药物治疗　T1 期首选 PTU（丙硫氧嘧啶），因为 MMI（甲巯咪唑）有致畸作用；T2、T3 期及哺乳期首选 MMI，因为 PTU 可致急性重型肝炎。

5 依赖ACTH的库欣（Cushing）综合征　①库欣（Cushing）病：是指垂体的ACTH分泌过多，伴肾上腺皮质弥漫性增殖，垂体多有微腺瘤，少数为大腺瘤；②异位ACTH综合征：是指垂体以外的肿瘤分泌大量ACTH，伴肾上腺皮质增生，例如小细胞肺癌。

6 非胰岛素依赖型糖尿病与胰岛素依赖型糖尿病最主要的区别是胰岛素基础值及释放曲线不同。

7 糖尿病的微血管病变　其典型改变是微循环障碍和微血管基底膜增厚。微血管病变主要表现在视网膜、肾、神经、心肌组织，其中尤以糖尿病肾病和糖尿病视网膜病变为重要。

8 糖尿病酮症酸中毒的补碱指征为血pH＜7.1，HCO_3^-＜5mmol/L。过多、过快补碱可产生不利影响：①由于CO_2透过血脑屏障的弥散能力快于HCO_3^-，快速补碱后脑脊液的pH呈反常性降低，引起脑细胞酸中毒，加重昏迷；②诱发或加重脑水肿；③促进K^+向细胞内转移，加重低钾血症和出现反跳性碱中毒。

第七章　结缔组织病和风湿性疾病

1 与类风湿关节炎活动性相关的因素包括血小板、ESR、RF、抗角蛋白抗体、晨僵、CRP、补体、免疫复合物、类风湿结节等，而关节畸形与活动性无关。

2 各类抗体的总结　①ABO血型的主要抗体为IgM；②Rh血型的主要抗体为IgG；③多发性骨髓瘤的主要抗体为IgG；④ITP相关的主要抗体为IgG；⑤RF抗体的主要类型为IgM；⑥SLE自身抗体主要为IgG。

3 抗磷脂抗体综合征（APS）可出现在SLE活动期。其临床表现为动、静脉血栓形成，习惯性自发性流产，血小板减少等。

4 系统性红斑狼疮的抗可提取性核抗原（ENA）抗体谱　①抗Sm抗体：特异性为99%，但敏感性仅25%，有助于早期和不典型患者的诊断或回顾性诊断，可作为系统性红斑狼疮的标志性抗体，但它与病情活动性不相关；②抗RNP抗体：对SLE诊断的特异性不高，往往与SLE的雷诺现象和肺动脉高压相关；③抗SSA（Ro）抗体：与SLE中出现光过敏、血管炎、皮损、白细胞减低、平滑肌受累、新生儿红斑狼疮等有关；④抗SSB（La）抗体：与抗SAA抗体相关联，与继发性干燥综合征有关；⑤抗rRNP抗体：往往提示有NP-SLE（神经精神性狼疮）或其他重要内脏损害。

第五部分　外科学

第一章　外科总论

1 低渗性脱水—低血压—最易休克；等渗性脱水的补液首选平衡盐溶液，次选生理盐水；低渗性脱水引起的液体容量变化为血浆、组织间液、细胞内液都减少，以组织间液为主。

2 机体的酸碱平衡调节依赖体液缓冲系统、肺呼吸和肾代谢；对维持与调节机体酸碱平衡起重要作用的脏器有肺和肾。

3 感染性休克是外科多见和治疗较困难的一类休克，其对休克的微循环变化和内脏继发性损害较严重。

4 全身炎症反应综合征（SIRS）的诊断依据包括体温＞38℃或＜36℃；心率＞90次/min；呼吸急促，＞20次/min或过度通气，$PaCO_2$＜4.3kPa；白细胞计数＞12×10^9/L或＜4×10^9/L，或未成熟的白细胞＞10%。

5 术前了解患者肺通气情况的最佳方法是动脉血气分析；术前准备的根本目的是提高患者对手术的耐受性。

6 腹部大手术后，早期出现肺功能不全最常见的原因是肺不张。

7 PN（肠外营养）的适应证为凡不能或不宜经口摄食超过5～7天的患者，如营养不良者的术前应用、消化道瘘、重症急性胰腺炎、短肠综合征、严重感染与脓毒症、大面积烧伤、肝肾衰竭等。

8 革兰氏阴性杆菌所致的脓毒症一般比较严重，可出现低体温、低白细胞、低血压的三低现象，发生感染性休克者也较多，且持续时间长。

9 外科感染最常见的细菌汇总　①与肠道有关的几乎都是大肠埃希菌；②与血液淋巴有关的几乎都是金黄色葡萄球菌；③特例如蜂窝织炎（链球菌）、丹毒（链球菌）、淋巴管炎（链球菌）、原发性腹膜炎（链球菌）、脾切除凶险性感染（肺炎球菌）。

10 破伤风的受累肌群顺序为咀嚼肌（牙关紧闭、张口困难）—面部表情肌（苦笑面容）—颈（颈项强直）—背、腹（角弓反张）—四肢肌（屈膝半握拳）—膈肌（呼吸停止）。破伤风的发作特点：①每次持续数秒至数分钟；②声光、振动和触摸均能诱发；③发作间期肌肉不能完全松弛；④神志始终清醒，一般无高热。

11 创伤后早期清创，改善局部循环是预防破伤风发生的重要措施。

12 外科的“黄金6~8小时”　①开放性创伤：在伤后6~8小时内清创可达到一期愈合；②开放性骨折清创：在伤后6~8小时内清创；③手外伤组织修复：应争取在伤后6~8小时内进行；④断肢再植：再植时间严格控制在6~8小时内；⑤急性腹膜炎、消化性溃疡穿孔：非手术治疗6~8小时后病情仍加重，立即转行手术；⑥阑尾炎腹痛转移：6~8小时后转移并局限在右下腹；⑦腰椎穿刺后去枕平卧时间：为6~8小时。

13 吸入性损伤的诊断　①于密闭室内发生烧伤；②面、颈和前胸部烧伤，特别是口、鼻周围深度烧伤；③鼻毛烧焦，口唇肿胀，口腔、口咽部红肿有水疱或黏膜发白者；④刺激性咳嗽，痰中有炭屑；⑤声音嘶哑、吞咽困难或疼痛；⑥呼吸困难和/或哮鸣；⑦纤维支气管镜检发现气道黏膜充血、水肿，黏膜苍白、坏死、剥脱等，是诊断吸入性损伤最直接和最准确的方法。

14 烧伤补液的举例说明　如患者的体重为60kg，烧伤总面积为30%：①第1个24小时的补液总量（中、重度）为60×30×（1+0.5）+2 000；②第1个8小时的补液总量为第1个24小时的补液总量/2；③第2个24小时的补液总量为［60×30×（1+0.5）/2］+2 000。

15 恶性肿瘤的淋巴道转移中，最多见的是区域淋巴结转移。放射性核素显像检查诊断阳性率较高的肿瘤是骨肿瘤；放射性核素显像检查诊断阳性率较低的肿瘤是大肠癌。胃癌的盆腔转移是种植性转移；前列腺癌的骨盆转移是椎旁经脉系统的转移；通过椎旁经脉系统转移的肿瘤包括甲状腺癌颅骨转移、乳腺癌椎体转移、前列腺癌骨盆转移。

16 恶性肿瘤三级预防的概念　一级预防是指消除或减少可能致癌的因素，防止癌症的发生；二级预防是指癌症一旦发生，如何在早期阶段发现它并予以及时治疗；三级预防是指治疗后的康复，提高患者的生存质量及减轻痛苦，延长生命。

17 麻醉前纠正或改善病理生理状态的要求　①营养不良者：血红蛋白≥80g/L，血浆白蛋白≥30g/L。②心脏病：有心力衰竭史、心房颤动或心脏明显扩大者以洋地黄类药物治疗；术前以洋地黄维持治疗者，手术当天停药；长期服用β受体拮抗剂者，术前停药24~48小时。③高血压：术前血压控制在180/100mmHg；避免用中枢性抗高血压药或酶抑制剂；可持续至手术当天，以免血压波动。④呼吸系统疾病：停止吸烟至少2周；应用有效的抗生素3~5天以控制急、慢性肺部感染。⑤糖尿病：择期手术者应控制空腹血糖＜8.3mmol/L，尿糖低于（++），尿酮体阴性；急诊伴酮症酸中毒者静脉滴注胰岛素。

18 椎管内麻醉由于神经纤维的粗细不同，交感神经最先被阻滞，且阻滞平面比感觉神经要高 2～4 个节段；其次是感觉神经；最后被阻滞的是运动神经，其平面比感觉神经要低 1～4 个节段。

19 普鲁卡因由于毒性较小，适用于局部浸润麻醉；利多卡因最适用于神经阻滞和硬膜外阻滞；布比卡因与血浆蛋白的结合率高，故透过胎盘的量少，较适用于分娩镇痛。

20 椎管内麻醉的禁忌证　①中枢神经系统疾病；②休克；③穿刺部位有皮肤感染；④脓毒症；⑤脊柱外伤或结核；⑥急性心力衰竭或冠心病发作；⑦凝血功能障碍。对老年人、心脏病、高血压等患者应严格控制用药剂量和麻醉平面。不能合作者，如小儿或精神病患者一般不用脊椎麻醉。

21 硬膜外阻滞的麻醉平面与腰麻不同，是节段性的。影响麻醉平面的主要因素：①局部麻醉药的容积，硬膜外间隙药液的扩散与容积有关。②穿刺间隙，麻醉上、下平面的高低取决于穿刺间隙的高低。③导管的方向，导管向头端插入，药液易向胸、颈段扩散；向尾端插管，则易向腰、骶段扩散。④注药方式，药量相同，如一次集中注入则麻醉范围较广，分次注入则麻醉范围缩小。通常在颈段注药，其扩散范围较胸段广，而胸段又比腰段广。⑤患者情况，老年人、动脉硬化、妊娠、脱水、恶病质等患者注药后麻醉范围较一般人广，故应减少药量。此外，还有药液浓度、注药速度和患者体位等也可产生一定影响。

第二章　胸部外科疾病

1 胸部疾病的特征性病变　①反常呼吸：多根多处肋骨骨折，即连枷胸；②纵隔扑动：开放性气胸、多根多处肋骨骨折；③纵隔向健侧移位：急性脓胸、各类气胸；④纵隔向患侧移位：慢性脓胸；⑤血细胞比容进行性减少：进行性血胸。

2 贲门失弛缓症表现为间断性吞咽困难；食管钡剂造影的特征为食管体部蠕动消失，下端及贲门部呈鸟嘴状，边缘整齐光滑，钡剂不能通过贲门。

第三章 普通外科疾病

1 甲状腺大部切除术后，呼吸困难和窒息多发生在术后48小时内，是术后最严重的并发症。常见原因：①切口内出血压迫气管，因手术时止血（特别是腺体断面止血）不完善或血管结扎线滑脱所引起。②喉头水肿，主要是手术创伤所致，也可因气管插管引起。③气管塌陷，是气管壁长期受肿大甲状腺压迫，发生软化，切除甲状腺体的大部分后软化的气管壁失去支撑的结果。④双侧喉返神经损伤，其临床表现为进行性呼吸困难、烦躁、发绀，甚至发生窒息。发现上述情况时，立即行床旁抢救，及时剪开缝线，敞开切口，迅速除去血肿；如此时患者的呼吸仍无改善，则应立即施行气管插管。

2 喉上神经损伤多发生于处理甲状腺上极时，离腺体太远，由于分离不仔细和将神经与周围组织一起与大束结扎所引起。喉上神经分为内（感觉）、外（运动）两支。若损伤外支会使环甲肌瘫痪，引起声带松弛、音调降低；内支损伤则喉部黏膜感觉丧失，进食特别是饮水时容易误咽发生呛咳。

3 甲状腺癌做次全切除术或全切除术者应终身服用甲状腺素片，以预防甲状腺功能减退及抑制TSH。分化型甲状腺癌细胞均有TSH受体，TSH通过其受体能影响甲状腺癌的生长。

4 乳腺囊性增生病的突出表现是乳房胀痛和肿块，特点是部分患者具有周期性，疼痛与月经周期有关。体检发现一侧或双侧乳腺有弥漫性增厚，肿块呈颗粒状、结节状或片状，大小不一，质韧而不硬，增厚区与周围乳腺组织的分界不明显。少数患者可有乳头血性、黄绿色或浆液性溢液。

5 乳腺导管内乳头状瘤一般无自觉症状，乳头溢液可为血性、暗棕色或黄色液体。肿瘤小，常不能触及；偶有较大的肿块。

6 乳腺癌的临床表现　①若累及Cooper韧带，可使其缩短而致肿瘤表面皮肤凹陷，即所谓的酒窝征；②邻近乳头或乳晕的癌肿因侵入乳管使之缩短，可将乳头牵向癌肿一侧，进而可使乳头扁平、回缩、凹陷；③癌块继续增大，如皮下淋巴管（表浅淋巴管）被癌细胞堵塞，引起淋巴回流障碍，出现真皮水肿，皮肤呈橘皮样改变；④卫星结节，癌细胞经淋巴道（深层淋巴管）广泛扩散到乳腺及周围皮肤，发生许多硬的小结节或小索；⑤铠甲状癌，乳腺癌发展至晚期，可侵入胸筋膜、胸肌，以致癌块固定于胸壁而不易推动。

7 少数病程较长的疝因内容物不断进入疝囊时产生的下坠力量将囊颈上方的腹膜逐渐推向疝囊，尤其是髂窝区后腹膜与后腹壁结合得极为松弛，更易被推移，以致盲肠（包括阑尾）、乙状结肠或膀胱随之下移而成为疝囊壁的一部分，这种疝称为滑动疝，也属于难复性疝。

8 在腹外疝中，股疝嵌顿者最多，高达60%；且一旦嵌顿，可迅速发展为绞窄性疝。

9 股疝容易嵌顿，一旦嵌顿又可迅速发展为绞窄性。因此，诊断确定后应及时手术治疗。最常用的手术是McVay修补术。

10 创伤的处理顺序为先探查肝、脾等实质性器官，先处理出血性损伤，后处理穿破性损伤；应先处理污染重的损伤，后处理污染轻的损伤。

11 常见胃肠疾病的好发部位　①胃癌为胃窦；②胃溃疡为胃小弯（胃角处）；③十二指肠溃疡为球部（前壁）；④胃溃疡穿孔为胃小弯；⑤十二指肠溃疡穿孔为球部前壁；⑥胃溃疡出血为胃小弯；⑦十二指肠溃疡出血为球部后壁。

12 急性胃、十二指肠溃疡穿孔体检时患者表情痛苦，仰卧微屈膝，不愿移动，腹式呼吸减弱或消失；全腹压痛、反跳痛，腹肌紧张呈板样强直，尤以右上腹最明显。肝浊音界缩小或消失，可有移动性浊音；肠鸣音消失或明显减弱。患者有发热，实验室检查示白细胞计数增加、血清淀粉酶轻度升高。在站立位X线检查时，80%的患者可见膈下新月状游离气体影。

13 碱性反流性胃炎多在胃切除手术或迷走神经切断加胃引流术后的数月至数年发生，是由于毕罗Ⅱ式吻合术后碱性胆汁、胰液、肠液流入胃中，破坏胃黏膜屏障，导致胃黏膜充血、水肿、糜烂等改变。临床主要表现为上腹或胸骨后烧灼痛、呕吐胆汁样液和体重减轻。抑酸药治疗无效，较为顽固。治疗可服用胃黏膜保护剂、胃肠促动药及胆汁酸螯合剂。

14 早期胃癌：凡病变仅累及黏膜及黏膜下层者，不论病灶大小、有无淋巴结转移均为早期胃癌；进展期胃癌：病变超过黏膜下层者。

15 皮革胃是指弥漫浸润型胃癌累及全胃时，整个胃壁僵硬、胃腔缩窄如革囊状。几乎都是由低分化腺癌或印戒细胞癌引起的，恶性度极高。

16 以下情况应考虑绞窄性肠梗阻　①腹痛发作急骤，初始即为持续性剧烈疼痛，或在阵发性加重之间仍有持续性疼痛；有时出现腰背疼痛。②病情发展迅速，早期出现休克，抗休克治疗后改善不明显。③有腹膜炎的表现，体温上升、脉率增快、白细胞计数增高。④腹胀不对称，腹部有局部隆起或触及有压痛的肿块（孤立胀大的肠袢）。⑤呕吐出现早而频繁，呕吐物、胃肠减压抽出液、肛门排出物为血性；腹腔穿刺抽出血性液体。⑥腹部X线检查见孤立扩大的肠袢。⑦经积极的非手术治疗后症状与体征无明显改善。

17 各类常见疾病的典型X线钡剂检查　①肠套叠：杯口状或弹簧样阴影；②乙状结肠扭转：鸟嘴形；③胰腺癌：倒3征；④克罗恩病：裂隙状溃疡，线样征；⑤溃疡性结肠炎：浅表性溃疡，铅管征；⑥肠结核：与长轴垂直的溃疡，跳跃征；⑦肠伤寒：与长轴平行的溃疡；⑧肠阿米巴：烧瓶状溃疡；⑨细菌性痢疾：不规则的地图状溃疡。

18 阑尾周围脓肿　如阑尾穿孔已被包裹形成阑尾周围脓肿，病情稳定时使用抗生素或同时联合中药促进脓肿消退，也可抽脓、置管引流；严重者以切开引流为主，方便时可切除阑尾。

19 直肠指检是简单而重要的临床检查方法，对及早发现肛管、直肠癌意义重大。据统计，70%左右的直肠癌可在直肠指诊时被发现，而85%的直肠癌延误诊断病例是由于未做直肠指诊引起的。

20 直肠癌的手术方式　①腹会阴联合直肠癌根治术（Miles手术）：原则上适用于腹膜返折以下的直肠癌。②经腹直肠癌切除术（直肠低位前切除术、Dixon手术）：是应用最多的直肠癌根治术，适用于距齿状线5cm以上的直肠癌。但原则上是以根治性切除为前提，要求远端切缘距癌肿下缘2cm以上。③经腹直肠癌切除、近端造口、远端封闭手术（Hartmann手术）：适用于因全身一般情况很差，不能耐受Miles手术或急性梗阻不宜行Dixon手术的患者。

21 对于有症状和/或并发症的胆囊结石，首选腹腔镜胆囊切除（LC）治疗；无症状的胆囊结石一般不需积极手术治疗，可观察和随诊。下列情况应考虑手术治疗：①结石数量多及结石直径≥2cm；②胆囊壁钙化或瓷性胆囊；③伴有胆囊息肉＞1cm；④胆囊壁增厚（＞3cm），即伴有慢性胆囊炎；⑤儿童胆囊结石，无症状者原则上不手术。

22 行胆囊切除时，有下列情况应同时行胆总管探查术：①术前病史、临床表现或影像学检查提示胆总管有梗阻，包括梗阻性黄疸，胆总管结石，反复发作胆绞痛、胆管炎、胰腺炎；②术中证实胆总管有病变，如术中胆道造影证实或扪及胆总管内有结石、蛔虫、肿块；③胆总管扩张直径超过

1cm，胆管壁明显增厚，发现胰腺炎或胰头肿物，胆管穿刺抽出脓性、血性胆汁或泥沙样胆色素颗粒；④胆囊结石小，有可能通过胆囊管进入胆总管。胆总管探查后一般需做 T 型管引流。

23 与英文相关的综合征汇总　① Mirizzi 综合征：是特殊类型的胆囊结石；② Charcot 三联征：腹痛、寒战高热（弛张热）、黄疸（间歇性和波动性）；③ Reynolds 五联征：除 Charcot 三联征外，还有休克、中枢神经系统抑制的表现；④佐林格－埃利森（Zollinger-Ellison）综合征：又称为胃泌素瘤；⑤ Whipple 三联征：空腹或运动后出现低血糖症状，症状发生时血糖低于 2.8mmol/L，进食或静脉注射葡萄糖可迅速缓解症状。

24 经皮肝穿刺胆道引流术（PTCD）操作简单，能及时减压，对较高位胆管或非结石性阻塞的效果较好，但引流管容易脱落和被结石堵塞，且需注意凝血功能。

25 急性梗阻性化脓性胆管炎的实验室检查　白细胞计数升高，可超过 20×10^9/L；中性粒细胞比例升高；细胞质内可出现中毒颗粒。肝功能有不同程度的损害，凝血酶原时间延长，血小板降低。

26 急性胰腺炎有多种致病危险因素。国内以胆道疾病为主，占 50% 以上，称为胆源性胰腺炎；西方主要与过量饮酒有关，约占 60%。

27 胰腺假性囊肿多继发于胰腺炎或上腹部外伤后，上腹逐渐膨隆，腹胀，压迫胃、十二指肠引起恶心、呕吐，影响进食。有时在上腹部可触及呈半球形、光滑、不移动、囊性感的肿物，合并感染时有发热和触痛。

28 胰腺假性囊肿经检查除外恶性后，可暂予非手术治疗。其外科治疗的适应证：①出现出血、感染、破裂、压迫等并发症；②出现腹痛、黄疸等；③合并胰管梗阻或与主胰管相通；④多发性囊肿；⑤与胰腺囊性肿瘤相鉴别困难；⑥连续随访观察，影像学检查提示囊肿不断增大。一般须待囊肿壁成熟后（6 周以上）再做内引流术或外引流术。

29 有关进行性疾病的汇总　①进行性呼吸困难，如 ARDS、甲状腺功能亢进症术后的并发症；②进行性排尿困难，如良性前列腺增生；③进行性黄疸，如胰头癌、胆管癌；④进行性吞咽困难，如中、晚期食管癌。

30 动脉硬化性闭塞症（ASO）是一种全身性疾病。发生在大、中动脉，涉及腹主动脉及其远侧的主干动脉时引起下肢慢性缺血的临床表现。本病多见于男性，发病年龄多在 45 岁以上，发生率有增高的趋势。

31 血栓闭塞性脉管炎（TAO）又称为 Buerger 病。是血管的炎性、节段性和反复发作的慢性闭塞性疾病。首先侵袭四肢中、小动静脉，以下肢多见。好发于青壮年男性。

第四章　泌尿及男性生殖系统外科疾病

1 各类常见疾病的血尿特点　①膀胱癌见全程血尿或终末血尿，但以全程血尿为主；②肾结核（病变在肾，症状在膀胱）见终末血尿；③急性膀胱炎见终末血尿；④肾癌见全程血尿。

2 尿路感染常见的致病菌　①最常见的致病菌是大肠埃希菌；②上尿路感染最常见的致病菌是大肠埃希菌；③下尿路感染（血行感染）最常见的致病菌是金黄色葡萄球菌。

3 尿频、尿急、尿痛是肾结核的典型症状之一。肾结核的典型症状不在肾脏而在膀胱，尿频往往最早出现，常是患者就诊时的主诉。晚期膀胱发生挛缩，容量显著缩小，尿频更加严重，甚至出现尿失禁的现象。

4 血尿是肾结核的重要症状，常为终末血尿，因结核性膀胱炎及溃疡在排尿终末膀胱收缩时出血所致。肾结核的血尿常在尿频、尿急、尿痛症状发生以后出现。膀胱结核的血尿特点为终末血尿伴膀胱刺激征，多由结核性膀胱炎及溃疡引起。

5 膀胱肿瘤常表现为间歇性无痛全程肉眼血尿，可自行减轻或停止。出血量多少与肿瘤大小、数目及恶性程度不成比例。膀胱刺激征多为晚期表现。肿瘤位于侧壁及后壁最多，其次为三角区和顶部。

6 泌尿系统肿瘤最多见的是膀胱癌；肾脏最常见的恶性肿瘤是肾癌。肾癌的组织类型主要是透明细胞癌，肾盂癌和膀胱癌的组织类型主要是移行上皮癌。肾癌的组织来源主要是肾小管上皮细胞，肾盂癌和膀胱癌的组织来源主要是尿路变移上皮。肾癌的手术治疗多为根治性肾切除术，肾盂癌的手术方式是患肾＋同侧全长输尿管切除术。诊断肾癌最可靠的影像学方法是 CT。肾母细胞瘤的主要表现为上腹部肿块。

第五章　骨科疾病

1 骨折的特有体征　①畸形：主要表现为缩短、成角或旋转畸形；②异常活动：即在正常情况下肢体不能活动的部位，骨折后出现不正常的活动；③骨擦音或骨擦感：骨折后两骨折端相互摩擦时可产生骨擦音或骨擦感。

2 骨折后的重要周围组织损伤　①重要血管损伤，常见的有股骨髁上骨折、远侧骨折端可致腘动脉损伤，胫骨上段骨折的胫前或胫后动脉损伤、伸直型肱骨髁上骨折、近侧骨折端易造成肱动脉损伤；②周围神经损伤，如肱骨中、下 1/3 交界处骨折极易损伤桡神经，腓骨颈骨折易致腓总神经损伤，锁骨骨折易致臂丛损伤，伸直型肱骨髁上骨折易损伤正中神经。

3 不正确或不恰当的治疗和康复锻炼　①反复多次的手法复位；②切开复位时，软组织和骨膜剥离过多影响骨折段的血供；③开放性骨折清创时，过多地摘除碎骨片，造成骨质缺损；④骨折行持续骨牵引治疗时，牵引力过大，造成骨折段分离；⑤骨折固定不牢固，骨折处仍可受到剪力和旋转力的影响，干扰骨痂生长；⑥过早和不恰当的功能锻炼可能妨碍骨折部位的固定。

4 带有英文的骨折汇总　① Monteggia 骨折为尺骨上 1/3 骨折合并桡骨头脱位；② Galeazzi 骨折为桡骨下 1/3 骨折合并尺骨头脱位；③ Barton 骨折为桡骨远端关节面骨折伴腕关节脱位；④ Jefferson 骨折为寰椎的前、后弓双侧骨折；⑤ Chance 骨折为经椎体、椎弓及棘突的横形骨折；⑥ Pilon 骨折为累及胫距关节面的胫骨远端骨折；⑦ Bennett 骨折为第 1 掌骨基底部骨折合并第 1 腕掌关节脱位或半脱位。

5 股骨颈骨折按 X 线表现分类　①内收骨折：远端骨折线与两侧髂嵴连线的夹角（Pauwells 角）$>50°$ 为内收骨折。由于骨折面接触较少，容易再移位，故属于不稳定骨折。Pauwells 角越大，骨折越不稳定。②外展骨折：Pauwells 角 $<30°$ 为外展骨折。由于骨折面接触多，不容易再移位，故属于稳定骨折。

6 股骨干在下 1/3 段骨折，远折端向后移位，有可能损伤腘动脉、腘静脉和胫神经、腓总神经。股骨干骨折因失血量较多，可能出现休克。

7 脊柱骨折十分常见，其中胸腰段脊柱骨折最多见。脊柱骨折可以并发脊髓或马尾神经损伤，特别是颈椎骨折 - 脱位合并脊髓损伤者，最高可达 70%。胸腰段脊柱（$T_{10} \sim L_2$）处于 2 个生理弧度的交汇处，是应力集中之处，因此该处骨折十分常见。

8 伤肢畸形汇总　①腕下垂：桡神经损伤；②爪状手：尺神经损伤；③猿手：正中神经损伤；④足下垂：腓总神经损伤；⑤钩状足：胫神经损伤。

9 带有英文体征及试验的鉴别要点　① Tinel 征：判断神经损伤部位和神经损伤后的再生情况；②霍纳（Horner）征：颈交感神经综合征；

③ Dugas 征：肩关节脱位；④ Froment 征：尺神经损伤；⑤ Thomas 征：髋关节结核；⑥ Finkelstein 试验（握拳尺偏试验）：桡骨茎突狭窄性腱鞘炎；⑦ Mills 试验（前臂伸肌牵拉试验）：肱骨外上髁炎，又称为网球肘。

10 粘连性肩关节囊炎（肩周炎） 多发于 50 岁以上的中老年人，女性多见。是肩周肌、肌腱、滑囊及关节囊的慢性损伤性炎症，以肩周关节周围疼痛、各方向活动受限为特点。本病有自限性，自然病程为 6～24 个月，但部分不能恢复到正常的功能水平。治疗以早期理疗为主。

11 急性骨髓炎治疗的关键是中断急性骨髓炎向慢性骨髓炎的转变过程。早期大剂量应用有效的抗生素，全身及局部症状消失后需持续使用 3～6 周。及早（抗生素治疗 48～72 小时仍不能控制症状时）实施手术以引流脓液，减少毒血症症状，阻止急性骨髓炎转变为慢性；手术方式有钻孔引流和开窗减压。

12 脊柱结核的分类 ①中心型：多见于 10 岁以下的儿童，好发于胸椎，胸椎骨质楔形压缩，椎间隙正常。②边缘型：多见于成人，好发于腰椎，椎间盘破坏是本病的特征，因而椎间隙变窄；椎旁脓肿、腰大肌脓肿阴影。而脊柱转移癌好发于老年人，先侵犯椎弓根，后累及椎体，因而椎间隙正常，一般无椎旁软组织影。

13 髋关节结核的临床表现 ①在骨关节结核中位于第 3 位。②患者多为儿童，单侧多见。③早期单纯滑膜结核较多，单纯骨结核形成脓肿较多，可形成臀部脓肿、盆腔内脓肿。④早期可有发僵感或跛行。⑤儿童常诉同侧膝部而不说髋骨不适、夜啼。⑥早期患肢呈屈曲，外旋、外展畸形；但不久髋关节就呈屈曲，内收、内旋畸形。⑦股四头肌和臀肌萎缩。⑧髋关节前侧压痛阳性、活动受限。⑨ 4 字试验阳性，托马斯（Thomas）征阳性，髋过度后伸阳性。

14 骨肉瘤是一种最常见的恶性骨肿瘤。好发于青少年。好发部位为股骨远端、胫骨近端和肱骨近端的干骺端。主要症状为局部疼痛，多为持续性，逐渐加剧，夜间尤重。X 线可见 Codman 三角或呈日光射线形态。采取综合治疗（术前化疗—手术—术后化疗）。骨肉瘤肺转移的发生率极高。

15 常见骨肿瘤的典型 X 线检查汇总 ①骨软骨瘤：骨性突起；②软骨瘤：椭圆形透亮点；③骨巨细胞瘤：肥皂泡样改变；④骨肉瘤：Codman 三角或呈日光射线形态；⑤软骨肉瘤：钙化斑点或絮状骨化影；⑥尤因肉瘤：板层状或葱皮状现象；⑦恶性淋巴瘤：呈溶冰征。

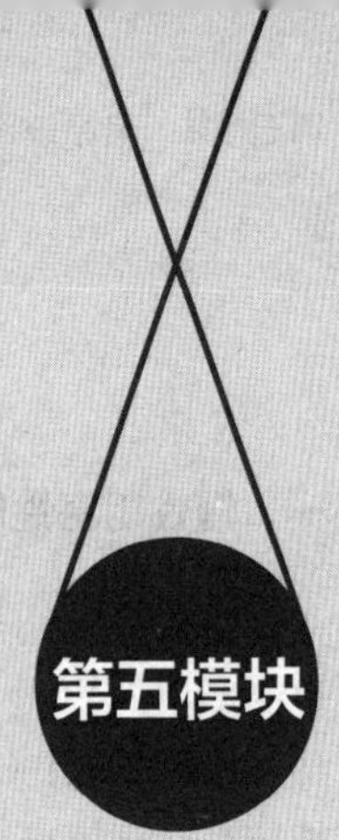

各系统疾病的诊断公式

第一部分　呼吸系统

一、慢性阻塞性肺疾病（COPD）

诊断公式：老年人（吸烟史）+ 咳痰、喘 + 桶状胸 +（肺功能检查：一秒率 $FEV_1/FVC\% < 70\%$）。

诊断依据：①老年男性，慢性病程，长期大量吸烟史；②间断咳嗽、咳痰数年，后出现呼吸困难，急性加重期出现脓性痰；③双肺可闻及干、湿啰音，血常规显示中性粒细胞比例升高。

鉴别诊断：①支气管哮喘；②支气管扩张；③慢性充血性心力衰竭。

进一步检查：胸部X线、痰涂片、ECG、UCG；病情缓解后行肺功能检查。

治疗原则：①休息，持续低流量吸氧；②联合应用抗生素，静脉使用糖皮质激素，联合使用支气管扩张药治疗，纠正水电解质紊乱；③必要时考虑机械通气。

二、支气管哮喘

诊断公式：阵发性或周期性喘息 + 听诊哮鸣音 + 过敏史。

诊断依据：①上呼吸道感染后发病，以咳嗽、喘息为主，对刺激性气体或冷空气过敏；②体检双肺可闻及哮鸣音；③支气管扩张试验阳性。

鉴别诊断：①急性支气管炎；② COPD；③心力衰竭；④过敏性肺炎。

进一步检查：肺功能、血气分析、ECG、IgE、变应原皮试。

治疗原则：①支气管扩张药、吸入糖皮质激素或口服糖皮质激素；②抗感染，祛痰、止咳；③病情监测和健康教育。

三、支气管扩张

诊断公式：童年有麻疹、百日咳或小叶性肺炎迁延不愈病史 + 咳嗽，咳大量脓性痰 + 咯血 + 胸部X线片示双轨征或卷发征。

诊断依据：①青年男性，慢性病程；②反复发作咳嗽，咳大量脓性痰伴咯血；③肺部固定性湿啰音；④幼年时期可有麻疹、肺炎病史，有杵状指。

鉴别诊断：①肺结核；②慢性支气管炎。

进一步检查：痰涂片革兰氏染色、细菌培养＋药敏试验、高分辨胸部 CT。

治疗原则：①休息及对症治疗；②抗感染治疗。

四、大叶性肺炎

诊断公式：成人＋受凉＋高热＋咳铁锈色痰。

诊断依据：①发病急，寒战高热、咳嗽；②肺部叩诊浊音，语颤增强，可闻及支气管呼吸音；③化验血 WBC 计数增高，伴中性粒细胞比例增高。

鉴别诊断：①其他类型的肺炎，如干酪样肺炎、革兰氏阴性杆菌肺炎、葡萄球菌肺炎等；②急性肺脓肿；③肺癌。

进一步检查：胸部 X 线片、痰培养＋药敏试验。

治疗原则：①抗感染治疗，给予抗生素；②对症治疗。

诊断公式补充：肺炎克雷伯杆菌肺炎＝咳砖红色痰 +X 线片示空洞。

支原体肺炎＝儿童＋刺激性干咳＋肌肉酸痛＋青霉素或头孢菌素类抗生素无效。

小叶性肺炎＝婴幼儿＋发热＋呼吸困难症状（鼻翼扇动、三凹征阳性）。

金黄色葡萄球菌性肺炎＝高热＋胸痛＋脓血痰 +X 线片示片状影。

五、肺结核

诊断公式：青壮年＋咯血＋午后低热＋夜间盗汗＋抗生素治疗无明显疗效。

诊断依据：①青壮年，咳嗽、咳痰伴结核中毒症状；②长期间断咳嗽，痰中带血丝，低热盗汗，抗生素治疗无效；③胸部 X 线片示斑片状阴影；④红细胞沉降率明显增快。

鉴别诊断：①支气管扩张；②肺脓肿；③肺癌。

进一步检查：胸部 X 线片、痰找结核分枝杆菌。

治疗原则：①休息，加强营养；②止咳、退热等对症治疗；③正规抗结核治疗（早期、规律、全程、适量、联合）。

六、肺血栓栓塞症

诊断公式：高脂血症、下肢骨折等病史＋呼吸困难＋咯血＋突发性胸痛 +P2 ＞ A2+ 血气分析（低氧血症、低碳酸血症）+CTPA 提示肺动脉内充盈缺损。

诊断依据：①突发不明原因的呼吸困难伴咳嗽；②心率增快，血氧饱和度低；③血浆 D- 二聚体升高，动脉血气显示低氧血症。

鉴别诊断：①冠心病；②主动脉夹层；③原发性肺动脉高压。

进一步检查：下肢深静脉超声检查、肿瘤标志物检查、CTPA 检查，必要时行冠状动脉 DSA 检查。

治疗原则：①监测生命体征，吸氧；②抗凝治疗；③必要时溶栓治疗。

七、肺癌

诊断公式：中老年人 + 痰中带血 + 刺激性咳嗽 + 消瘦 +X 线片示毛刺征 + 肺部固定性湿啰音。

诊断依据：①老年男性，刺激性咳嗽，痰中带血；②长期大量吸烟史；③ X 线可见肺部团块状阴影，有毛刺。

鉴别诊断：①结核球；②肺部良性肿物；③支气管扩张。

进一步检查：胸部 CT、支气管镜、肿瘤标志物检查、痰找肿瘤细胞；明确肺癌后需要行骨扫描、腹部 B 超、头部 CT 等。

治疗原则：①休息，止咳、止痰；②抗感染治疗；③根据病理明确诊疗方案，如手术或者化疗，可联合其他治疗方式。

八、呼吸衰竭

诊断公式：呼吸衰竭＝ PaO_2 ＜ 60mmHg。

Ⅰ型呼吸衰竭＝病程短 +PaO_2 ＜ 60mmHg+$PaCO_2$ 正常。

Ⅱ型呼吸衰竭＝长期肺病 + 慢性缺氧 +PaO_2 ＜ 60mmHg+ $PaCO_2$ ＞ 50mmHg。

诊断依据：①常有 COPD 病史；②有缺氧、呼吸困难的表现；③动脉血气分析。

鉴别诊断：①支气管哮喘；②支气管扩张；③左心衰竭。

进一步检查：痰培养 + 药敏试验、血培养 + 药敏试验、病原血清学检查、电解质、肝肾功能检查，必要时做胸 CT 和支气管镜。

治疗原则：①休息，吸氧，退热治疗；②联合使用抗菌药；③纠正水电解质紊乱和酸碱平衡紊乱；④机械通气治疗。

九、胸腔积液（恶性、结核性）

诊断公式：胸膜性胸痛 +X 线提示胸腔积液的表现（肋膈角消失、弧形影）+ 呼吸困难 + 患肺呼吸音消失、叩诊浊音。

诊断依据：①慢性病程，有胸腔积液的体征（叩诊呈浊音、实音，呼吸音明显减弱）；②胸部 X 线片示胸腔积液。

鉴别诊断：①结核性胸膜炎；②胸膜间皮瘤；③其他原因所致的胸腔积液。

进一步检查：胸部 CT、胸腔积液细胞学检查、血清及胸腔积液肿瘤标志物检查、胸膜活检。

治疗原则：①休息，支持治疗；②胸腔穿刺抽液；③诊断明确后行胸膜固定术；④化疗。

十、血胸和气胸

诊断公式：张力性气胸＝胸外伤史 + 广泛皮下气肿（握雪感）+ 气管偏移 + 叩诊鼓音 + 呼吸音消失。

诊断依据：①创伤性休克（胸外伤病史，BP 80/50mmHg）；②外伤性肋骨骨折，休克，呼吸困难，青紫，主要是广泛性皮下气肿，气管右移，左胸叩鼓，呼吸音消失。

鉴别诊断：①闭合性气胸；②心脏压塞；③血胸；④多根多处肋骨骨折。

进一步检查：①立即胸穿，闭式引流；②正侧位胸部 X 线片；③ EKG、BP 持续监测，血气分析等。

治疗原则：①纠正休克，输血、输液，保持气道通畅，吸氧；②胸腔穿刺、闭式引流，必要时开胸探查；③抗生素防治感染，对症治疗如镇痛、固定胸廓。

诊断公式补充：血胸＝胸外伤史 + 气管偏移 + 叩诊浊音 + 呼吸音减弱 + X 线片示肋膈角消失，弧形高密度影。

十一、脓胸

诊断公式：胸腔积液的表现 + 高热 + 胸腔穿刺见脓性液。

诊断依据：①肺炎伴胸痛；②常有胸腔积液的体征；③影像学即胸部 X

线片可见胸腔内均匀密度增高影，肋膈角消失，超声回应不均。

鉴别诊断：①肺结核；②肺脓肿；③其他类型的胸腔积液。

进一步检查：病原学检查、动脉血气分析、行胸穿常规及生化检查，必要时行胸部 CT。

治疗原则：①休息，退热，止咳，营养支持；②静脉滴注广谱抗生素，并根据药敏试验结果调整；③胸腔穿刺排脓；④防止并发症。

十二、肋骨骨折

诊断公式：胸外伤史 + 骨擦音。

诊断依据：①患者有明确的外伤史，胸部呼吸音减低；②胸部 X 线片或 CT 可见胸廓内线畸形。

鉴别诊断：①闭合性气胸；②心脏压塞；③支气管断裂。

进一步检查：测中心静脉压，明确是否有出血性休克；检查出、凝血功能。

治疗原则：①镇静、镇痛，补液，纠正血容量；②纠正胸廓畸形，必要时行胸腔闭式引流，根据引流量决定是否手术探查。

第二部分　心血管系统

一、心力衰竭

诊断公式：左心衰竭＝咳粉红色泡沫样痰 + 呼吸困难（夜间不能平卧、端坐呼吸）。

右心衰竭＝颈静脉怒张 + 双下肢水肿 + 肝大。

诊断依据：①有心肌梗死病史；②呼吸困难，半卧位，口唇发绀；③双肺大量湿啰音。

鉴别诊断：①支气管哮喘；②肺栓塞；③慢性肝病；④心绞痛；⑤心包积液。

进一步检查：超声心动图、心电图、血流动力学监测、肝肾功能、电解质、血脂、胸部 X 线片、腹部 B 超。

治疗原则：①坐位，双腿下垂，限盐，控制液体入量，吸氧；②肌内注射吗啡；③快速利尿，扩张血管，必要时用洋地黄。

二、心律失常

诊断公式：心房颤动＝心律绝对不等＋脉搏短绌＋心电图 f 波＋第一心音强弱不等。

阵发性室上性心动过速＝阵发性心慌＋突发突止＋ECG（无 P 波，心率为 160～250 次 /min）。

阵发性室性心动过速＝突发性心慌＋既往发作史＋ECG 连续 3 次以上快速宽大畸形的 QRS 波＋心室夺获 / 室性融合波。

诊断依据：①青年男性，反复发作心悸；②心悸突发突止，症状可缓解；③心电图。

鉴别诊断：①阵发性心房颤动；②窦性心动过速；③心房扑动。

进一步检查：血电解质、超声心动图、24 小时动态心电图检查、心脏电生理检查。

治疗原则：①急性发作时可尝试刺激迷走神经；②药物终止发作；③必要时行射频消融术。

三、冠心病

诊断公式：冠心病＝老年人＋胸骨后压榨性疼痛。

心绞痛＝胸骨后压榨性疼痛＜30 分钟＋休息或口含硝酸甘油能缓解＋ECG 显示 ST 段水平下移。

心肌梗死＝胸骨后压榨性疼痛＞30 分钟，休息或口含硝酸甘油不能缓解＋大汗淋漓＋濒死感＋ECG 显示 ST 段弓背向上抬高。

诊断依据：①往往有高血压、吸烟史；②典型心绞痛发作，既往无心绞痛史，在 1 个月内新出现的由体力活动所诱发的心绞痛，休息和用药后能缓解；③查体显示心界不大，心律齐，无心力衰竭表现。

鉴别诊断：①急性心肌梗死；②反流性食管炎；③心肌炎、心包炎；④主动脉夹层。

进一步检查：①心绞痛时描记心电图或做 Holter；②病情稳定后，病程＞1 个月可做心肌运动核素显像；③化验血脂、血糖、肾功能、心肌酶谱；④眼底检查、超声心动图，必要时冠状动脉造影。

治疗原则：①休息，心电监护；②药物治疗，如硝酸甘油、硝酸异山梨酯、抗血小板聚集药；③疼痛仍发作时行抗凝治疗，必要时行 PTCA 治疗。

四、高血压

诊断公式：高血压病史＋头晕＋心慌＋收缩压≥140mmHg 和 / 或舒张压≥90mmHg。

诊断依据：①病史长，可伴有心力衰竭的病史；②血压测定明显升高，可达到诊断标准。

鉴别诊断：①冠心病；②扩张型心肌病；③风湿性心脏病二尖瓣关闭不全。

进一步检查：①心电图、超声心动图；②胸部 X 线片，必要时胸部 CT；③腹部 B 超；④血 A/G，血 K^+、Na^+、Cl^-。

治疗原则：①病因治疗，包括合理应用抗高血压药；②心力衰竭的治疗，包括吸氧、利尿、扩血管、强心；③对症治疗，包括控制感染等。

补充：按患者的心血管危险因素绝对水平分层（正常为 140/90mmHg）

1 级：收缩压 140 ~ 159mmHg 和 / 或舒张压 90 ~ 99mmHg

2 级：收缩压 160 ~ 179mmHg 和 / 或舒张压 100 ~ 109mmHg

3 级：收缩压≥180mmHg 和 / 或舒张压≥110mmHg

高血压危险程度分层

低危：1 级。改善生活方式。

中危：1 级 +1 ~ 2 个其他危险因素；2 级或 1 ~ 2 个其他危险因素。

高危：1 ~ 2 级 +3 个及 3 个以上其他危险因素或靶器官损害；3 级。

很高危：1 ~ 3 级＋临床合并症或合并糖尿病；3 级 +1 个及 1 个以上其他危险因素或 3 个及 3 个以上靶器官损害。

五、心脏瓣膜病

诊断公式：二尖瓣狭窄＝呼吸困难（劳力性、阵发性、夜间、端坐呼吸、急性肺水肿）+ 急性大量咯血、粉红色泡沫样痰＋梨形心＋隆隆样杂音。

诊断依据：①中年女性，常有风湿性关节炎病史；②间断发作劳力性心悸、反复上呼吸道感染及膝关节疼痛；③心尖舒张期隆隆样杂音，P2 亢进。

鉴别诊断：①肺栓塞；②肺炎；③甲状腺功能亢进症。

进一步检查：超声心动图、胸部 X 线片及肺部增强 CT 检查、心电图及动态心电图。

治疗原则：①休息，吸氧，避免劳累，心电监护，限制钠盐摄入；②预防血栓栓塞；③药物复律，控制心室率；④手术治疗。

诊断公式补充：二尖瓣关闭不全＝急性左心衰竭 / 慢性晚期出现左心衰竭或全心衰竭＋心尖部粗糙的全收缩期吹风样杂音，向腋下或左肩胛下角传导。

主动脉瓣狭窄＝呼吸困难＋心绞痛＋晕厥＋喷射性杂音并向颈部传导。

主动脉瓣关闭不全＝心悸＋心绞痛＋夜间阵发性呼吸困难＋Austin-Flint 杂音＋周围血管征（水冲脉、De Musset 征、颈动脉波动明显、毛细血管搏动征、动脉枪击音及 Duroziez 征）。

六、结核性心包炎

诊断公式：结核＋心包积液的体征（心前区痛＋呼吸困难＋上腹部闷胀＋心界扩大＋下肢水肿）。

诊断依据：①有肺结核感染的证据；②气短，不能平卧；③大量心包积液的体征。

鉴别诊断：①肿瘤性心包炎；②急性特异性心包炎；③慢性肺源性心脏病。

进一步检查：血常规、红细胞沉降率、血生化、结核菌素试验、心电图、心包穿刺积液检查、尿常规、肾功能检查、磁共振显像除外肿瘤，必要时心包活检。

治疗原则：①非药物治疗，卧床休息，控制入量，吸氧；②心包穿刺；③病因治疗，尽早给予标准抗结核治疗（早期、规律、全程、联合、适量）。

第三部分 消化系统

一、胃食管反流病

诊断公式：反酸＋胸骨后烧灼感＋胃镜检查食管下段红色条样糜烂带（烧心、反酸）。

诊断依据：①中年男性，慢性病程；②胸骨后疼痛，无放射，伴反酸、烧心，胸痛与活动无关；③ ECG 正常。

鉴别诊断：①冠心病；②食管肿瘤；③消化性溃疡。

进一步检查：胃镜、血脂、血糖、心肌酶谱、肿瘤标志物、心电图、超声心动图、胸部X线片、冠状动脉造影、食管pH监测和食管压力测定、消化道钡剂检查。

治疗原则：①一般治疗，适当控制饮食；②抑酸药治疗，可酌情加用胃肠促动药；③若有适应证，可考虑内镜或手术治疗。

二、食管癌

诊断公式：进行性吞咽困难（中、晚期）+胸骨后烧灼样疼痛（早期）+进食哽噎感（早期）。

诊断依据：①中老年，慢性病程，喜食滚烫的食物；②胸骨后不适，进行性吞咽困难伴体重下降；③贫血，粪便隐血（+）。

鉴别诊断：①胃食管反流；②食管良性肿瘤；③贲门失弛缓症。

进一步检查：胃镜+活组织病理检查、钡剂造影、胸部CT。

治疗原则：①除晚期丧失机会的病例外，均应首选手术治疗；②晚期患者给予营养支持、放疗或对症治疗，缓解痛苦。

三、胃炎

诊断公式：饮食不洁或刺激物+上腹痛、腹胀、恶心、呕吐+黑便。

诊断依据：①口服非甾体抗炎药后发病；②上腹痛伴黑便；③剑突下轻度疼痛；④粪便隐血（+）。

鉴别诊断：①急性胆囊炎；②急性胰腺炎；③急性阑尾炎。

进一步检查：胃镜检查、血常规、粪便常规、粪便隐血试验。

治疗原则：①休息，支持治疗；②应用H_2受体拮抗剂或质子泵抑制剂、胃黏膜保护剂、解痉镇痛药；③对出血明显的应补充血容量纠正休克。

四、消化性溃疡

诊断公式：胃溃疡＝慢性规律性上腹痛（饱餐后痛）+呕血、黑便。

诊断依据：①周期性、节律性上腹痛；②呕血、黑便，粪便隐血阳性；③查体上腹中压痛，四肢湿冷，脉压变小。

鉴别诊断：①胃癌；②肝硬化、食管－胃底静脉曲张破裂出血；③出血性胃炎。

进一步检查：①急诊胃镜；②X线钡剂检查（出血停止后）；③肝肾功能。

治疗原则：①对症治疗；②抗溃疡药治疗；③内镜止血、手术治疗。

补充诊断公式：十二指肠溃疡=饥饿时痛（餐后4小时以上）或夜间痛+呕血、黑便。

消化性溃疡并穿孔=突发剧烈腹痛（腹膜炎的体征）+X线膈下有游离气体。

消化性溃疡并出血=胃、十二指肠溃疡+呕血、黑便+血压下降。

五、消化道穿孔

诊断公式：溃疡病史+突发上腹部剧痛+板状腹+腹膜刺激征+膈下游离气体。

诊断依据：①突然上腹部剧痛，伴腹膜刺激征；②肝浊音界消失；③十二指肠溃疡病史。

鉴别诊断：①胆囊炎、胆囊结石急性发作；②急性胰腺炎；③急性胃肠炎；④急性阑尾炎。

进一步检查：腹部立位X线平片、B超检查、重复血清、尿淀粉酶测定。

治疗原则：①禁食，胃肠减压，做好术前准备；②开腹手术，如穿孔修补术。

六、消化道出血

诊断公式：消化性溃疡并出血=胃、十二指肠溃疡+呕血、黑便+血压下降。

诊断依据：①以黑便和急性相关失血症状（头晕、乏力、心悸）为主要临床表现；②贫血貌，睑结膜苍白，心动过速，肠鸣音活跃；③粪便隐血（+）。

鉴别诊断：①食管－胃底静脉曲张破裂出血；②急性糜烂性胃炎。

进一步检查：监测血常规、网织红细胞、粪便常规+隐血；肝肾功能；上消化道钡剂造影；Hp相关检查。

治疗原则：①卧床休息，控制饮食，必要时吸氧；②扩容补液，备血，必要时输血；③静脉应用质子泵抑制剂或H_2受体拮抗剂，应用胃黏膜保护剂；④若有 Hp 感染，择期实施 Hp 根除治疗。

七、胃癌

诊断公式：老年人 + 黑便 + 龛影 + 慢性溃疡疼痛规律改变 + 上腹痛 + 腹部包块 + 消瘦 + 左锁骨上淋巴结肿大。

诊断依据：①腹痛，食欲下降，乏力，消瘦；②结膜苍白，剑突下深压痛；③上消化道造影所见；④粪便隐血（+）。

鉴别诊断：①胃溃疡；②胃炎。

进一步检查：①胃镜检查加活体组织病理；② CT，了解肝、腹腔淋巴结情况；③胸部 X 线片。

治疗原则：①开腹探查，胃癌根治术；②辅助化疗；③内镜治疗；④限制饮食，营养支持，补液，对症治疗；⑤择期根除幽门螺杆菌治疗。

八、肝硬化

诊断公式：肝炎病史 + 门静脉高压（脾大 + 腹水 + 蜘蛛痣）+ 超声（肝脏缩小）+ 肝功能减退。

诊断依据：①中老年，慢性病程，腹胀，乏力伴纳差，牙龈出血；②巩膜黄染，可见蜘蛛痣，肝大，腹水征阳性；③外周血的血红蛋白及血小板减少，HBsAg 阳性，PT 延长。

鉴别诊断：①原发性肝癌；②结核性腹膜炎。

进一步检查：血常规、尿常规、肝功能及其相关功能检查、肝炎病毒学检查、腹水检查、腹部超声检查、上消化道 X 线检查、内镜检查、肝穿刺活检、腹腔镜检查。

治疗原则：①一般治疗，休息，注意饮食；②药物治疗，腹水的治疗，门静脉高压的手术治疗；③并发症的治疗。

九、非酒精性脂肪性肝病

诊断公式：肥胖 + 血脂异常 + 氨基转移酶及 GGT 升高 +B 超肝脏呈弥漫性改变。

诊断依据：①常有肥胖、2 型糖尿病病史；②临床表现有消化不良、高脂血症、高血糖等；③影像学呈弥漫性增强；④实验室检查显示血清氨基转移酶和 GGT 升高。

鉴别诊断：①病毒性肝炎；②自身免疫性肝病；③肝脏肿瘤；④非酒精性脂肪性肝病相关肝硬化。

进一步检查：血脂、血糖、肾功能；肝炎病毒学指标；自身免疫性肝病指标；甲胎蛋白。

治疗原则：①饮食控制，低糖、低脂、高纤维素食；②运动治疗；③调血脂治疗；④若合并糖尿病可以给予降血糖治疗。

十、肝癌

诊断公式：肝炎病史＋肝区疼痛+AFP升高＋肝大、质硬＋腹水、黄疸+B超占位。

诊断依据：①右上腹痛逐渐加重，伴纳差、体重下降；②乙型肝炎病史；③巩膜轻度黄染，TBIL、GGT、AFP上升；④B超所见。

鉴别诊断：①转移性肝癌；②肝内的其他占位性病变，如血管瘤、腺瘤等。

进一步检查：①上消化道造影、钡灌肠检查；②CT；③必要时行肝穿刺活检。

治疗原则：①手术；②介入治疗；③肝移植。

十一、胆石症、胆道感染

诊断公式：急性梗阻性化脓性胆管炎＝Charcot三联征（腹痛＋寒战高热＋黄疸）＋休克表现＋精神症状（如神情淡漠、昏迷）五联征。

诊断依据：①反复发作右上腹绞痛，近期出现Charcot三联征＋血压下降＋精神症状；②DBIL（结合胆红素）及WBC升高；③有胆囊结石二次手术史。

鉴别诊断：①胆道损伤导致的狭窄、梗阻；②胆道下端肿瘤。

进一步检查：①B超、CT；②发作期避免应用ERCP或PTC。

治疗原则：①抗感染措施；②急诊开腹探查，胆总管探查，引流。

诊断公式补充：胆结石＝阵发性右上腹绞痛+Murphy征阳性+B超示强回声光团、声影。

胆囊炎＝阵发性右上腹绞痛+Murphy征阳性＋恶心、呕吐。

十二、急性胰腺炎

诊断公式：急性胰腺炎（水肿型）＝暴饮暴食/慢性胆道病史＋持续上

腹部疼痛 + 弯腰疼痛减轻 + 淀粉酶检测。

急性胰腺炎（出血坏死型）= 水肿型症状 + 腰腹部或脐周紫斑 + 腹腔穿刺洗肉水样液体 + 血糖高 + 血钙低。

出血坏死型：血清、尿淀粉酶值不一定高，有时反而会下降。确诊时选 CT，1 周内测血清淀粉酶，超过 1 周测脂肪酶。

诊断依据：①急性上腹痛，向后腰背部放射，伴恶心、呕吐、发热；②全腹肌紧张、压痛、反跳痛，有可疑腹水征；③ WBC 升高，血钙下降；④影像学检查所见，包括 B 超、腹部 X 线平片。

鉴别诊断：①消化道穿孔；②急性胆囊炎；③急性肠梗阻。

进一步检查：①血清、尿淀粉酶；②腹腔穿刺、腹水常规及淀粉酶测定；③腹部 CT。

治疗原则：①禁食，胃肠减压；②适当应用抗生素及生长抑素类制剂；③密切观察病情，有感染征象时可手术探查。

十三、溃疡性结肠炎

诊断公式：左下腹痛 + 黏液脓血便 +（便意、便后缓解）+ 抗生素无效。

诊断依据：①腹泻，脓血便，腹痛伴发热；②每天排便次数增多，广谱抗菌药无效；③查体，脉搏常超过 90 次 /min，腹部沿结肠区域疼痛。

鉴别诊断：①慢性细菌性痢疾；②肠血吸虫病；③克罗恩病；④大肠癌。

进一步检查：结肠镜及活检、查血 ESR、CRP、肝肾功能及电解质等生化检查。

治疗原则：①休息，流质饮食，纠正水、电解质紊乱；②柳氮磺吡啶，控制不住用糖皮质激素或免疫抑制剂。

十四、克罗恩病

诊断公式：反复右下腹或脐周痛 + 腹泻 + 消瘦 + 腹部包块 + 结肠镜示卵石样结膜或纵行溃疡 + 抗生素治疗无效。

诊断依据：①慢性病程，反复不愈；②腹痛、腹泻，伴有发热、消瘦，抗菌药无效；③发热，右下腹痛；④粪便隐血阳性；⑤肠镜检查符合克罗恩病。

鉴别诊断：①慢性细菌性痢疾；②溃疡性结肠炎；③结肠癌；④阿米巴肠炎。

进一步检查：组织病理、血 CRP、肝肾功能。

治疗原则：①一般治疗，如适当休息、注意饮食；②对症治疗，营养支持，纠正贫血；③氨基水杨酸制剂，病情严重时用激素治疗。

十五、肠梗阻

诊断公式：腹痛 + 呕吐 + 胀 + 闭 + X 线。

诊断依据：①急性阵发性腹痛，伴肠鸣音亢进；②腹胀、呕吐、停止排便与排气；③有腹部手术史；④腹透有多个液平面。

鉴别诊断：①急性胃肠炎；②输尿管结石；③其他外科急腹症，如消化道穿孔、胆囊炎等。

进一步检查：尿常规及沉渣镜检、B 超、血酸碱度及电解质。

治疗原则：①禁食，胃肠减压，抗生素；②输液，纠正脱水及酸中毒；③手术治疗。

十六、结直肠癌

诊断公式：结肠癌＝老年人 + 消瘦 + 排便习惯改变 +CEA+ 腹部肿块。

直肠癌＝直肠刺激症状 + 指诊带血 + 脓血便 + 消瘦 + 大便变形。

诊断依据：①排便习惯改变，便次增加；②暗红色血便，粪便隐血（+）；③右下腹肿块；④伴消瘦、乏力。

鉴别诊断：①炎性肠病；②回盲部结核；③阿米巴痢疾。

进一步检查：①钡灌肠造影；②结肠镜检；③腹部 B 超。

治疗原则：①病理证实后行根治性手术；②辅助化疗。

十七、肠结核

诊断公式：结核症状 + 腹部症状（腹痛、腹泻、右下腹部肿块）+ 钡灌肠示激惹征。

诊断依据：①慢性病程；②右下腹痛、腹泻伴午后低热，口服头孢菌素类抗生素疗效不佳。

鉴别诊断：①克罗恩病；②阿米巴病或血吸虫性肉芽肿；③右侧结肠癌。

进一步检查：PPD 试验、结肠镜检 + 病理学检查、粪便病原学检查、结核分枝杆菌相关检查、血 CRP、肿瘤相关检查。

治疗原则：①休息与营养；②抗结核治疗；③对症治疗，必要时手术。

十八、结核性腹膜炎

诊断公式：结核症状 + 腹部炎症（腹痛、腹泻、腹壁柔韧感）。

诊断依据：①既往有结核病史；②腹胀伴低热、消瘦；③腹部柔韧感，脐周压痛，移动性浊音阳性；④血淋巴细胞比例升高，红细胞沉降率加快。

鉴别诊断：①腹腔恶性肿瘤；②肝硬化腹水。

进一步检查：PPD 试验、腹水检查、肝肾功能，必要时行胃镜、结肠镜检查。

治疗原则：①休息和营养；②抗结核治疗；③可酌情放腹水。

十九、急性阑尾炎

诊断公式：转移性右下腹痛 + 麦克伯尼点（简称麦氏点）压痛（胀痛、闷痛）+ WBC 升高。

诊断依据：①转移性右下腹痛；②右下腹固定性压痛、反跳痛、肌紧张；③发热，白细胞增高。

鉴别诊断：①急性胃肠炎、细菌性痢疾；②尿路结石感染；③急性盆腔炎。

进一步检查：①复查粪便常规、血常规；② B 超，显示回盲区、阑尾形态。

治疗原则：①禁食水；②抗感染治疗；③开腹探查、阑尾切除术。

二十、内痔

诊断公式：无痛性血便 + 便带鲜血 + 静脉样团块。

诊断依据：①老年男性，大便时肛门脱出肿物伴便血，无疼痛；②便后脱出物可回纳；③脱出肿物膝胸位在肛门 1、5 和 9 点（截石位在 3、7 和 11 点）。

鉴别诊断：①直肠癌；②直肠息肉；③血栓性外痔。

进一步检查：直肠镜、粪便常规、血 CEA。

治疗原则：①保持大便通畅，防止便秘和腹泻；②肛管内应用药物；③必要时手术治疗。

二十一、肛裂

诊断公式：便时、便后肛门剧痛＋肛裂三联征。

诊断依据：①排便时疼痛，排便时常可见少量血迹或滴鲜血；②粪便隐血阳性。

鉴别诊断：①外痔；②内痔；③直肠息肉；④直肠癌。

进一步检查：①粪便常规；②直肠指诊。

治疗原则：①排便后坐浴；②口服轻泻药，保持大便通畅；③必要时手术治疗。

二十二、肛周脓肿

诊断公式：肛周疼痛＋局部刺激征＋有无发热。

诊断依据：①肛门周围胀痛，排大便时疼痛加剧；②隆起红肿，触痛明显，直肠指诊可触及肿块，有压痛及波动感；③血白细胞总数和中性粒细胞比例升高。

鉴别诊断：①肛瘘；②肛裂；③痔。

进一步检查：诊断性穿刺、盆腔 B 超、CT 或 MRI。

治疗原则：①脓肿切开引流；②定期换药，坐浴；③应用抗生素。

诊断公式补充：痔＝肛门疼痛＋便鲜血＋肛门口触痛肿物。

肛瘘＝间断少量脓血黏液从瘘管溢出＋外口－瘘管－内口。

直肠脱垂＝肿物自直肠脱出＋直肠指诊感肛门括约肌无力。

二十三、腹外疝

诊断公式：腹股沟斜疝＝老年男性＋腹压增加＋右下腹肿物＋进入阴囊。

诊断依据：①老年男性，右下腹坠胀，搬重物时可出现包块；②查体显示右腹股沟包块，触痛明显，无法还纳，肠鸣音亢进。

鉴别诊断：①鞘膜积液；②腹股沟淋巴结肿大；③急性肠扭转。

进一步检查：立位 X 线片、包块透光试验、腹部 B 超检查、急诊肠扭转。

治疗原则：手术治疗。

二十四、腹部闭合性损伤：肝、脾、肠、肾损伤

诊断公式：肾损伤=腰部损伤+血尿。

肝破裂=右腹部外伤+腹膜刺激征+移动性浊音。

脾破裂=左腹部外伤+全腹痛+腹腔内出血。

肠破裂=腹中部外伤+腹膜刺激征+穿刺淡黄色液体。

进一步检查：影像学相关检查、X 线、B 超、CT、诊断性穿刺。

治疗原则：①密切观察病情变化，抗休克，预防感染；②做好术前准备，手术治疗。

第四部分　泌尿系统（含男性生殖系统）

一、急性肾小球肾炎

诊断公式：青少年+链球菌感染史+血尿、蛋白尿、高血压+ASO 升高+C3 下降。

诊断依据：①青少年男性，急性病程，起病 3 周内有前驱感染；②在感染后 2 周发生少尿，水肿（眼睑、下肢水肿），尿色红，血压高（160/96mmHg）；③化验尿蛋白（++），有镜下血尿（RBC 20～30/ 高倍），化验血有氮质血症，C3 低。

鉴别诊断：①其他病原体感染后急性肾小球肾炎，如病毒性肾炎、膜增生性肾小球肾炎；②慢性肾小球肾炎；③ IgA 肾病；④新月体性肾小球肾炎；⑤全身系统性疾病肾脏受累，如狼疮性肾炎。

进一步检查：尿相差显微镜检查、24 小时尿蛋白定量、监测肾功能、血补体、抗链球菌溶血素 O、乙肝病毒免疫标志物、抗核抗体谱检查。

治疗原则：①卧床休息，低盐饮食等；②抗感染治疗；③对症治疗，如利尿消肿、降血压等；④中医药治疗；⑤若进展发生急性肾衰竭，可透析治疗。

二、慢性肾小球肾炎

诊断公式：慢性疾病病史+蛋白尿+血尿+水肿+高血压。

诊断依据：①中青年男性，慢性病程；②反复发作肉眼血尿、持续性

蛋白尿；③高血压，双下肢凹陷性水肿；④尿液检查提示肾小球源性血尿及蛋白尿。

鉴别诊断：①继发性肾小球病；②慢性肾盂肾炎；③ Alport 综合征；④高血压肾损害。

进一步检查：24 小时尿蛋白定量、血抗链球菌溶血素 O、补体、乙肝标志物、抗核抗体谱、抗肾小球基底膜抗体、肾脏 B 超检查、肾活检穿刺。

治疗原则：①限盐饮食及对症治疗；②抗感染；③降血压治疗，首选肾素血管紧张素转换酶抑制药（ACEI）或血管紧张素Ⅱ受体阻滞药（ARB）；④根据肾脏病理及尿蛋白定量决定下一步的治疗是否加用糖皮质激素。

三、尿路感染

诊断公式：急性肾盂肾炎＝发热＋肾区叩击痛＋脓尿（白细胞管型）。

诊断依据：①中年女性，急性病程，有尿路感染的易感因素（高血糖）；②发热伴腰痛、尿频、尿急、尿痛；③体温高，右肾区叩击痛阳性；④血常规示白细胞总数及中性粒细胞比例升高，尿常规示白细胞显著增高、亚硝酸盐阳性。

鉴别诊断：①急性膀胱炎；②慢性肾盂肾炎急性发作；③泌尿系统结核；④尿道综合征。

进一步检查：血培养，尿培养，尿细菌菌落计数＋药敏试验，肾功能（BUN、Scr、尿浓缩试验、尿渗透压、血尿），泌尿系统影像学检查（IVP），B 超。

治疗原则：①抗感染治疗，给予合理有效的抗生素；②去除诱因，防止复发。

诊断公式补充：急性膀胱炎＝已婚女性＋膀胱刺激征（无腰痛）。

慢性肾盂肾炎＝尿路结石或尿路损伤史＋膀胱刺激征反复发作＋静脉肾盂造影示肾盂肾盏变形、肾小管损害＋双肾大小不等，患侧肾表面凹凸不平。

慢性肾盂肾炎急性发作＝尿路损伤史＋膀胱刺激征反复发作＋腰痛＋发热＋肾区叩击痛＋WBC 升高。

下尿路感染＝已婚女性＋发热＋膀胱刺激征。

四、尿路结石

诊断公式：阵发性腰背痛或上腹绞痛＋血尿。

诊断依据：①上尿路结石（肾、输尿管结石）：疼痛（肾绞痛）和血尿（多镜下血尿）；患侧肾区叩击痛阳性。②下尿路结石（膀胱结石）：排尿突然中断，改变体位后可继续排尿；结石较大时可经直肠腹壁双合诊扪及。

鉴别诊断：①急性膀胱炎；②膀胱肿瘤；③急性尿路感染；④急性阑尾炎；⑤输尿管肿瘤。

进一步检查：尿常规、泌尿系统X线平片、尿路造影或CT、腹部B超。

治疗原则：①病因治疗，找到尿路结石的成因，针对病因治疗；②药物治疗，感染严重时可应用抗生素治疗；③解除尿路梗阻（介入或碎石）；④必要时手术（常规或微创）。

五、良性前列腺增生症

诊断公式：老年人＋夜尿增多＋尿频＋进行性排尿困难＋直肠指检触及前列腺肥大。

诊断依据：①尿频，进行性排尿困难（排尿迟缓、断续、尿流细而无力、射程短、排尿时间延长等），尿潴留；②直肠指诊示前列腺增大。

鉴别诊断：①膀胱颈挛缩；②前列腺癌；③尿道狭窄；④神经源性膀胱功能障碍。

进一步检查：B超、膀胱镜检查、尿流率检查、PSA、放射性核素肾图。

治疗原则：①观察等待；②药物治疗（α_1受体拮抗剂、5α-还原酶抑制剂等）；③手术治疗。

六、慢性肾衰竭

诊断公式：多年的肾炎病史＋血尿、蛋白尿、高血压＋血肌酐升高（代偿期133～177μmol/L、失代偿期177～442μmol/L、衰竭期442～707μmol/L、尿毒症期＞707μmol/L）＋血尿素氮升高＋双肾缩小。

诊断依据：①慢性病程，逐渐进展，有肾毒性药物长期应用史；②夜尿增多、乏力、恶心、呕吐；③血压高、贫血貌；④实验室检查显示少量蛋白尿，正细胞正色素性贫血，血肌酐显著升高，高磷、低钙血症，血钾

＞5.5mmol/L，肾小球滤过率＜15ml/（min · 1.73m^2）。

鉴别诊断：①急性肾损伤；②高血压肾病；③其他继发性肾脏病、狼疮性肾炎、过敏性紫癜性肾炎、血管炎相关肾损害等。

进一步检查：尿红细胞位相、24 小时尿蛋白定量、动脉血气分析、血全段甲状旁腺激素、痰培养＋药敏试验、胸部 X 线片、肾脏 B 超。

治疗原则：①低盐、优质低蛋白饮食；②抗感染治疗；③降血压治疗；④纠正贫血，如补充造血原料及促红细胞生成素；⑤纠正水电解质紊乱及酸碱平衡紊乱；⑥必要时血液净化治疗。

第五部分　女性生殖系统（病理学）

一、宫颈癌

诊断公式：中老年女性＋接触性出血（或阴道不规则出血）＋宫颈菜花样物。

诊断依据：①中年女性，阴道不规则流血伴分泌物增多，伴有烂肉样物排出；②妇科检查显示宫颈明显增大，呈菜花状，触血明显。

鉴别诊断：①子宫黏膜下肌瘤（伴感染）；②子宫颈良性疾病（炎症、息肉、尖锐湿疣、结核、宫颈子宫内膜异位、肌瘤、乳头状瘤）；③子宫颈的其他恶性肿瘤（肉瘤、黑色素瘤、淋巴瘤、转移瘤）。

进一步检查：宫颈活组织病理检查、妇科 B 超检查、盆腹腔 CT 和 / 或 MRI 检查、泌尿系统造影、膀胱镜、直肠镜检查、胸部 CT 等。

治疗原则：放疗和化疗。

二、子宫肌瘤

诊断公式：育龄妇女＋经量增多＋子宫增大、质硬、表面凹凸不平＋贫血貌。

诊断依据：①育龄妇女，经期延长、经量增多；②妇科检查显示子宫增大、表面凹凸不平、质硬。

鉴别诊断：①子宫腺肌病；②子宫恶性肿瘤，如子宫肉瘤、子宫内膜癌；③卵巢肿瘤。

进一步检查：妇科 B 超检查、宫颈细胞学检查和 HPV 检测、分段诊刮

（刮出物送病理活检）；术前检查包括血型、凝血功能、心电图等。

治疗原则：①积极纠正贫血；②择期手术治疗。

三、卵巢癌

诊断公式：老年女性 + 腹胀 + 附件区可触及囊实性肿物 + 直肠子宫凹处可触及囊实性包块。

诊断依据：①绝经后女性，病程短。②食欲减退、消瘦，一般状况差；腹部膨隆，触之饱满，深压痛。③附件区触及实性肿物，表面凹凸不平，活动度差；宫骶韧带有散在的结节状物，无触痛。

鉴别诊断：①子宫内膜异位症；②盆腔结核；③转移性卵巢肿瘤。

进一步检查：妇科 B 超检查、血清肿瘤标志物（CA125、AFP、CEA、CA19-9）检测、腹部 B 超检查、盆腹腔 CT/MRI 检查、胸部 CT 检查、腹腔穿刺（腹水常规、生化及细胞学检查）、胃镜检查或上消化道 X 线钡剂造影、血常规、肝肾功能、凝血功能、血电解质检查。

治疗原则：①剖腹探查术；②术中依据病理冷冻切片结果及分期选择手术范围；③术中根据病理类型辅以化疗；④支持治疗及对症治疗。

四、子宫内膜癌

诊断公式：中老年女性 + 阴道流血 + 绝经期月经紊乱 + 下腹疼痛 + 贫血、消瘦 + 子宫旁扪及不规则肿块。

诊断依据：①中年女性，绝经期间阴道不规则出血；②可见出血，宫体增大，有压痛；③盆腔超声显示子宫内膜增厚，局部见不均质回声，血流信号丰富。

鉴别诊断：①子宫黏膜下肌瘤或息肉；②萎缩性阴道炎；③宫颈癌。

进一步检查：盆腔 MRI 或 CT 检查、分段诊刮、血 CA125 检测。

治疗原则：一旦病理确诊，尽早行内膜癌分期手术，术后根据有无高危因素确定是否需要辅助治疗。

五、子宫内膜异位症

诊断公式：继发性痛经、进行性加重 + 不孕 + 月经失调 + 性交痛 + 盆腔检查可触及痛性结节。

诊断依据：①进行性加重的痛经、婚后不孕、有性交痛；②查体显示子宫后方囊性包块，触痛，活动度差；③ CA125 不高。

鉴别诊断：①卵巢癌；②盆腔炎性包块；③子宫腺肌病。

进一步检查：超声检查、盆腔 CT、血常规、抗子宫内膜抗体、其他术前常规检查。

治疗原则：①尽早腹腔镜手术；②术后指导其尽早妊娠。

第六部分 血液系统

一、缺铁性贫血

诊断公式：血清铁下降 + 贫血貌（皮肤黏膜苍白）+ 女性月经过多或消化系统肿瘤。

诊断依据：①病史包括头晕、乏力、活动后心悸、面色苍白等贫血的症状。②查体显示贫血貌、睑结膜、口唇苍白、心率快。③实验室检查显示小细胞低色素性贫血，血小板轻度增高，网织红细胞正常；粪便隐血（+）；血清铁、铁蛋白明显降低，总铁结合力升高。

鉴别诊断：①消化性溃疡或其他胃病；②慢性病贫血；③地中海贫血；④铁粒幼细胞贫血。

进一步检查：骨髓检查和铁染色、胃镜和全消化道造影、钡灌肠或纤维肠镜、血清癌胚抗原（CEA）、腹部 B 超或 CT。

治疗原则：①去除病因，若为消化道肿瘤应尽快手术；②补充铁剂；③若手术前贫血仍重，可输浓缩红细胞。

二、再生障碍性贫血

诊断公式：贫血貌 + 出血倾向 + 三系减少。

诊断依据：①病史包括半年多的贫血症状和出血表现；②体征包括贫血貌，双下肢出血点，肝脾不大；③血象显示三系减少，网织红细胞减低，白细胞分类中的淋巴细胞比例增高；④ NAP 阳性率和积分均高于正常，血清铁蛋白和血清铁增高，而总铁结合力降低，尿 Rous 试验阴性。

鉴别诊断：①骨髓增生异常综合征（MDS）；②阵发性睡眠性血红蛋白尿症（PNH）；③急性白血病；④巨幼细胞。

进一步检查：骨髓穿刺或活检、骨髓干细胞培养、糖水试验和 Ham 试验来除外 PNH、肝肾功能（以利于治疗，肝功能异常不能用雄性激素）。

治疗原则：①对症治疗，如成分输血、造血生长因子。②针对发病机制给药。针对干细胞，给予雄性激素、输脐带血，有条件可考虑骨髓移植；改善微循环，给予山莨菪碱、一叶萩碱、硝酸士的宁（选 1 种）。③免疫抑制治疗，给予泼尼松、左旋咪唑。④中医中药治疗，应辨证施治。

三、白血病

诊断公式：贫血 + 出血 + 感染 + 胸骨压痛 + 全血细胞减少 + 骨髓增生活跃（原始细胞＞30%）。

诊断依据：①急性发病，有发热和出血表现；②查体显示皮肤出血点，胸骨压痛（+）；③化验显示 Hb 和 PLT 减少，外周血片见到原始粒细胞。

鉴别诊断：①白血病类型的鉴别；②骨髓增生异常综合征。

进一步检查：骨髓穿刺检查及组织化学染色，必要时骨髓活检、进行 MIC 分型检查、胸部 X 线片、痰细菌学检查、腹部 B 超、肝肾功能检查。

治疗原则：①化疗，根据细胞类型选择适当的化疗方案；②支持对症治疗，包括抗生素控制感染；③有条件者完全缓解后进行骨髓移植。

四、淋巴瘤

诊断公式：霍奇金淋巴瘤（HL）＝青少年 + 淋巴结无痛性进行性肿大 + 发热 +RS 细胞。

非霍奇金淋巴瘤（NHL）＝中老年人 + 淋巴结无痛性进行性肿大 + 发热。

诊断依据：①无痛性进行性浅表淋巴结肿大，无原因的发热；②病理证实为淋巴瘤。

鉴别诊断：①系统性红斑狼疮；②淋巴结结核；③慢性淋巴细胞白血病。

进一步检查：淋巴结病理组织学检查、骨髓细胞学检查、血清学检查、影像学检查、其他检查。

治疗原则：根据淋巴瘤的类型和分期选择化疗方案，必要时行造血干细胞移植。

五、特发性血小板减少性紫癜

诊断公式：女性 + 出血倾向 + 血小板降低、红白细胞计数正常 + 脾不大。

诊断依据：①青年女性，慢性病程。②临床表现包括皮肤出现出血点、瘀斑，病情加重伴月经增多。③查体可见皮肤出血点、瘀斑，脾不大。④血常规显示血小板减少，白细胞计数分类正常，小细胞低色素性贫血；骨髓巨核细胞数正常或增加，但发育成熟障碍，幼稚巨核细胞增加，产板型巨核细胞显著减少（＜30%）。

鉴别诊断：①系统性红斑狼疮；②药物免疫性血小板减少性紫癜。

进一步检查：骨髓检查、血小板相关抗体、其他包括 B 超及血清 ANA。

治疗原则：①立即血小板成分输注、大剂量免疫球蛋白；②静脉注射糖皮质激素；③脾切除；④免疫抑制剂或其他治疗。

第七部分 代谢、内分泌系统

一、甲状腺功能亢进症

诊断公式：女性多见 + 代谢亢进及多系统兴奋性增高（发热、多汗、心悸、易激动、手颤）+ 伴或不伴突眼 + 甲状腺肿大、T_3 增高。

诊断依据：①有怕热多汗、性情急躁；②食欲增加、体重下降；③甲状腺肿大、突眼；④脉率加快、脉压增大。

鉴别诊断：①单纯性甲状腺肿；②神经官能症；③结核；④恶性肿瘤。

进一步检查：颈部 B 超，放射性核素扫描，T_3、T_4、TSH 测定，^{131}I 摄取率。

治疗原则：①内科药物治疗；②必要时行甲状腺次全切除术。

诊断公式补充：甲状腺高功能腺瘤＝单侧甲状腺肿块 + 甲状腺功能亢进高代谢征 +B 超示单个实性结节 + 甲状腺放射性核素扫描示热结节。

结节性甲状腺肿＝两侧不对称性甲状腺肿 + 甲状腺结节 +B 超示多个实性结节。

Graves 病＝甲状腺弥漫肿大 + 甲状腺功能亢进高代谢征 + 血管杂音。

甲状腺危象＝甲状腺功能亢进症病史 + 昏迷。

二、甲状腺功能减退症

诊断公式：表情呆滞 + 面色苍白 + 反应迟钝 + 便秘 + 乏力 +T_3、T_4 降低，TSH 升高 + 甲状腺弥漫性病变或不均匀的结节性改变。

诊断依据：①患者纳差、乏力，毛发脱落，经期延长，平时怕冷，少言，记忆力差，发病以来食欲减退、便秘；②血压低，低体温，皮肤干燥，睑结膜苍白，甲状腺弥漫性肿大、结节样改变，心动过缓，双下肢水肿，双手平举无震颤；③甲状腺功能：T_3、T_4下降，TSH 升高。

鉴别诊断：①肾病综合征；②桥本甲状腺炎；③无痛性甲状腺炎；④产后甲状腺炎。

进一步检查：血常规、尿常规、血脂、血糖、肝肾功能等、心电图、甲状腺 B 超、TPOAb、TgAb，必要时甲状腺放射性核素扫描检查。

治疗原则：①一般治疗，休息，加强营养；②甲状腺素替代治疗；③定期复查 T_3、T_4、TSH。

三、糖尿病

诊断公式：糖尿病＝三多一少症状＋血糖测定显示空腹≥7.0mmol/L（2 次），随机血糖≥11.1mmol/L，OGTT 试验餐后 2 小时血糖≥11.1mmol/L。

2 型糖尿病＝中老年＋三多一少较不典型＋慢性起病＋一般不发生酮症酸中毒。

2 型糖尿病的诊断依据：①有糖尿病家族史。②多食、多饮伴多尿，夜尿增多，易疲劳，体重下降。③实验室检查显示尿糖阳性；血糖测定显示空腹≥7.0mmol/L（2 次），随机血糖≥11.1mmol/L，OGTT 试验餐后 2 小时血糖≥11.1mmol/L。

鉴别诊断：①1 型糖尿病；②肾性糖尿病。

进一步检查：糖化血红蛋白、胰岛素释放试验、C 肽释放试验。

2 型糖尿病的治疗原则：①药物治疗，首选二甲双胍；②医学营养治疗；③体育锻炼；④病情监测；⑤健康教育。

诊断公式补充：1 型糖尿病＝青少年＋三多一少＋起病急＋烂苹果味。

第八部分　运动系统

一、四肢长管状骨折

诊断公式：股骨颈骨折＝中老年人髋部外伤＋患肢缩短、屈曲、外旋 45°～60°。

诊断依据：①老年女性，一侧髋部外伤，自觉髋部疼痛，不能站立行走；②体征包括一侧髋部压痛，患侧下肢较健侧下肢缩短约2cm，外旋约45°。

鉴别诊断：①髋关节脱位；②股骨转子间骨折；③股骨干骨折。

进一步检查：X线片；如需手术，则查三大常规、肝肾功能、电解质、血糖、血型、心电图等。

治疗原则：①牵引治疗，老年患者、不能耐受手术时可以选用；②内固定术，以防止并发症；③全髋置换术，如为股骨颈头下型骨折，则发生缺血性坏死的可能性大，可以选用。

诊断公式补充：肱骨外科颈骨折＝肩部受伤＋肩关节活动障碍＋局部胀痛。

肱骨（干、中下段）骨折＝上臂外伤史＋损伤部位活动障碍＋垂腕。

桡骨远端骨折＝手掌着地史＋侧面银叉样＋正面枪刺样（Colles骨折）。

肱骨髁上骨折＝小儿＋手掌着地＋肘部半屈位＋肘后三角关系正常＋肘关节痛。

骨盆骨折＝外伤史＋会阴部瘀斑＋骨盆挤压及分离试验阳性＋易失血性休克。

股骨干骨折＝大腿外伤史＋大腿肿胀＋成角、缩短、旋转畸形。

胫腓骨骨折＝大腿外伤史＋患肢局部肿胀、畸形＋骨－筋膜室综合征。

二、大关节脱位

诊断公式：髋关节后脱位＝二郎腿＋髋部剧痛＋一侧下肢缩短＋患肢内收、内旋畸形。

诊断依据：①一侧髋关节外伤史，伤后髋关节疼痛、活动障碍；②查体显示患侧髋关节弹性固定、压痛（+），髋关节呈屈曲、内收、内旋畸形，患侧下肢缩短；③骨盆正位X线片显示患侧髋部失去正常的解剖关系，患侧股骨头向后方移位。

鉴别诊断：①髋关节软组织损伤；②髋关节骨折。

进一步检查：髋关节CT或骨盆CT检查。

治疗原则：①全身麻醉或椎管内麻醉下手法复位；②康复治疗。

诊断公式补充：肩关节前脱位＝手掌着地受伤＋肩关节活动受限＋杜加征（Dugas征、搭肩试验）阳性。

关节脱位：肘关节外伤＋关节后方空虚感＋肱骨下端和尺骨鹰嘴突失

去正常的解剖关系。

桡骨头半脱位＝小儿＋强力牵拉上肢＋肘部疼痛＋活动受限＋X 线片示阴性肘。

三、颈椎病

诊断公式：中年人＋颈肩疼痛＋上肢放射痛或猝倒或病理征阳性等＋影像学见颈椎间盘退行性病变、椎间隙变窄、生理性弯曲消失。

颈椎病（神经根型）的诊断依据：①颈椎慢性疲劳损伤工作病史；②颈痛伴左上肢放射痛短期内加重；③左 Eaton 试验阳性，Spurling 试验阳性；④ X 线正位片检查示颈椎生理性前凸消失，$C_{5\sim6}$ 椎间隙变窄，颈椎关节骨质增生，相应的椎间孔狭窄。

鉴别诊断：①胸廓出口综合征；②肘管综合征；③腕管综合征；④尺管综合征。

进一步检查：颈椎 X 线（正侧位及双斜位），必要时颈椎 CT 或 MRI 检查、椎动脉造影及电生理检查。

治疗原则：①非手术治疗，如颈椎牵引、理疗、改善不良姿势；②使用非甾体抗炎药、肌肉松弛药及神经营养等药物治疗；③非手术治疗无效时手术。

四、腰椎间盘突出症

诊断公式：腰痛＋坐骨神经痛（疼痛向下肢放射）＋马尾综合征（大小便障碍、鞍区感觉障碍）＋腰部活动受限＋直腿抬高试验及加强试验阳性＋影像学见腰椎退行性病变、椎间隙变窄、生理性弯曲消失。

诊断依据：①腰椎慢性疲劳损伤工作病史，过度劳累后突然发病；②腰痛伴一侧坐骨神经痛 5 天，大小便困难；③直腿抬高试验及加强试验阳性，鞍区感觉减退；④ CT 显示 $L_5\sim S_1$ 间隙巨大椎间盘突出，压迫硬脊膜囊。

鉴别诊断：①腰肌劳损；②第 3 腰椎横突综合征；③腰椎滑脱与椎弓根峡部不连；④腰椎管狭窄症。

进一步检查：腰椎 MRI 检查、完善术前检查，必要时行椎动脉造影及电生理检查。

治疗原则：尽快解除马尾神经压迫，可选择全椎板切除髓核摘除术。

第九部分 风湿免疫性疾病

一、系统性红斑狼疮

诊断公式：女性+蝶形红斑+光过敏+口腔溃疡+关节炎+ANA 阳性+发热。

诊断依据：①青年女性；②脱发，多关节炎；③面部红斑，头发稀疏，眼睑水肿，关节肿，双下肢轻度凹陷性水肿；④抗核抗体阳性，补体降低；⑤血常规显示白细胞减少；⑥尿常规显示尿 RBC 7～10/HP，尿蛋白（+++），尿蛋白定量＞0.5g/d。

鉴别诊断：①原发性免疫性溶血性贫血；②药物性及其他免疫性溶血性贫血；③急性黄疸性肝炎；④急性肾小球肾炎；⑤类风湿关节炎；⑥其他结缔组织病（如干燥综合征）。

进一步检查：骨髓穿刺检查、血清结合珠蛋白等其他有关溶血性贫血的检查、ANA 谱及其他免疫抗体检查、血清免疫球蛋白、补体 C3 和 C4 检查、肝肾功能、腹部 B 超。

治疗原则：①首选糖皮质激素；②其他免疫抑制剂；③对症治疗。

二、类风湿关节炎

诊断公式：中老年女性+对称性小关节+晨僵+RF 阳性+抗环瓜氨酸肽抗体（+）。

诊断依据：①中年女性，慢性起病；②多关节肿痛，对称性关节炎，晨僵持续 1 小时；③血清 RF（+）；④手关节 X 线片示双手近端指尖关节间隙变窄。

鉴别诊断：①系统性红斑狼疮；②强直性脊柱炎；③骨关节炎；④银屑病关节炎；⑤痛风；⑥其他弥漫性结缔组织病造成的关节炎；⑦感染性关节炎。

进一步检查：抗 CCP 抗体、HLA-B27、ANA、抗 ENA 抗体、血清铁蛋白、血清铁、总铁结合力测定。

治疗原则：①改善症状，控制病情进展，保护关节功能；②积极使用改善病情的抗风湿药，规律用药，注意药物不良反应；③必要时给予糖皮质激素及生物制剂治疗。

第十部分　传染病（病理学）

一、病毒性肝炎

诊断公式：乙肝＝发热＋黄疸＋HBV（＋）＋体液传播。

诊断依据：①发热、全身不适、乏力、食欲减退、恶心、呕吐、右上腹部不适等黄疸前期的表现，1周后出现黄疸；②查体发现皮肤、巩膜黄染，肝脾大，肝区有压痛和叩击痛；③验尿显示胆红素及尿胆原均阳性。

鉴别诊断：①鉴别黄疸性肝炎的类型；②溶血性黄疸；③肝外阻塞性黄疸。

进一步检查：肝功能（包括血胆红素）、肝炎病毒学指标、腹部B超。

治疗原则：①一般治疗，如休息、给予多种维生素、严禁饮酒等；②抗病毒治疗，包括干扰素、拉米夫定等；③保肝药；④中医药治疗。

诊断公式补充：甲肝＝发热＋黄疸＋HAV（＋）＋粪－口传播。

丙肝＝发热＋黄疸＋HCV（＋）＋血液传播。

戊肝＝发热＋黄疸＋HEV（＋）＋粪－口传播。

二、细菌性痢疾

诊断公式：疫源接触＋发冷、发热、腹痛、腹泻＋里急后重＋排黏液脓血样大便（普通型＝仅有脓血便＋里急后重＋腹痛；脑型＝伴或不伴有脓血便＋脑膜刺激征阳性＋病理征阳性＋夏季发病）。

诊断依据：①起病急，高热，起病20小时才出现腹泻、脓血便；②惊厥1次，抽搐后一直昏睡、神志不清，深、浅反射未引出，双巴氏征（＋），肢端凉，发绀，心率快，血压低（休克型表现）；③粪便常规示WBC 30～40/HP，血WBC增高伴核左移。

鉴别诊断：①急性坏死性肠炎；②其他腹泻，如小儿肠炎、阿米巴痢疾、肠套叠；③高热惊厥。

进一步检查：血生化，包括电解质、CO_2CP、Ca^{2+}、粪便培养＋药敏试验。

治疗原则：①病原治疗，给予抗生素；②抗休克治疗，包括补液、给予血管活性药和强心药；③降颅内压治疗，给予甘露醇；④应用糖皮质激素；⑤对症治疗，如降温、吸氧、保持气道通畅等。

三、流行性脑脊髓膜炎

诊断公式：儿童+发热、头痛、呕吐、皮肤瘀点+脑膜刺激征+脑脊液呈化脓性改变+季节性（冬季来诊）。

诊断依据：①起病较急，先有咳嗽和呕吐等上呼吸道感染和消化道症状，主要有高热、易激惹；②查体见精神稍差，易激惹，前囟张力高，颈有抵抗，克氏征（+）；③脑脊液化验符合化脓性脑膜炎的变化，腰椎穿刺颅内压增高，血 WBC 计数和中性粒细胞比例增高。

鉴别诊断：①病毒性脑膜炎；②结核性脑膜炎；③新型隐球菌性脑膜炎；④ Mollaret 脑膜炎。

进一步检查：脑脊液涂片，培养找病原体+药敏试验、血培养、PPD、血生化、胸部 X 线片、脑 CT 注意硬膜下积脓。

治疗原则：①抗感染，合理选用抗生素；②糖皮质激素；③对症治疗，如降低颅内压、控制高热等。

四、肾综合征出血热

诊断公式：发热+三红（颜面、颈部及上胸部出现明显的充血潮红）+三痛（头痛、腰痛、眼眶痛）+蛋白尿+汉坦病毒（+）。

诊断依据：①青年男性，林场工人，春季发病。②有头痛、发热、腰痛及少尿的表现。③查体见睑结膜及面颈部充血，上腹部可见搔抓样瘀斑，双肾区有叩击痛。④实验室检查显示外周血白细胞升高，血小板下降，有非典型淋巴细胞；大量蛋白尿；氨基转移酶升高。

鉴别诊断：①急性肾小球肾炎及其他原因引起的急性肾衰竭；②感染性休克；③登革热。

进一步检查：汉坦病毒 IgM 抗体、复查肝肾功能及电解质、心电图检查、病毒性肝炎标志物。

治疗原则：①一般治疗包括注意休息、补充足够的热量、支持治疗。②给予利巴韦林抗病毒治疗。③对症治疗包括退热、呋塞米促进利尿、纠正电解质紊乱，必要时血液透析治疗；静脉输注复方甘草酸苷等药物进行保肝、降酶治疗。

临床表现及分期：典型病例具有三大主征（发热、出血、肾损害）和五期过程（发热期、低血压休克期、少尿期、多尿期及恢复期）。

五、艾滋病

诊断公式：旅游史＋肛周疱疹＋口腔鹅口疮＋发热＋消瘦＋淋巴结肿大＋HIV（＋）。

诊断依据：①患者有同性性行为史；②持续发热，伴腹泻、体重明显下降，浅表淋巴结肿大；③ HIV-1 抗体初筛试验阳性，$CD4^+$ 计数低，$CD4^+$/$CD8^+$ 比值倒置；④肺孢子菌肺炎（PCP），如发热、干咳、呼吸困难、口唇发绀、呼吸音粗；⑤口腔真菌感染，如口腔黏膜满布白斑、舌面白色毛状苔。

鉴别诊断：①原发性免疫缺陷病；②其他原因引起的继发性免疫功能缺陷病；③其他原因引起的肺炎；④其他原因引起的慢性腹泻。

进一步检查：HIV-1 抗体确认试验、胸部 X 线片或 CT 检查、痰涂片染色＋培养（痰真菌、细菌、结核分枝杆菌）、支气管镜灌洗液银染色找肺孢子菌、粪便常规＋隐血及寄生虫等病原学检查、HIV 病毒载量。

治疗原则：①尽早给予高效抗反转录病毒治疗（HAART，即“鸡尾酒”疗法）；②复方磺胺甲噁唑治疗 PCP；③口服抗真菌药；④营养支持、对症治疗。

第十一部分 其他

一、软组织急性化脓性感染

诊断公式：痈＝中老年＋发热畏寒＋皮肤硬肿结＋破溃后蜂窝状疮口。

颈部痈的诊断依据：①颈部皮肤红肿热痛，伴畏寒、发热、乏力 2 周；②查体见颈部类圆形皮肤隆起，色暗红，表面多处破溃流脓，触痛明显；③血白细胞总数和中性粒细胞比例明显升高。

鉴别诊断：①疖或疖病；②急性蜂窝织炎。

进一步检查：脓液细菌培养＋药敏试验。

治疗原则：①抗生素治疗；②手术治疗，麻醉下行＋或＋“+”形切开引流。

诊断公式补充：软组织急性化脓性感染＝红肿热痛。

疖=局部红肿热痛+危险三角区海绵窦炎。

皮下急性蜂窝织炎=外伤+红肿热痛+皮温高+红肿波动感、边界不清+出脓。

丹毒=下肢或面部+皮肤片状红斑+水疱+边界清楚隆起+易复发+常有下肢真菌感染病史。

急性淋巴管炎/淋巴结炎=皮下红色线条+局部淋巴结肿大触痛。

甲沟炎=甲沟皮下白色脓点+局部红肿热痛。

脓性指头炎=指尖有针刺样疼痛+搏动性跳动+下垂时加重。

二、急性乳腺炎

诊断公式：孕妇+乳房胀痛+发热+WBC 升高（急性乳腺炎+浮动感=脓肿形成）。

诊断依据：①发热，哺乳期一侧乳房红肿热痛；②查体见左乳红肿、压痛，中心部位波动感阳性，左侧腋窝淋巴结肿大；③血 WBC 及中性粒细胞比例增高。

鉴别诊断：①乳房皮肤感染（疖、疖病）；②痈（早期）；③丹毒；④炎性乳腺癌（左侧）。

进一步检查：血常规、乳汁细菌学检查、穿刺针吸检查、B 超检查、尿常规、肝肾功能、脓液细菌培养及药敏试验。

治疗原则：①应用抗生素（如青霉素、头孢菌素类）；②切开引流（穿刺针吸证实诊断后进行）；③防止乳汁淤积，吸出乳汁；④暂停母乳喂养。

三、乳腺癌

诊断公式：中老年女性+未生育+肿瘤高危因素+无痛、质硬、不光滑肿块+腋窝淋巴结肿大。

诊断依据：①中年女性，乳房肿块，逐渐增大伴针刺样痛；②乳房质硬肿块，边界不清，与皮肤粘连；③患侧腋窝可触及肿大、质硬的淋巴结。

鉴别诊断：乳腺纤维腺瘤、乳腺囊性增生病、乳腺导管扩张症、急性乳腺炎、乳腺导管内乳头状瘤、乳房肉瘤。

进一步检查：B 超、钼靶 X 线检查、核心针穿刺活检。

治疗原则：①手术治疗；②非手术治疗，如化疗、内分泌治疗、放疗、靶向生物治疗、中药治疗。

诊断公式补充：炎性乳腺癌＝中老年女性＋非产妇＋乳腺红肿热痛＋淋巴结肿大。

湿疹样癌＝中老年女性＋未生育＋乳头上皮肤脱屑、结痂＋按湿疹治疗无效。

四、一氧化碳中毒

诊断依据：煤火炉环境＋口唇樱桃红色＋COHb 增高。

诊断依据：①急性一氧化碳中毒患者突然昏迷，查体见口唇樱桃红色；②无肝、肾和糖尿病病史及服用催眠药等情况；③有一氧化碳中毒来源，无其他中毒证据。

鉴别诊断：①脑血管病；②其他急性中毒，如催眠药等中毒；③全身性疾病致昏迷，如肝性脑病、尿毒症昏迷、糖尿病酮症酸中毒昏迷。

进一步检查：碳氧血红蛋白定性和定量试验、血气分析、脑 CT。

治疗原则：①吸氧，有条件者高压氧治疗；②防治脑水肿，改善脑组织代谢；③对症治疗，包括保持气道通畅、防止误吸、预防感染；④防治并发症和预防迟发性神经病变。

五、急性有机磷农药中毒

诊断公式：农药接触史＋瞳孔针尖样改变＋大蒜味＋肺部听诊湿啰音＋胆碱酯酶活力降低。

诊断依据：①呕吐物有大蒜味，临床表现为腹痛、恶心、呕吐、大汗等，并迅速神志不清；②查体发现肌颤、瞳孔呈针尖样、流涎、两肺哮鸣音和湿啰音、心率慢等毒蕈碱样表现和烟碱样表现；③无其他引起昏迷的病史。

鉴别诊断：①全身性疾病致昏迷，如肝性脑病、尿毒症昏迷、糖尿病酮症酸中毒昏迷；②其他急性中毒，如催眠药等中毒；③脑血管病。

进一步检查：血胆碱酯酶活力测定、血气分析、肝肾功能、血糖、血电解质。

治疗原则：①迅速清除体内的毒物，如洗胃、导泻；②特效解毒药，如胆碱酯酶复活剂碘解磷定的应用等、抗胆碱药阿托品的应用；③对症治疗，包括维持正常的心肺功能、保持气道通畅、氧疗，必要时用人工呼吸机等。

六、镇静催眠药中毒

诊断公式：苯二氮䓬类药物中毒＝药物服用史＋头晕、嗜睡、呼吸和心率变慢，甚至昏迷。

诊断依据：①急性起病，有服毒的诱因，有药物服用史；②行走不稳伴头晕，随后出现呼之不应、神志不清；③呼吸和心率慢，浅昏迷。

鉴别诊断：①全身性疾病致昏迷，如肝性脑病、尿毒症昏迷、糖尿病酮症酸中毒昏迷；②其他急性中毒，如巴比妥类药物等中毒；③脑血管病。

进一步检查：毒物分析、头颅CT、血气分析、肝肾功能、血糖、血电解质、酮体。

治疗原则：①迅速清除体内的毒物，如洗胃、导泻；②特效解毒药，如氟马西尼；③对症治疗，包括维持正常的心肺功能、保持气道通畅、氧疗，必要时用机械通气等。

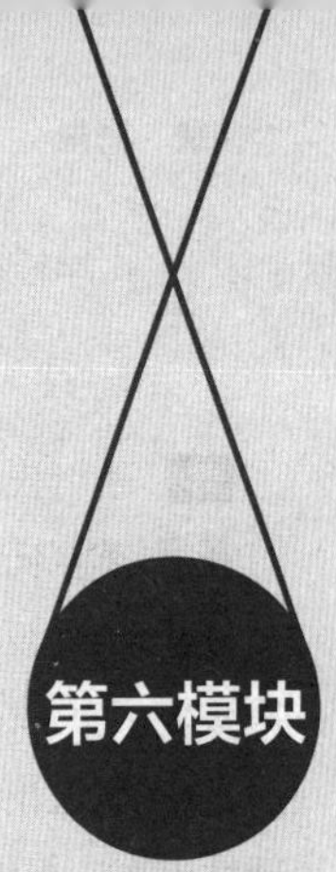

附录

附录一 各综合征汇总

1 革兰氏阳性菌脓毒症三联征 昏迷，脓肿转移，心肌炎。

2 革兰氏阴性菌三低表现 低体温，低白细胞，低血压。

3 碱性反流性胃炎三联征 上腹或胸骨后烧灼痛，胆汁性呕吐物，体重减轻。

4 胆道出血三联征 胆绞痛，黄疸，上消化道出血（呕血、便血）；周期性出血，每隔 1～2 周发作 1 次。

5 Mirizzi 三联征 胆囊炎，胆管炎，梗阻性黄疸。

6 肛裂三联征 前哨痔，肛裂，肛乳头肥大。

7 肠套叠三联征 阵发性腹痛，果酱色便，腊肠样包块。

8 肠系膜上动脉栓塞（Bergan）三联征 无明显体征的剧烈腹痛，器质性心脏病并发心房颤动，胃肠排空异常症状（恶心、呕吐、肠鸣音亢进和腹泻）。

9 Beck 三联征（即心脏压塞三联征） 静脉压升高，动脉压降低，心音遥远。

10 动脉栓塞 5P 征 疼痛，感觉异常，麻痹，无脉，苍白。

11 Whipple 三联征 空腹或运动后出现低血糖症状；症状发生时血糖低于 2.8mmol/L；进食或静脉注射葡萄糖可迅速缓解症状。

12 Charcot 三联征 腹痛，寒战高热，黄疸。

13 Reynolds 五联征 Charcot 三联征＋休克，中枢神经系统抑制的症状。

14 主动脉狭窄三联征 呼吸困难，心绞痛，晕厥。

15 肺梗死三联征 呼吸困难，胸痛，咯血。

16 心房颤动三联征 第一心音强弱不等，心律绝对不齐，脉搏短绌。

17 肝肺综合征 严重肝病，肺内向，管扩张，低氧血症。

18 内科慢性胰腺炎五联征 腹痛，脂肪泻，糖尿病，胰腺钙化，胰腺假性囊肿。

19 外科慢性胰腺炎四联征 疼痛，体重下降，脂肪泻，糖尿病。

20 克罗恩病三联征 腹痛，腹泻，体重下降。

21 慢性溶血性贫血的三大表现 贫血，黄疸，脾大。

22 肺出血－肾炎综合征三联征 肺出血，新月体性肾小球肾炎，血清抗肾小球基底膜（GBM）抗体。

23 腹主动脉瘤破裂三联征 剧烈腹痛或腰背部疼痛，低血压甚至休克，腹部搏动性肿块。

24 急性肝静脉阻塞综合征 腹痛，肝大压痛和腹水三联征；慢性病患者有肝大，门体侧支循环形成和腹水三联征。

25 赖特综合征（Reiter syndrome） 关节炎，尿道炎和结膜炎三联征。

26 雷诺综合征（Raynaud syndrome） 受累四肢末端程序性出现苍白及发冷、青紫及疼痛、潮红后复原的典型症状。

27 右心室心肌梗死三联征 低血压，肺部无啰音伴颈静脉充盈。

28 库欣三联征 血压升高，心率减慢，呼吸不规则。

29 先天性胆管扩张三联征 腹痛，腹部肿块，黄疸。

附录二 各学科“不成正比”汇总

1 甲状腺功能亢进症患者的 T_3、T_4 高低与病情严重情况不成正比。

2 急性胰腺炎患者的淀粉酶高低与病情严重情况不成正比。

3 胃大部切除术后呕吐物的性质和量与梗阻的程度不成正比。

4 胆道蛔虫征、肠系膜血管缺血性疾病严重的症状与轻微的体征不成正比。

5 小汗腺分布的密度与分泌能力不成正比（小汗腺在手掌和足跖分布最多，四肢和躯干最少。然而，汗腺的分泌能力却以躯干和四肢为最强）。

6 泌尿系统疾病中血尿的程度与病情的严重程度不成正比。

7 良性前列腺增生所致的梗阻症状与增生程度不成比例（而与增生腺体的位置和形态有直接关系）。

8 骨折的稳定性与愈合时间不成正比（螺旋形和斜形骨折断面的接触面大，愈合较快；横形骨折断面的接触面小，愈合较慢）。

9 支气管哮喘哮鸣音的程度与病情的严重程度不成正比（非常严重的哮喘发作哮鸣音反而减弱，甚至完全消失，表现为“沉默肺”）。

10 腹膜粘连的程度与肠梗阻的程度及病情严重程度不成正比。

附录三 各学科记忆口诀汇总

第一部分 生理学

1 正反馈举例的记忆方法 “四排去凝酶”。“四排”是指排便、排尿、排卵、排孩子；“去”是指动作电位产生时钠通道开放时的去极化；“凝”是指血液凝固过程；“酶”是指胃、胰蛋白酶原激活过程。

2 单纯扩散的记忆方法 “喝酒有气粪嘞”！“酒”是指水和乙醇；“有”是指甘油；“气”是指各种气体；“粪”是指尿素；“嘞”是指类固醇激素。

3 受体-G蛋白-AC-cAMP-PKA途径的配体类型的记忆方法 多（多巴胺）家（甲状旁腺激素）糕（胰高血糖素）点店推出（促肾上腺皮质激素、促肾上腺皮质激素释放激素）两款肾（肾上腺素）形的蛋糕。

4 第二信使包括cAMP、cGMP、IP_3（三磷酸肌醇）、DG（二酰甘油）、Ca^{2+}和花生四烯酸等。记忆方法：2（二酰甘油）、2（Ca^{2+}）、3（三磷酸肌醇）、4（花生四烯酸）加A（cAMP）G（cGMP）。

5 受体型鸟苷酸环化酶的配体类型的记忆方法 没（NO）心（心房钠尿肽）没脑（脑钠尿肽）。

6 ESR减慢见于白蛋白↑、卵磷脂↑。记忆口诀：“排白卵慢（下白色的鸡蛋很慢）”，即白蛋白、卵磷脂升高，导致ESR减慢。

7 血红蛋白合成的重要原料 “铁锅炒鸡蛋（蛋白质和铁）”。

8 生理性致聚剂可记忆为原（胶原）来肾（肾上腺素）脏是由5（5-HT）个A（ADP）形的血栓（TXA_2）凝（凝血酶）集组（组胺）成的啊！

9 维生素K依赖性凝血因子 “儿（FⅡ）妻（FⅦ）就（FⅨ）是（FX）家（K）”。

10 受血者最想要的是供血者的红细胞（因为血浆/血清可人工合成，而红细胞不能），故受血者的血清与供血者的红细胞进行配合试验，称为交叉配血主侧。

11 微循环的特点 低、慢、大、变（血压低，血流慢，潜在容量大，灌流量易变）。

12 收缩血管能力最强的三大物质 血管升压素、内皮素、血管紧张素Ⅱ。可记忆为内（内皮素）紧（血管紧张素Ⅱ）外松（血管升压素）。

13 可调节微循环的代谢产物有两（CO_2）只小羊（低氧）回到家（K^+）口干（腺苷）了喝水（H^+）补充能量（ATP）。

14 肺泡表面活性物质的生理功能 低张（降低肺泡液 - 气界面的表面张力）高顺（增大肺顺应性）肺泡稳（维持肺泡的稳定性，防止肺不张），低阻（降低吸气阻力）低功（减少吸气做功）无水肿（减少肺组织液生成，防止肺水肿）。

15 抑制胃液分泌的因素 胃酸脂肪高张液，促胰缩胆血管肽，生长表皮抑胃肽（解释：胃酸、脂肪、高张溶液、促胰液素、缩胆囊素、血管活性肠肽、生长抑素、表皮生长因子、肠抑胃肽）。

16 糖 1 蛋 8 脂肪 7，85 上下正常吃（糖氧化时的呼吸商为 1.0，蛋白质的呼吸商为 0.80，脂肪氧化时的呼吸商为 0.71。正常人进食混合性食物时，呼吸商一般在 0.85 左右）。

17 基础代谢率增高的疾病 “红白夹心糖”（红细胞增多症、白血病、甲状腺功能亢进症、心脏病及糖尿病）。

18 第一感觉区的感觉投射规律 “上下颠倒，头部为正，精密分大小”。

19 前庭小脑损伤后的症状 大步蹒跚易跌倒，站立不稳眼球震颤。

20 Ⅰ组激素与胞内受体结合的激素可记忆为一对 25（1，25- 二羟维生素 D_3）岁的怀孕（孕激素）夫妻（雄激素、雌激素）全（醛固酮）身穿着皮（皮质醇）衣离开家（甲状腺素）去医院生了三（三碘甲腺原氨酸）个孩子。

21 睾丸的生精和内分泌功能的记忆口诀 间质细胞分泌雄激素：奸雄；支持细胞分泌抑制素：两只（支、制）。

第二部分 分子生物学

1 氨基酸分类的记忆口诀 ①必需氨基酸：缬、异亮、亮、苯丙、蛋、色、苏、赖、组（写一两本淡色书来剧组）；②碱性氨基酸：赖、精、组（捡来精组）；③酸性氨基酸：谷、天冬（酸谷天）；④支链氨基酸：异亮、亮、缬（携一两）；⑤芳香族氨基酸：酪、苯丙、色（芳香老本色）；⑥ 一碳单位：丝、色、组、甘（施舍竹竿）；⑦含硫氨基酸：半胱、胱、蛋；⑧生酮氨基酸：亮、赖（同样来）；⑨生糖兼生酮氨基酸：异亮、苯丙、酪、色、苏（一本落色书）；⑩非极性氨基酸即疏水性氨基酸：亮氨酸、甘氨酸、缬氨酸、丙氨酸、异亮氨酸、脯氨酸（晾干衣服并鞋）。

2 常见模体结构的记忆口诀 模特喜欢吃钙（钙结合蛋白）加锌（锌指结构），穿漂亮的拉链（亮氨酸拉链）长筒靴。

3 蛋白质各级结构的维系键的记忆口诀 一级结构太溜了（肽键、二硫键），二级结构模特轻（氢键、模体为二级结构），三级结构键挺全（疏水键、氢键、范德瓦耳斯力、盐键），四级结构氢离子（氢键、离子键）。

4 竞争性抑制的常考举例的记忆口诀 琥珀（琥珀酸）吃二饼（丙二酸），磺胺喝甲酸（对氨基苯甲酸）。

5 印迹技术的记忆口诀 Southern-DNA（SD），Northern-RNA（NR），Western-protein（WP）。记忆首字母我（W）怕（P），傻（S）的（D），男（N）人（R）。

第三部分 病理学

1 依再生能力的强弱可将人体细胞分为三类，分别为不稳定细胞、稳定细胞和永久性细胞。记忆口诀：心肌神经骨骼肌（永久性细胞）；腺体肾管平滑肌（稳定细胞）；被覆淋巴造血间（不稳定细胞）。

2 白色血栓的记忆口诀 "白色追风，感动牵绊"（解释：白色血栓见于疣状赘生物，常见疾病为风湿性心内膜炎、感染性心内膜炎、动脉粥样硬化，主要成分为纤维蛋白和血小板）。

3 混合血栓的记忆口诀 混球附体（解释：混合血栓主要见于球形血栓、附壁血栓和静脉血栓体部）。

4 出血性梗死常见部位的记忆口诀 出（出血性梗死）场（肠）费（肺）。

5 各类炎症介质作用的记忆口诀 ①血管扩张：前列腺素、NO、组胺。组（组胺）织想扩大（扩张），可是没有（NO）钱（前列腺素）。②发热：IL-1、TNF、前列腺素。一（IL-1）发（发热）钱（前列腺素），总（TNF）是很积极。③疼痛：前列腺素、缓激肽、P物质。有person（P物质）提钱（前列腺素），心就疼（疼痛），得缓缓（缓激肽）。④组织损伤：白细胞溶酶体酶、活性氧、NO。白（白细胞溶酶体酶）主管工作没有（NO）活（活性氧）力，组织损失（组织损伤）了很多。⑤趋化作用、白细胞渗出和激活：TNF、IL-1、化学趋化因子、C3a、C5a、LTB4。曲（趋化作用）

总（TNF）开会就爱白（LTB4）话（化学趋化因子）1（IL-1）35 啊（C3a、C5a）。

6 慢性肉芽肿常见举例的记忆口诀　抓（猫抓病）一（异物）些（血吸虫病）没（梅毒）妈（麻风）的姐（结核病）姐（结节病）真伤（伤寒）心。

7 不属于真性肿瘤的瘤　迷离瘤、错构瘤、动脉瘤。

8 常见的良性肿瘤有葡萄胎、间皮瘤、神经鞘瘤、骨母细胞瘤、软骨母细胞瘤、肌母细胞瘤。记忆口诀：两根鸡（肌母细胞瘤）肋骨（骨母细胞瘤、软骨母细胞瘤）中间（间皮瘤）神（神经鞘瘤）奇地放着一串葡萄（葡萄胎）。

9 活化机制为扩增的癌基因包括 erb-B2、N-myc、L-myc。记忆口诀：你（N-myc）儿（erb-B2）子变阔（扩增）了（L-myc）。

10 常显性遗传的肿瘤综合征包括 2+1（2 个家族性疾病——家族性视网膜母细胞瘤、家族性腺瘤性息肉病，1 个神经纤维瘤病Ⅰ型）。

11 艾滋病常考点的记忆方法　艾滋潜伏要 5 年，T4 巨噬树突现；淋大泡生髓识浆（早），进展泡外血管生；中期淋少中心割，副皮质区浆代 T，晚期淋巴细胞无。

12 进展期胃癌根据肉眼形态分为息肉型或蕈伞型、溃疡型、浸润型和胶样型。记忆口诀：喜（息肉型）讯（蕈伞型）进（浸润型）门，喜气洋（溃疡型）洋（胶样型）。

13 结节硬化型霍奇金淋巴瘤的记忆方法　①陷窝细胞多见。记忆口诀：硬（结节硬化型）窝（陷窝细胞）头。②胶原分隔病变淋巴结为大小不等的结节，纤维组织系带状增生。记忆方法：硬化与纤维结缔组织增生有关。

14 B 细胞淋巴瘤的记忆方法　①淋巴小结又称为淋巴滤泡，淋巴滤泡的结构包括生发中心、边缘区和淋巴滤泡套细胞，这些结构均富含 B 细胞，故只要名称中含有“滤泡、套细胞、边缘区”的淋巴瘤均是 B 细胞淋巴瘤；②浆细胞起源于 B 细胞 → 淋巴浆细胞淋巴瘤、浆细胞肿瘤、浆母细胞淋巴瘤 → 名称中含有“浆细胞”均是 B 细胞淋巴瘤；③名称中本来就含有“B” → 伯基特淋巴瘤、弥漫大 B 细胞淋巴瘤均是 B 细胞淋巴瘤；④特例：毛细胞白血病是 B 细胞淋巴瘤。

15 T 细胞肿瘤的记忆方法　“大 S 扭曲走 T 台”。大是指间变性大细胞淋巴瘤；S 是指 Sezary 综合征（蕈样霉菌病）；扭曲是指扭曲性淋巴细胞淋巴瘤；T 台是指外周 T 细胞淋巴瘤、NK/T 细胞淋巴瘤、T 细胞大颗粒淋巴细胞白血病（均含 T），其余均为 B 细胞。

16 免疫表型的记忆方法　①B 细胞：CD10、19、20。记忆：2010（CD20、10）年制造了 19（CD19）个币（B）。②T 细胞：CD2、3、4、7、8。记忆：他（T）缺衣（没 1）少食（没 10）无肉（没 5、6）无酒（没 9）。③自然杀伤（NK）细胞：CD16、56。记忆：自杀了，要么有肉（16），要么无肉（56）。④髓样肿瘤：CD13、14、15、64。记忆：瞧你这衰样（髓样），一生一世（CD13、14），一无所有（CD15），怎能流芳百世（CD64）。

17 伯基特淋巴瘤最常见的染色体易位是 t（8；14）。记忆口诀：高度侵袭性，发展很快：发（8）到要死（14）。

18 脂性肾病和膜性肾病的特点　儿童天真无邪，就像一张白纸（脂），脂性肾病是儿童肾病综合征最常见的类型；中老年人经历磨（膜）难，膜性肾病是成人肾病综合征最常见的类型。

19 可见新月体形成的肾脏疾病有膜增生性肾小球肾炎、IgA 肾病、新月体性肾小球肾炎（急进性肾小球肾炎）。记忆口诀：你这么（膜性）着急（急进性）干嘛啊（IgA）！

20 绒毛膜癌的特点　无绒毛、无间质、无血管。记忆为“三无产品”。

21 生殖细胞肿瘤包括畸胎瘤、无性细胞瘤、内胚窦瘤、绒毛膜癌。记忆口诀：母鸡（畸胎瘤）体内（内胚窦瘤）无（无性细胞瘤）绒（绒毛膜癌）毛。

22 卵黄囊瘤镜下组织形态的记忆口诀　梳（疏网状结构）着小辫，带着黄（多泡性卵黄囊结构）帽，爱喝酸（细胞外嗜酸性小体）奶的小学生（student、S-D 小体）。

23 甲状腺癌的未分化癌其组织构型多样，包括小细胞型、梭形细胞型、巨细胞型和混合细胞型等。记忆口诀：小（小细胞型）说（梭形细胞型）巨（巨细胞型）荤（混合细胞型）。

24 原发性肺结核病的起始部位和好发部位　上叶下部、下叶上部近胸膜处。记忆口诀：原（原发性肺结核）配夫人，上上下下（上下下上）忙家务。

25 继发性肺结核的起始部位　肺尖部，好发于肺上叶尖后段和下叶背段。记忆口诀：继（继发性）母在外勾肩（尖后段）搭背（背段）。

26 继发性肺结核主要经支气管播散。记忆口诀：继（继发性）子在家里地位低，无人支（支气管）持无人管（支气管）。

27 梅毒分期的记忆方法　一硬二疹三树胶，传染最强数二期。

第四部分　内科学

1 慢性支气管炎最常见的致病菌为肺炎链球菌、流感嗜血杆菌。记忆口诀：慢支感染球流感。

2 慢性支气管炎的早期病理改变　小气道功能异常，闭合容积增大，肺动态顺应性降低、静态顺应性增加。记忆口诀：一大一低一增加。

3 COPD 急性加重伴呼吸功能不全首选无创机械通气，呼吸衰竭进一步加重出现肺性脑病选择有创机械通气。记忆口诀：清醒无创，昏迷有创。

4 心房颤动的抗凝治疗　①口服华法林，凝血酶原时间维持在 2.0～3.0 秒。②不宜用华法林者用阿司匹林。③心房颤动持续＜24 小时，复律前不需抗凝治疗；＞24 小时者接受 3 周的华法林治疗，转复后再治疗 3～4 周。④紧急复律前用肝素。记忆口诀：大于 1 天要抗凝，前 3 后 4 华法林。

5 心房颤动的转复治疗　药物复律首选胺碘酮，药物复律无效改用电复律。心房颤动的控心率治疗：β 受体拮抗剂、钙通道阻滞剂或地高辛，无器质性心脏病的患者控制心室率＜110 次 /min，对于心房颤动伴快速心室率、药物治疗无效者可施行房室结阻断消融术。记忆口诀：复律胺碘无效电，心率控制 110。

6 心绞痛的记忆口诀　急梗心衰重失常，不稳运动不能尝。

7 急性心肌梗死的记忆口诀　疼痛发热过速心，恶心、呕吐失常心，低压休克衰竭心。

8 Graham Steell 杂音　各种病变引起的肺动脉扩张造成肺动脉瓣相对关闭不全，在肺动脉瓣区出现的舒张期递减型杂音；见于二尖瓣狭窄、肺动脉高压。Austin Flint 杂音：在主动脉瓣关闭不全时，左心室血容量多，二尖瓣位置高，造成相对二尖瓣狭窄而产生舒张期隆隆样杂音；见于主动脉关闭不全。记忆口诀：主闭 AF 相二狭，二狭 GS 相肺闭。

9 常见的引起血管内溶血的疾病包括 PNH、冷抗体型自身免疫性溶血性贫血、蚕豆病（G-6-PD 缺乏症）、输血反应。记忆口诀：打牌连输（输血反应）6（G-6-PD 缺乏症）把的感觉就像迎面吹来一阵（PNH）冷（冷抗体型自身免疫性溶血性贫血）风。

10 可引起碱性磷酸酶降低的疾病包括慢性粒细胞白血病、急性粒细胞白血病、PNH、单纯病毒感染。记忆口诀：两粒（急、慢性粒细胞白血病）有毒（单纯病毒感染）的鸡蛋（阵发性睡眠性血红蛋白尿症）。

11 甲状腺危象的临床表现　高热大汗、心动过速、谵妄昏迷、上吐下泻。

12 糖尿病视网膜病变的分期　Ⅰ期：微血管瘤，小出血点；Ⅱ期：出现硬性渗出；Ⅲ期：出现棉絮状软性渗出。Ⅰ～Ⅲ期为非增殖期视网膜病变（NPDR）。Ⅳ期：新生血管形成，玻璃体积血；Ⅴ期；血管增殖，玻璃体机化；Ⅵ期：牵拉性视网膜脱离，失明。Ⅳ～Ⅵ期为增殖期视网膜病变（PDR），常伴糖尿病肾病及神经病变。记忆口诀：1 瘤 2 渗出，3 絮 4 积血，5 增 6 脱离或者 1 瘤 2 硬 3 棉絮，4 玻 5 增 6 脱离。

13 类风湿关节炎的抗角蛋白抗体谱有抗核周因子（APF）抗体、抗角蛋白抗体（AKA）、抗聚角蛋白微丝蛋白抗体（AFA）、抗环瓜氨酸肽抗体（抗 CCP 抗体）。记忆口诀：欢（环瓜氨酸肽抗体）聚（聚角蛋白微丝蛋白抗体）河［核周因子（APF）抗体］边煮鸡蛋（角蛋白抗体）。

14 类风湿关节炎的手腕 X 线片　关节周软组织的肿胀阴影，关节端骨质疏松（Ⅰ期）；关节间隙因软骨破坏变得狭窄（Ⅱ期）；关节面出现虫蚀样改变（Ⅲ期）；晚期则出现关节半脱位及关节破坏后的纤维性和骨性强直（Ⅳ期）。记忆口诀：一期肿胀二变窄，三期虫蚀四脱位。

15 系统性红斑狼疮的抗磷脂抗体包括抗心磷脂抗体、狼疮抗凝物、抗 β_2- 糖蛋白 1（β_2-GP1）抗体、梅毒血清试验假阳性等对自身不同磷脂成分的自身抗体。记忆口诀：抗磷脂抗体记忆为新（心磷脂）郎（狼疮抗凝物）得梅毒，被各个击破（GP）。

第五部分　外科学

1 常见的灭菌剂包括甲醛、过氧乙酸、戊二醛、环氧乙烷、过氧化氢。记忆口诀：1（甲醛）、2（戊二醛）、3 只羊（3 个氧）。

2 可引起低钙血症的疾病有重症急性胰腺炎、坏死性筋膜炎、肾衰竭、消化道瘘和甲状旁腺功能受损等。记忆口诀：小姨（胰腺炎）是坏（坏死性筋膜炎）蛋，摔（肾衰竭）了一瓶甲（甲状旁腺功能受损）硝（消化道瘘）唑。

3 输血适应证的记忆口诀 低蛋贫血大失血，凝血异常重感染。

4 烧伤九分法的记忆口诀 三三三，五六七，十三十三会阴一，双臀占五，二十一，小腿十三，双足七。

5 单独应用化疗可能治愈的肿瘤的记忆方法 ①性别相关的肿瘤（恶性滋养细胞肿瘤、睾丸精原细胞瘤）；②造血系统肿瘤（伯基特淋巴瘤、中枢神经系统淋巴瘤、大细胞淋巴瘤、急性淋巴细胞白血病）；③不可思议的肿瘤（小细胞肺癌）；④不熟悉的肿瘤（胚胎性横纹肌肉瘤）。

6 酰胺类局部麻醉药的记忆口诀 “县里萝卜”（酰胺类 → 利多卡因、罗哌卡因、布比卡因）。

7 常见纵隔肿瘤的好发部位的记忆口诀 神经源后囊肿中；前上纵隔胸骨瘤；畸胎皮样前纵隔。

8 甲状腺大部切除术的记忆口诀 八九峡部背完整，上贴下离放引流。

9 甲状腺危象临床表现的记忆口诀 高热大汗、上吐下泻、谵妄昏迷。

10 甲状腺乳头状癌的记忆口诀 六一儿童多中心，颈早转移预后好。

11 Halsted 手术切除范围的记忆口诀 乳腺腋窝胸大小。

12 在脾切除加贲门周围血管离断术中，贲门周围血管可分成 4 组：①冠状静脉；②胃短静脉；③胃后静脉；④左膈下静脉。贲门周围 4 组血管的记忆口诀：“下官断后”。

13 急性胰腺炎病因的记忆口诀 胆道疾病酒过量；创伤反流血循障。

14 急性胰腺炎保守治疗的记忆口诀 禁食减压防休克；镇痛解痉禁吗啡；胰液抑制后营养。

15 尿道损伤的记忆口诀 骑伤前球尿溢血；盆断后膜尿不远。

16 尺骨上 1/3 骨折合并桡骨小头脱位称为孟氏（Monteggia）骨折；桡骨干下 1/3 骨折合并尺骨小头脱位称为盖氏（Galeazzi）骨折。记忆口诀：耻辱上人孟子（尺骨上 → 孟氏骨折）；你就是下人，该扰（桡骨下 → 盖式骨折）！

17 手神经支配的记忆口诀 手掌正中三指半，剩尺神经一指半；手背桡尺各一半，正中占三指尖半。

18 上肢神经损伤的记忆口诀 争（正）取（屈）申（伸）奥（桡）。